针灸临床真人全彩图解

艾灸祛寒湿

临/床/图/解

主编 孟宪军 李建国 赵广然

中国健康传媒集团
中国医药科技出版社

内 容 提 要

《艾灸祛寒湿临床图解》分为上篇和下篇，上篇介绍了艾灸基础知识、寒湿体质的辨识、艾灸选穴原则、常用艾灸方法等内容，下篇介绍了具体疾病的寒湿类证型的辨证论治。本书文字简练、通俗易懂，同时配以高清图解及操作视频，详细展示穴位定位和艾灸操作过程，使读者在阅读过程中更加直观地了解艾灸操作技巧。

图书在版编目（CIP）数据

艾灸祛寒湿临床图解 / 孟宪军 , 李建国 , 赵广然主编 . -- 北京 : 中国医药科技出版社 , 2025.4. -- (针灸临床真人全彩图解). -- ISBN 978-7-5214-4827-6

Ⅰ . R245.81-64

中国国家版本馆 CIP 数据核字第 2024RV4771 号

美术编辑　陈君杞

版式设计　也　在

出版　**中国健康传媒集团** | 中国医药科技出版社

地址　北京市海淀区文慧园北路甲 22 号

邮编　100082

电话　发行：010-62227427　邮购：010-62236938

网址　www.cmstp.com

规格　710×1000mm $^{1}/_{16}$

印张　19 $^{3}/_{4}$

字数　364 千字

版次　2025 年 4 月第 1 版

印次　2025 年 4 月第 1 次印刷

印刷　北京盛通印刷股份有限公司

经销　全国各地新华书店

书号　ISBN 978-7-5214-4827-6

定价　**69.00 元**

获取新书信息、投稿、为图书纠错，请扫码联系我们。

编　委　会

序

　　在古老的东方智慧中，艾灸这一源自远古的医疗技艺，始终以其独特的魅力与疗效，在中华民族的医学宝库中熠熠生辉。今日，我们有幸将这些珍贵的经验与西医学知识相融合，编撰成《艾灸祛寒湿临床图解》，旨在传承与发扬艾灸这一古老而神奇的疗法，让更多的人受益。

　　寒湿之邪，常侵人体，致使气血不畅，经络受阻，引发诸多疾病。在中医理论中，祛寒湿被视为治疗诸多病症的关键。而艾灸正是这一理论下的重要实践。通过燃烧艾叶产生的热量与药性，艾灸能够深入肌肤，温通经络，驱散体内的寒湿之邪，恢复气血的正常流动，从而达到治病救人的目的。

　　本书以临床实践为基础，通过翔实的图解和视频，生动地展示了艾灸祛寒湿的治疗过程。书中不仅介绍了寒湿病的病因病机、临床表现，还详细阐述了艾灸的选穴、操作、疗程安排等关键环节。读者可根据书中图解，轻松掌握艾灸疗法，为自己和家人调理身体，驱寒除湿。

　　在编撰本书的过程中，我们力求科学、准确、实用。我们衷心希望能够为广大读者提供一本实用的艾灸疗法参考书，帮助更多的人摆脱寒湿的困扰，恢复健康。同时，我们也期待更多的医学专家与艾灸爱好者能够加入艾灸的研究与推广中来，共同推动艾灸事业的发展，为人类的健康事业做出更大的贡献。

编委会

2024 年 7 月

编写说明

《艾灸祛寒湿临床图解》一书，旨在通过翔实、直观的图文结合方式，向广大读者普及艾灸疗法在祛除体内寒湿、促进健康方面的科学知识与实用技巧。本书编写过程中，我们严格遵循中医艾灸理论，结合西医学研究成果，力求内容既具传统智慧又富含科学依据。

本书共分 10 章，从艾灸基础知识的普及入手，逐步深入到寒湿体质的辨识、艾灸选穴原则、常用艾灸方法及注意事项等核心内容。每一章节均配以高清图解及操作视频，详细展示艾灸操作过程、穴位定位、艾条或艾炷的使用方式等，使读者能够一目了然，轻松上手。

本书适合中医爱好者、艾灸初学者、家庭保健者以及寻求自然疗法改善寒湿体质的人群阅读。无论您是希望通过艾灸来预防疾病、增强体质，还是已经受到寒湿困扰，寻求有效缓解方法，本书都将为您提供宝贵的参考和指导。

我们希望通过《艾灸祛寒湿临床图解》这本书，能够激发更多人对于中医艾灸疗法的兴趣与信心，推动这一古老而神奇的疗法在现代社会中的传承与发展。同时，也希望能够为广大读者提供一份实用、可靠的自我保健指南，助力大家在日常生活中轻松运用艾灸疗法，祛除寒湿，享受健康生活。

本书在编写过程中，力求文字简练、通俗易懂，同时配以大量精美的插图和视频，使读者在阅读过程中更加直观地了解艾灸操作技巧。

由于编者经验和学识有限，书中难免出现不足之处，恳请广大读者与专家批评指正，以便我们不断改正和完善。

编委会

2024 年 7 月

目　录

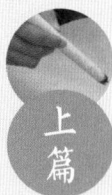

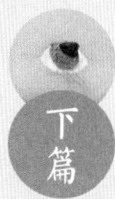

上篇

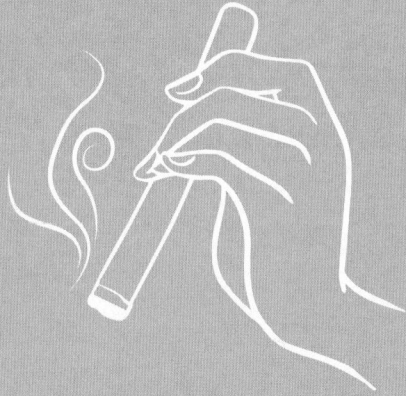

第一章

艾灸概述

第一节 艾灸的定义及源流

一、艾灸的定义

艾灸，别称灸疗或灸法，是将艾绒或其他药物放置在体表的穴位上烧灼、温熨，借灸火的温和热力以及药物的作用，通过经络的传导，温和气血，扶正祛邪，达到治病和保健目的的一种外治方法。

二、艾灸的源流

艾灸疗法是我国古代劳动人民长期与疾病做斗争的经验结晶，是我国中医学中的瑰宝。艾灸历史源远流长，在我国用艾灸疗法健身、防病、治病已有数千年的历史。当今，艾灸疗法的显著效果已经得到世界医学界的公认，并受到世界卫生组织的重视。

灸，帛书作"久"。1975年于湖北云梦睡虎地出土的秦墓竹简（法律文书）《封诊式·贼死》中载，"男子丁壮，析（皙）色，长七尺一寸，发长二尺，其腹有久故瘢二所"。此"久"即"灸"之本义，训为灸灼。汉墓出土的《五十二病方》《阴阳十一脉灸经》《足臂十一脉灸经》《脉法》《武威汉墓医简》中均作"久"字。"久"以后演变为"灸"字。汉代许慎《说文解字》曰："灸，灼也，从火。"

灸的材料的发展，在实践过程中，对灸火的材料亦有所选择，至《黄帝虾蟆经》已载有松、柏、竹、橘、榆、枳、桑、枣等八木不宜作为灸火之说，因为其对人体有所伤害，所以逐渐被淘汰，但桑树灸在后世亦有用之者。槐木火灸，病疮易瘥，但艾叶熏灸则疗效最著，故以后才逐渐多用艾叶来代替其他灸疗。

灸法起源于原始社会的旧石器时代。人类开始用火之后，原始的灸法便产生了。火本是一种自然现象，自古以来，人们都把火看成生命的保障、光明的象征。《庄子·外物》载："木与木相摩则燃。"《绎史·大古第一》载："燧人钻木取火，炮生为熟，教人熟食。"火作用于人体，还具有消除寒冷、温通血脉、舒展筋骨、解除疲劳等作用，是人类在无意识地接受医疗，无疑是间接的保健灸。原始人使用火日益频繁，接触火时，燃烧爆发迸出来的火星，沾在身上，灼伤体表某部，这种意外的灼伤却消除或减轻了某种疾病的痛苦，人们记住了这个灼伤的部位，当这种疾病再次发作时，病者试探性地点燃枝条烧灼那个有瘢痕的部位，症状同样得以消除或缓解。这些零星的、点滴的经验，日积月累，逐渐发展为灸法。

在春秋战国时期，灸疗法的实际临床运用已颇为流行。最初，灸疗主要用于治疗寒证，如《素问·异法方宜论》曰："北方者……风寒冰冽，其民乐野处而乳食，脏寒生满病，其治宜灸焫。"《左传》载，鲁成公十年（公元前581年），晋景公患重病，求医于秦，秦伯遣精于针灸术的太医医缓前往。医缓诊后说："疾不可为也。在肓之上，膏之下，攻之不可，达之不及，药不至焉。"此"攻之不可"的"攻"字，即指当时的灸法，据杜预注，"达，针也"。在儒家的典籍中也有艾灸的痕迹，如《孟子·离娄·桀纣》云："今之欲王者，犹七年之病求三年之艾也。"而后，庄子也提到灸法，如《庄子·盗跖》云："丘所谓无病而自灸也。"

东汉张仲景所著的《伤寒杂病论》中，载有与灸法有关的内容十二条，其中适应证四条，三条是用于治疗少阴病，脉微细，手足冷，吐利等。禁忌证八条，多为太阳病误用火法发汗，致使病情骤变，或加重，或不治。仲景十分重视火法，在许多条文中有"可火""不可火"的记载。古代用火之法有五，即：焠、蒸、熏、熨、灸，火可以包括灸，但灸不能代表火。灸法之用，当审其所宜，不可滥施，仲师告诫曰："火气虽微，内攻有力，焦骨伤筋，血难复也。"告灸师慎之。

到了唐代，医学家孙思邈采用艾灸预防传染病，提出用艾灸治疗某些热性病的理论，并开创了艾灸器械运用的先河。至此，艾灸已发展成为一门独立学科，并有了专业的艾灸师。宋元时期艾灸备受重视，国家医疗机构——太医局设针灸专科。北宋针灸著作《铜人腧穴针灸图经》详细地叙述了经络、腧穴等内容；王惟一制造了两具我国最早进行针灸研究的人体模型——针灸铜人，这些对经穴的统一，针灸学的发展起到了很大的促进作用。此时，人们还发明了利用毛茛叶、芥子泥、旱莲草、斑蝥等有刺激性的药物贴敷穴位，使之发疱，进行天灸、艾灸的方法。

明代是针灸发展的高峰时期，《针灸大成》《针灸大全》《针灸聚英》等一批针灸著作相继问世。人们开始使用艾条温热灸、桑枝灸、神针火灸、灯火灸、阳燧灸等艾灸。后人将艾条温热灸的艾绒中加进药物，发展成为雷火神针、太乙神针。

明末清初世乱纷纷，历朝名医编撰之典籍多数惨遭流落，针灸亦只在民间流传，至此艾灸的发展进程遭受重大打击。时至清末，由于西方文化的流入，艾灸法陷入了停滞发展时期，但由于其简便安全，疗效卓著，因而得以在缺医少药的民间流传下来。

近年来，国内外出现了"中医热""针灸热"，艾灸也随之复兴，并取得了长足的进步，出现了"燎灸""火柴灸""硫黄灸"等新灸法，发明了电热仪等各种现代艾灸仪器。同时，艾灸在对休克、心绞痛、慢性支气管炎、支气管哮喘、骨髓炎、硬皮病、白癜风等疑难病症的防治中取得了较好的效果。艾灸还开始涉及减肥、美容等领域，备受医学界的瞩目。

艾灸作为中医学的重要组成部分，自古以来一直对世界医学有着深远影响，针灸先后传入了朝鲜和日本，后又传入亚洲其他国家和欧洲。迄今为止，全世界已有100多个国家和地区将我国的艾灸作为解除患者病痛的调理方法之一。作为我国的医学瑰宝，艾灸也应走入寻常百姓家，为解除人们的病痛，造福于民创建奇功。

第二节　艾灸的材料

一、艾与艾叶

艾，又名冰台（《尔雅》）、艾蒿（《尔雅》郭璞注）、医草（《名医别录》）、灸草（《埤雅》）、蕲艾（《蕲艾传》）、黄草（《本草纲目》）、家艾（《医林纂要》）、甜艾（《本草求原》）、艾蓬、香艾、阿及艾（《中药大辞典》）。艾是菊科蒿属多年生草本或略成半灌木状植物。叶片形如菊叶，有羽状深裂，裂片椭圆状披针形，边缘有不规则粗锯齿；叶表面为深绿色，背面为灰白色，上有白色绒毛，近顶端叶多为披针状，边缘无分裂，叶与茎中有许多细胞孔，上有油脂腺，可以发出特有的香气。产自湖北蕲春的优质品种"蕲艾"是品质最优、质量最好的艾叶。

二、艾叶的药性与功效

艾叶味苦、辛，性温，归肝、脾、肾经，具有温经通络、行气活血、祛湿除寒、消肿散结、回阳救逆以及防病保健的功效。主治腹中冷痛、子宫寒冷、久不受孕、虚寒性痛经、月经过多、崩漏、胎动不安、湿疹、皮肤瘙痒等病症。民间一直认为艾具有驱邪辟秽作用，在端午节前后将艾扎好悬挂在门上，亦或点燃烟熏，以驱病逐邪，确保家宅和人丁平安。因此，亦有"清明插柳，端午采艾"的谚语。现在的南方农村仍保留有新生儿用艾叶煮水来洗浴的习俗，认为这样可以祛邪除秽、保平安；对于易流产的女性，农村还有用艾叶煮鸡蛋，食用后可保胎的方法。

三、艾叶的选择

选择艾叶时，需要从以下几个方面进行考虑。

1 颜色 艾叶应该是绿色或深绿色的，如果颜色暗淡或者泛黄，说明品质不太好。

2 味道 艾叶应该具有清香味，而且味道强烈。如果味道太淡或者有刺鼻气味，说明品质不佳。

3 触感 手感细腻、柔软的艾叶，通常品质较好。质量不佳的艾叶会有粗糙、质硬的感觉。

4 茎叶比例 艾叶的茎叶比例应该适当，茎太多或者叶太多都不好。一般来说，茎的含量不超过 20% 为佳。

5 杂质 | 艾叶中不应该有杂质,如枯叶、杂草、石子等。杂质多的艾叶,其品质一般都不太好。

6 产地和采收时间 | 艾叶的产地和采收时间也会影响其品质。一般来说,野生艾叶比种植的艾叶更受欢迎,因为野生的艾叶药效更好。另外,艾叶一般在端午节前后采收,此时药效最佳。

7 艾火和艾烟 | 质量好的艾绒火力柔和,点燃的部分呈红透燃火状,用手掌试火力,有热气熏烤的感觉,渗透力大、灸感强、疗效好;质量不好的艾绒试火时皮肤有烧灼感。质量好的艾点燃后,艾烟淡白,气味香、不刺鼻;质量不好的艾点燃后,艾烟发黑且有种强烈的刺鼻气味。

第三节 艾灸的工具制作

吴亦鼎在《神灸经论》中说:凡物多用新鲜,唯艾取陈久者良。以艾性纯阳,新者气味辛烈,用以灸病,恐伤血脉。故必随时收蓄、风干、净去尘垢,捣成熟艾,待三年之后,燥气解,性温和,方可取用。艾叶制成艾绒以后,还要经过进一步加工,即制成艾炷、艾条、艾饼等,才能用于灸疗。

一、艾炷的制作

艾炷是采用艾绒制成的圆锥形艾团,底部平坦,顶部尖锐。它的制作需尽量紧实,以便在燃烧时火力逐渐加强,深入到身体内部,达到良好的效果。艾炷的大小应根据病情和施灸部位来决定。例如,小如小麦粒或雀粪的艾炷适用于头部和四肢部位;黄豆大小或半截枣核大小的艾炷适用于胸腹部和背部;半截橄榄或筷头大小的艾炷则多用于胸腹和腰背部。此外,直接灸需使用极细的艾绒制成的上尖下平的圆锥形艾炷;间接灸法则可使用较粗的艾绒制成蚕豆或黄豆大小的艾炷,放在姜片、蒜片或药饼上点燃;温针灸法则需制成既圆又紧、大小及形状如枣核样的艾炷,缠绕在针柄上燃烧。除了手工制作,还有用艾炷器来制作艾炷的,这种方式更加方便大规模生产。现代艾炷的制作,可用机器大规模生产，艾绒细致而紧密。为加工方便，炷形有的改为小圆柱，但用法和功效同前。

二、艾条的制作

艾条是用艾绒卷成的棒状灸具，长度为 20~30cm，直径是 1.5~1.8cm。艾条分为纯艾条和药艾条两种。普通艾条是将事先准备好的艾绒用双手揉搓，使其成为软硬适中，利于燃烧的长条形，再将其置于质地松软坚韧的纯棉纸或桑皮纸上，搓成圆柱形，最后用胶水将纸粘牢，把纸的两端压紧、压牢，艾条便制作成功了。艾条的长度最好为 20cm，直径为 1.5cm。若在艾绒中加入药物，那么这种艾条就叫作药物艾条，对疾病更有针对性，以增强艾条的功效。

第四节　施灸的体位选择和施灸顺序

一、施灸的体位选择

临床施灸，应选择正确的体位，要求病人的体位宜平正舒适，这不仅有利于准确点穴，而且还有利于艾炷的安放和施灸的顺利完成。其原则是便于医生正确取穴，方便操作；病人肢体舒适，能坚持完成施灸的全过程。一般来说，可采取卧位，体位自然，肌肉放松，施灸的腧穴明显暴露，艾炷放得平稳，燃烧时火力集中，热力易于渗透肌肤，从而提高疗效。灸膝以下穴位以正坐为宜。若体位勉强，往往取穴不准，或病人不能坚持施灸而移动肢体，造成艾炷倾滑，烫伤皮肤，疗效不佳。正如《备急千金要方·针灸上》说："凡点灸法，皆须平直，四肢勿使倾侧，灸时孔穴不正，无益于事，徒破好肉耳，若坐点则坐灸之，卧点则卧灸之，立点则立灸之，反此亦不得其穴矣。"常用的体位有以下 5 种。

（1）仰靠坐位：此体位适用于头面、颈前和上胸部的穴位。

（2）俯伏坐位：此体位适用于头顶、后项和背部的穴位。

（3）侧卧位：此体位适用于侧身部以少阳经为主的穴位。

（4）仰卧位：此体位适用于胸腹部以任脉、足三阴经、阳明经为主的穴位。

（5）伏卧位：此体位适用于背腰部以督脉、太阳经为主的穴位。

在坐位和卧位的基础上，根据取穴的要求，四肢可放置在适当的屈伸姿势，常用的姿势有以下 3 种：

（1）仰掌式：适用于上肢屈（掌）侧（手三阴经）的穴位。

（2）曲肘式：适用于上肢伸（背）侧（手三阳经）的穴位。

（3）屈膝式：适用于下肢内外侧和膝关节处的穴位。

二、施灸顺序

施灸顺序，一般是先灸上部，后灸下部；先背部，后腹部；先头部，后四肢；先灸阳经，后灸阴经；施灸壮数先少后多。正如《备急千金要方·针灸上》曰："凡灸当先阳后阴，言从头向左而渐下，次后从头向右而渐下。"《千金翼方》曰："凡灸法先发于上，后发于下；先发于阳，后发于阴。"《明堂灸经》也说："先灸上，后灸下，先灸少，后灸多，宜慎之。"按这种次序进行，取其从阳引阴而无亢盛之弊。如果不按顺序，先灸下部，后灸头面，病人往往有面烘热、咽干口燥等不适之感。即便无此后遗症状，颠倒乱灸，可致病人反复改变姿势，拖长灸疗时间。当然，临床施灸，也应根据病人的具体情况，因病制宜，特殊情况，宜灵活掌握。

第五节　艾灸的壮数和艾炷的大小

一、艾灸的壮数

施灸的壮数，总的原则是，根据具体情况，全面考虑，各适其宜，恰到好处，无太过不足之弊。一般每次少则只灸三五壮，多则可灸数十壮抑或数百壮。正如《扁鹊心书》："大病灸百壮……小病不过三五七壮。"一般前 3 天每日灸 1 次，以后隔 2~3 日灸 1 次。急性病 1 日可灸 2~3 次；慢性病隔 3、5、7 日灸 1 次亦可；保健灸，每月可灸 3~4 次，终生使用，受益良深。青壮年施灸，壮数可多；体弱妇女、老年人、小儿施灸壮数宜少。腰、背、腹部施灸，壮数可多；胸部、四肢施灸，壮数宜少；头颈部更少。正如《医学入门》所言："针灸穴治大同，但头面诸阳之会，胸膈二火之地，不宜多灸……凡上体及当骨处，针入浅而灸宜少，下肢及肉厚处，针可入深、灸多无害。"直接着肤灸，一般每穴灸 5~7 壮，小儿灸 3~5 壮，每次灸 3~5 穴或 5~7 穴。当急救之时，可不计壮数，须灸至阳回脉起为止。

二、艾炷的大小

施灸时选取艾炷，一般是壮年男子、新病体实者宜用大炷；妇女、小儿、老年人及久病体弱者宜选小炷。从患病施灸部位上分，头面、胸背、四肢皮薄肌少之处，宜用小炷；腰腹部皮肉厚实之处，可酌情用大炷。直接着肤灸，一般以麦粒大的小艾炷为宜。凡肌肉菲薄之处、骨骼之上、大血管与活动关节、皮肤皱纹等部位，均应慎用直接灸法，而肌肉丰满之处，适用任何灸法。临床上如治疗风寒湿痹、上盛下虚之候，选用小炷，即可达到温通经络、驱散外邪，或引导气血下行的目的；而对沉寒痼冷、元气将脱等证，则亟宜大炷多灸，以振奋元阳，温散寒凝。

第六节　艾灸的作用

一、温经散寒

生命活动的正常运转有赖于气血的协同作用。当气机顺畅时，血液就能在经脉中畅通无阻地流动；而当气机阻滞时，血液的流动就会受阻，从而形成血瘀。在中医理论中，血在经脉中的流动完全依赖于"气"的推动作用。然而，许多因素都可能干扰气血的运行，例如寒邪和热邪可以影响气血的运行。寒邪会导致气机收敛，血液流动减缓，进而导致血液凝固产生疾病。而灸火的温和热力具有温通经络、驱散寒邪的功用。《素问·异法方宜论》曰："脏寒生满病，其治宜灸焫。"说明灸法更适合治疗寒性病证，临床上常用于治疗寒凝血滞、经络痹阻所引起的寒湿痹痛、痛经、闭经、胃脘痛、腹痛、泄泻、痢疾等。

二、扶阳固脱

人体健康与阳气息息相关，而寿命亦与阳气是否健旺紧密相连。若人体阳气失调，阴气盛行，则可能导致寒证、厥病，甚至元气虚陷，脉象微弱，有濒临脱逸之虞。此时，艾灸法可发挥救治之功。《针灸资生经》："凡溺死，一宿尚可救，解死人衣，灸脐中即活。"《伤寒论》亦提及："少阴病吐利，手足逆冷……脉不至者，灸少阴七壮""下利，手足厥冷，烦躁，灸厥阴，无脉者，灸之。"可见当出现呕吐、手足厥冷、脉象虚弱等阳气虚脱的危重病情时，采用大艾炷灸关元、神阙等穴可扶阳固脱，回阳救逆，挽救生命垂危。艾叶具有纯阳的特性，再结合火的本属阳，两者相合往往能发挥最佳疗效。临床上多用于治疗脱证和中气不足、阳气下陷而引起的遗尿、脱肛、阴挺、崩漏、带下、久泻等病证。

三、消瘀散结

灸法具有行气活血、消瘀散结的作用。《灵枢·刺节真邪》说："脉中之血，凝而留止，弗之火调，弗能取之。"气为血帅，血随气行，气得温则行，气行则血亦行。灸能使气机通调，营卫和畅，故瘀结自散。所以，临床常用于治疗气血凝滞之疾，如乳痈初起、瘰疬、瘿瘤等病证。

四、防病保健

艾灸除治疗疾病之外，还有预防疾病和保健养生的作用，是传统的防病保健方法之一。《备急千金要方·灸例》记载："凡人吴蜀地游宦，体上常须三两处灸之，勿令疮暂瘥，则瘴疬瘟疟毒气不能着人也。"《医说·针灸》提出："若要安，三里莫要干。"说明常灸强壮要穴能够激发人体正气，提高抗病能力，起到治病保健、强身益寿、延缓衰老之功。

五、引热外行

艾火的温热能使皮肤腠理开放，毛窍通畅，使热有去路，从而引热外行。《医学入门·针灸》曰："热者灸之，引郁热之气外发。"故临床上可用灸法治疗疖肿、带状疱疹、丹毒、甲沟炎等某些实热病证，对阴虚发热，也可使用灸法，但要注意施灸量不宜过大。如选用膏肓、四花穴等治疗骨蒸潮热、虚痨咳喘。

第七节　艾灸的适应证及禁忌证

一、适应证

　　灸疗的适应证范围十分广泛，无论是内、外、妇、儿各科的急性或慢性疾病，还是寒热、虚实、表里、阴阳的各种情况，灸法都有其适用性。总体而言，阴、里、虚、寒的证候更适合使用灸法，而阳、表、实、热的证候则较少使用灸法。但需要注意的是，对于某些实热证、急性病，如疔痈疮毒、虚脱、厥逆等，灸法同样可以作为治疗选择。灸法的适应症可以概括为以下几个方面。

1　　用于治疗寒凝血滞、经络痹阻引起的各种病症，如风寒湿痹、痛经、经闭、寒疝腹痛等。由于艾叶的药性是生温熟热，艾火的热力能深透肌层、温经行气，因此灸法具有良好的温经散寒、活血、通痹止痛的作用。正如《素问·调经论》所说："血气者，喜温而恶寒，寒则泣而不流，温则消而去之。"

2　　用于治疗外感风寒表证及中焦虚寒呕吐、腹痛、泄泻等。

3　　用于治疗脾肾阳虚，元气暴脱之证，如久泄、久痢、遗尿、遗精、阳痿、早泄、虚脱、休克等。人体以阳气为本，得其所则体强而寿彰，失其所则体弱而寿夭。《本草从新》指出："艾叶苦辛……纯阳之性，能回垂绝之阳。"可见灸法具有温阳补虚、回阳固脱的功效。《扁鹊心书》曰："如伤寒、疽疮、劳瘵、中风。等证，若灸迟，真气已脱，虽灸亦无用矣。若能早灸，自然阳气不绝，性命坚牢。"临床对阳气虚脱而出现的大汗淋漓、四肢厥冷、脉微欲绝的脱证亦可急灸之。

4

用于治疗气虚下陷、脏器下垂之证，如胃下垂、肾下垂、子宫脱垂、脱肛等。艾灸可补中益气、升阳举陷。《灵枢·官能》指出："上气不足，推而扬之。"灸法对气血的运行能起"推而上之"的引导作用。对于气虚、阳气下陷的脱肛、久泻等证，可灸百会等穴，以提升阳气。

5

用于治疗外科疮疡初起以及瘰疬等。对于疮疡溃久不愈的情况，灸法有促进愈合、生肌长肉的作用。气得温则行，气行则血行，灸为温热刺激，可使气血协调，营卫和畅，故起到行气活血、消瘀散结的作用。

6

用于治疗气逆上冲的病证，如脚气冲心、肝阳上升之证可灸涌泉治之。

二、禁忌证

1 禁灸病症

凡实热证、阴虚发热者通常不适宜灸治，如阴虚痨瘵、咯血呕血、心悸怔忡、高热神昏、中风闭证、肝阳头痛以及多梦遗精等一切阴虚阳亢、邪热内炽的病证，均当禁灸。此外，不论外感还是阴虚内热，凡脉象数疾者，或者极度衰竭者亦不宜灸治。

2 禁灸部位

凡颜面部不用直接灸法，以防形成瘢痕，影响美观。关节活动处不宜用瘢痕灸，以防化脓、溃烂，不易愈合。此外，大动脉处、心脏部位、静脉血管、肌腱潜在部位，妊娠妇女的腰骶部、下腹部以及乳头，阴部、睾丸等处均不宜施灸。

3 禁灸人群

一般空腹、过劳、过饱、过饥、醉酒、大渴、大惊、大恐、大怒者、极度疲劳和对灸法恐惧者，应慎用艾灸。

第八节 灸后反应及调养

一、灸后反应

由于个体差异的存在，有些患者艾灸后感觉很好，基本没有什么反应和副作用，而有些患者则反应明显，且不断有各种反应出现。常见的有以下几种。

1 灸后水疱

施灸后灸者容易出现水泡，水汽等现象，这些都是身体向外排邪所致，不用过于担心，若水泡较小的话，可以不用处理，待其自行复原。若是较大的水泡，可以用针刺破，同时涂些碘伏药水防止其感染即可，切记将泡皮剪除。灸后起疱，化脓后就形成灸疮，灸疮形成后要避免感染，每天在灸疮周围用 75% 的酒精棉球消毒，用干棉球吸干表面的脓液，不可以清理脓苔，否则不仅会引起灸疮疼痛，并且还会阻碍脓液外渗。如果发现灸疮有不断扩大的趋势，脓色由淡白色变为黄绿色，而且有恶臭味。可以先用双氧水冲洗，之后用消炎膏或生肌玉红膏涂贴。

2 灸后疾病加重

有时治疗后有原发疾病加重的情况，这是正邪交战的正常现象，治疗过程中的排病反应是治疗效果的前奏和标志。在疾病未愈时经常易出现这种情况。此时病邪在体内不会轻易出来，通过艾灸治疗，可激发正气，正邪之间进行拉锯战，有时邪气占优势，疾病会加重，正气占优势时，疾病会减轻。一般排病反应越强烈，治疗效果会越显著。这时的病邪就会逐渐地被排出体外，疾病就会痊愈。

3 灸后失眠

艾灸后常常会有失眠的症状，有两种情况：一是初次艾灸后失眠，同时可伴疲乏无力，或嗜睡。二是经过一段时间的艾灸后睡眠很少，但不出现疲乏无力的现象，反而因为艾灸，而显得精力充沛。对前一种情况，有的通过一段时间治疗后，可逐渐改善，也可在中脘处艾灸，可以较快地改善。后一种情况出现，只要精力是充沛的，就不必处理，以后可逐渐消失。

4 走窜现象

灸后出现走窜现象，是身体在进行自我调节的表现，实际就是艾灸的循经感应。在走窜过程中，相关经络进行调整和打通。人体"阴阳"的升降是有其固定的规律的，该升的就自然会升，该降的就自然会降，元气逐渐充足了，经络打通了，"阴阳"就必定按照其规律运行，所以是一种正常的反应。

5 上火现象

很多人开始艾灸后会出现口干舌燥，喉咙异常干痛，这也是艾灸的一种反应，主要有三种情况：一是病邪（寒邪）逐渐外发时的必然症状，表明阴阳正在调整，阳不胜阴，这时要多喝白开水，不必停灸。继续施灸，即可消失。二是灸火伤阴的现象，这种情况口干较重，且出现口渴、尿黄、便秘等症状，可予加味增液汤（生地黄、麦冬、玄参、肉苁蓉各15g，水煎服，每日1剂，即可消除）。三是因为艾灸过量，时间太久或经常灸引起阴虚症状，此时应减量和缩短时间，每次灸前灸后必须喝水，以排毒的同时制约阳气过盛产生热证。

6 类过敏现象

有的人艾灸后身上出现很多红疹，此时多以为是过敏了，其实，这些表现出来的症状，都是真阳元气驱赶寒邪外出的表现。也是病邪在体表的反应。

7 排病反应

对治疗过程中出现的各种反应，需认真鉴别。首先要弄清楚这些反应是何因引起的，如果没有外界诱因诱发，纯属在治疗过程中出现的反应，则可以认定此反应属于排病反应。

（1）与排风寒有关的反应：多以打喷嚏，流鼻涕，浑身肌肉骨节酸痛，恶寒等反应形式出现，体温正常。

（2）与排郁气有关的反应：郁气的外排以烦躁易怒，悲伤易哭等情绪变化为主，多伴有呃逆、肛门排气等反应。

（3）与排痰湿有关的反应：多以咳吐、呕吐痰涎或腹痛、腹泻、胶胨样黏稠大便、浮肿、排尿困难或小便频数浑浊刺鼻，局部或全身出冷汗、黏汗。

（4）排火热邪毒有关的反应：多以疮痒、痈肿、发烧、类似湿疹伴奇痒，或大小便火烫灼热等反应形式外排。

（5）与排瘀血有关的反应：瘀阻在体表经络出现瘀斑，瘀阻在胃肠则多以深褐色或酱黑色大便排出，瘀阻于心肺则多以痰中带血丝血块为主外排，瘀阻于胞宫的多随经血外排，甚至里面有组织包块或烂肉。

（6）发热反应：发烧反应属于全身综合性的剧烈反应之一。多在自身康复功能完全发挥作用后出现，表示气血旺盛，体质增强，是机体由量变到质变的转折点。出现排病反应时，轻者可不处理，一般可自愈，重者可根据病情变化对症处理，以免变生他疾。

二、灸后调养

灸后的调养是非常重要的，是决定灸疗疗效的关键因素，灸者要从心性调养、睡眠起居、饮食及运动调养等多方面加以调养。要保持良好的心态和情绪，每天保证充足的睡眠，饮食上禁食一切生冷油腻的食物，不要饮酒，饮食清淡而富有营养，以助疗效。如《针灸大成·灸后调摄法》曰："灸后不可就饮茶，恐解火气；及食，恐滞经气，须少停一二时，即宜入室静卧，远人事，远色欲，平心定气，凡百事俱要宽解。尤忌大怒、大劳、大饥、大饱、受热、冒寒。至于生冷瓜果，亦宜忌之。唯食茹淡养胃之物，使气血通流，艾火逐出病气。若过厚毒味，酗醉，致生痰涎，阻滞病气矣。"

第九节　艾灸的预防养护

首先，要明确的是，艾灸是一种传统的中医治疗方法，通过燃烧艾叶，对人体特定穴位进行热刺激，以调整身体的气血流通和达到治疗作用。虽然艾灸操作起来相对简单，但是在实际应用时，如果不注意一些细节问题，就有可能导致意外事故的发生。因此，在进行艾灸治疗时，必须格外注意以下几点。

1 选穴要准确

在进行艾灸治疗之前，一定要先确定需要施灸的穴位，并且要确保选穴的准确性。如果穴位选得不准确，不仅会影响治疗效果，还有可能带来一些不良影响。因此，在进行艾灸治疗之前，一定要先进行穴位定位，确保准确无误。

2 施灸时间要合理

艾灸的时间一般不宜过长，通常在 15~30 分钟左右为宜。如果施灸时间过长，就有可能导致皮肤烫伤、起泡等问题。因此，在进行艾灸治疗时，要根据个人的体质和需要，合理安排施灸时间。

3 注意火力大小

在进行艾灸治疗时，要根据个人体质和需要，选择合适的火力大小。如果火力过大，就有可能导致皮肤烫伤、起泡等问题；如果火力过小，则有可能影响治疗效果。因此，在进行艾灸治疗时，要根据实际情况选择合适的火力大小。

4 注意施灸顺序

在进行艾灸治疗时，要注意施灸顺序。一般来说，先灸阳经，后灸阴经；先灸上部，后灸下部。此外，在施灸时要避免移动和过度暴露身体部位，以免引起不适和影响治疗效果。

5 注意身体反应

晕灸者虽罕见，但也会发生。发生晕灸时和晕针一样，也会出现突然头晕、眼花、恶心、颜面苍白、脉细手冷、血压降低、心慌出汗，甚至晕倒等症状，多系初次施灸、空腹疲劳、恐惧、体弱、姿势不当、艾炷过大、刺激过重所致。一经发现，要立即停灸，平卧，急灸足三里 3~5 壮可解，一般无危险，但应注意施灸的禁忌，做好预防工作，在施灸中不断留心观察，争取早发现早处理，防止晕灸。

第二章
艾灸法的分类及操作

第一节　艾炷灸

将艾炷直接或者间接放置于穴位或病变部位上施灸的方法，包括直接灸和间接灸两大类。

一、直接灸

直接灸是将大小适宜的艾炷，直接放于皮肤上点燃施灸的方法，又称"着肤灸"。临床上分为瘢痕灸和无瘢痕灸。

1 瘢痕灸

瘢痕灸又名化脓灸，属于烧灼灸法。施灸时先把所灸腧穴部位涂少量的大蒜汁或凡士林，以增强黏附和刺激作用，然后把大小适宜的艾炷直接置于腧穴或者病变部位上，用火点燃艾炷施灸，烧灼局部组织，施灸部位往往被烧红起疱。点燃艾炷后，患者通常会因烧灼感到剧痛，为了减轻疼痛，可轻轻拍打局部，也可用麻醉法来防止。灸完一壮后，用纱布蘸冷开水抹净所灸部位，再依前法灸之，通常灸7~9壮。由于局部组织烫伤后产生无菌性化脓形成灸疮，灸疮自行痊愈，结痂脱落留下瘢痕。瘢痕灸会损伤皮肤，施灸前必须征求患者同意方可使用。瘢痕灸具有扶正固本、祛痰平喘、防病养生、消瘀散结的功效。临床上常用于治疗哮喘、肺痨以及瘰疬等慢性顽固性疾病。

2 无瘢痕灸

无瘢痕灸又叫作非化脓灸，属于温热灸法。施灸时先在所灸腧穴或病变部位上涂以少量凡士林，以使艾炷便于黏附，然后把艾炷置于腧穴上点燃施灸，当艾炷燃剩 2/5 或 1/4 而患者感到微有灼痛时，即可更换艾炷再灸。通常可连续灸 3~7 壮，灸至皮肤出现红润而不起水疱为度。无瘢痕灸适用于虚寒性疾患。

二、间接灸

间接灸指的是用药物或其他材料将艾炷与腧穴部位的皮肤隔开进行施灸的方法，又称隔物灸、间隔灸。常用的隔物灸有隔姜灸、隔蒜灸、隔盐灸、隔附子饼灸等。

1 隔姜灸

把鲜姜切成直径为 2~3cm，厚为 0.3~0.5cm 的薄片，中间用针刺数孔以通气，然后将姜片放在应灸腧穴部位，再将艾炷放在姜片上点燃施灸。一般应灸至施灸部位发热、皮肤出现红晕而不起疱为度。隔姜灸有发汗解表、开宣肺气、消痞化湿、温中止呕、解毒的功能。常用于因寒湿而致的腹痛、呕吐、腹泻以及风寒痹痛等。

2 隔蒜灸

选用新鲜大蒜，切成厚 0.2~0.3cm 的薄片，中间用针刺出数孔，也可将蒜捣成蒜泥；选好艾灸穴位，消毒；将蒜片或蒜泥放在待灸穴位上，再将艾炷（枣仁大）置于蒜片或蒜泥上点燃；每灸 4~5 壮需更换蒜片或蒜泥，每穴需灸足 7 壮；被灸穴位应灸至泛红。应注意，当受术者感到灼热难当时，应及时将艾炷撤掉；大蒜有刺激性，易使皮肤起水疱，此时应将水疱刺破，排出水液，涂抹碘伏，以避免感染。隔蒜灸具有杀虫、解毒、消肿止痛以及散结的功效，临床上多适用治疗乳痈、暗疮、毛囊炎、瘰疬、荨麻疹、缠腰火丹（带状疱疹）、疖肿、神经性皮炎、牛皮癣、脚气等。

3 隔盐灸

用干燥的食盐填敷于脐部，如脐外凸，可用面粉和成面团后，围在脐周成堤状；于盐上再置一片薄姜，上置大艾炷施灸。本法仅用于脐窝部位施灸，可以连续施灸，不拘壮数。此灸法在盐与艾炷之间加姜片的作用是避免受热的食盐爆起烫伤皮肤，加之生姜有散寒发热之功效，可以加强灸法的作用。如受术者为虚寒证，盐炒后再灸，则疗效更佳；灸时不可过热，否则盐受热后会烫伤皮肤。临床上多用于治疗伤寒阴证或吐泻并作、中风脱症、绕脐痛、腹痛、久泻久痢，有回阳、救逆以及固脱之力，但需连续施灸以期脉起，肢温，症候改善。

4 隔附子饼灸

将附子研成末，以黄酒或沸水调和制成直径约3cm，厚约0.8cm的附子饼，中间以针刺数孔，置于应灸腧穴部位上，上面再放艾炷施灸，灸至皮肤潮红为止。由于附子性味辛、甘、大热，隔附子饼灸具有温阳补火、温肾壮阳的功效。适用于治疗阳痿、早泄、遗精等命门火衰所引起的病症。隔附子饼灸还具有祛腐生新、促进疮口愈合的功效，可用于久溃不敛的疮疡、痈疽以及瘘管等外科疾病，还可用于身肿、面黑如尘的皮肤色素沉着。

第二节 艾条灸

以艾绒为主要成分卷成的圆柱形长条称为艾条。点燃艾条施灸的方法称为艾条灸。艾条灸可分为悬起灸和实按灸两种方式。

1 悬起灸

施灸时将艾条悬置于距离穴位有一定高度上进行熏烤，不使艾条点燃端直接接触皮肤，称为悬起灸。悬起灸按照实际操作方法不同，分为温和灸、雀啄灸和回旋灸。

（1）温和灸

指刺激量较小的一种灸法，施灸时把艾条的一端点燃，对准应灸的腧穴部位，距皮肤2~3cm进行熏灸，使局部皮肤有温热感而无烧灼痛为宜，通常每处灸 10~15 分钟，至皮肤出现红晕为度。温和灸适用于各种病症或慢性病，还常用于保健灸。

（2）雀啄灸

施灸时，将艾条点燃的一端和施灸部位的皮肤并不固定在一定距离，而是像鸟雀啄食一样，一上一下活动地施灸。每次灸 10~15 分钟，直到施灸部位出现红晕。适用于感冒、急性疼痛、高血压、晕厥、脱肛、慢性腹泻等疾病的防治或某些小儿急慢性疾病的保健。

（3）回旋灸

施灸时，艾条点燃的一端与施灸部位对准，距离皮肤 2~3cm，并向左右方向移动或反复旋转地施灸。每次灸 20~30 分钟，直到施灸部位出现红晕。回旋灸的目的是扩大施灸部位，适用于病变范围比较大的病症，如神经性皮炎、牛皮癣、皮肤浅表溃疡、带状疱疹、骨性关节炎、压疮、面神经炎的防治。

将点燃的艾条隔数层布或绵纸实按在穴位上，使热力透达深部，火灭热减后重新点火按灸，称为实按灸。若患者感到按灸局部灼烫、疼痛，即移开艾条，并增加隔层。灸量以反复灸熨 7~10 次为度。若在艾绒内另加特定药物后，用纸卷成艾卷施灸，名曰"太乙神针"和"雷火神针"。

（1）太乙神针

2 实按灸

太乙神针是一种特殊的药物艾条灸，其一般处方：人参 250g，参三七 250g，山羊血 62.5g，千年健 500g，钻地风 500g，肉桂 500g，川椒 500g，乳香 500g，没药 500g，炮甲 250g，小茴香 500g，蕲艾 2000g，甘草 1000g，防风 200g，人工麝香少许。加工炮制后，共研为末，每支艾条加药末 25g。此法治疗风寒湿痹、肢体顽麻、痿弱无力、半身不遂等均有效。

（2）雷火神针

历代医家对雷火神针的药物配方记载有所不同，一般处方为：沉香、木香、乳香、茵陈、羌活、干姜、炮甲各 9g，人工麝香少许。加工炮制后共研为细末，将药末混入 94g 艾绒，用榆皮纸卷成圆柱形长条，外用鸡蛋清涂抹，再糊上 6~7 层桑皮纸，阴干待用。临床上主要适用于风寒湿痹、腹痛、痿症及泄泻等病的防治。

第三节　温针灸

温针灸是一种将针刺与艾灸结合应用的治疗方法。是指在已经刺入穴位的针柄上捻上艾绒并且点燃，使之既有针刺的功效，又有药物治疗的作用，适用于既需要留针又适宜艾灸的病症。操作时，先将毫针刺入腧穴，得气并施行适当的补泻手法后，将针留在适当的深度，再将纯净细软的艾绒包裹于针尾，或将 2~3cm 长的艾条段直接插在针柄上，点燃施灸，待艾绒或艾条燃尽后除去灰烬，将针取出。使用时要注意保护皮肤、衣物及床上用品，以免艾绒脱落烫伤皮肤或烧坏衣物。还要嘱咐患者不要移动体位，防止艾绒脱落以及弯针、断针的发生。

第四节　温灸器灸

温灸器又称灸疗器，是一种专门用于施灸的器具，临床上常用的温灸器有灸盒、灸筒和灸架等。用温灸器施灸的方法称为温灸器灸。施灸时，将艾绒或艾条装入温灸器，点燃后置于腧穴或应灸部位进行熨灸，以所灸部位的皮肤红晕为度。具有调和气血、温中散寒的作用，临床需要灸治者，一般均可应用，对小儿、妇女及畏灸者尤为适宜。

第三章

读懂体内的寒湿信号

第一节　寒湿的来源

一、寒湿是百病之源

当自然界气候异常变化，或人体抗病能力下降时，风、寒、暑、湿、燥、火则成为六淫邪气而伤害人体，导致外感病的发生。其中，寒、湿皆为阴邪，易伤阳气。《黄帝内经》："阳气者，若天与日，失其所则折寿而不彰，故天运当以日光明，是故阳因而上，卫外者也。"这句话的意思是人体中的阳气就像天上的太阳，世上万物生长皆靠太阳；人若是没有了阳气，机体的新陈代谢就会停止，生命就会结束。所谓"阳强则寿，阳衰则夭"，就是这个道理。

1 一级寒湿多在皮肤	外感寒湿邪气会使气血运行受阻，肌肤不能荣养，故会出现皮肤瘙痒、易过敏、湿疹、粉刺、色斑、肤色萎黄或晦暗等问题，通常在感受寒邪或湿气后瘙痒加重。
2 二级寒湿多在肌肉	脾主肌肉，脾虚运化水湿无力，寒湿内困。常表现为：肌肉关节酸胀、疼痛、身体困重、易疲倦乏力、喜卧少动、肥胖体虚、四肢麻木、活动受限，随寒湿加重，或出现肌肉结节、肿块、淤血等。
3 三级寒湿多在骨骼	寒主收引，湿邪重滞，容易留在关节骨骼等处。多表现为肩周炎、颈椎病、椎间盘突出症、骨刺、关节炎、活动受限等症，遇寒湿天气或季节交替时节症状加重。

4 四级寒湿
多在脏腑

此阶段寒湿内困，伤及脾肾阳气，以畏寒肢冷、腹痛腹泻、周身浮肿、月经不调等为主要表现。

5 五级寒湿
全身受累

此阶段是问题最大的。寒湿内蕴，日久化痰成瘀，成为痰瘀互结之证，此类体质易患结节、囊肿、肌瘤、息肉等，为寒湿留聚成痰所致，且多易再长或复发。

二、寒邪与湿邪

1 寒邪

凡致病具有寒冷、凝结、收引等特点的外邪，称为寒邪。

（1）寒邪的来源：寒邪常见于冬季，当水冰地坼之时，伤于寒者为多，故冬多寒病；但寒邪为病也可见于其他季节，如气温骤降、贪凉露宿、空调过冷、恣食生冷、淋雨涉水或汗出当风，人体没有及时将寒气排出体外，都会感受寒邪。

（2）寒邪的性质

①寒为阴邪，易伤阳气；

②寒性凝滞主痛；

③寒性收引。

（3）寒邪的致病特点：寒邪束表，清冷收引，腠理闭塞，卫阳之气被遏而不得宣发，故见发热恶寒，无汗；寒邪郁于经脉，则头痛，身痛；肺合皮毛，皮毛受邪，内舍于肺，肺气先宣降，故喘咳，鼻塞；脉浮紧，苔薄白，乃寒袭于表的征象。若寒邪郁结于经脉、阳气损伤，壅遏气机，则手足拘急；寒邪凝结，阳气不达四肢，则四肢厥冷；寒凝，气失温煦，筋脉收缩，而脉微欲绝。若寒中于里，损及脾胃之阳，升降失常，运化不利，则见腹痛，肠鸣，呕吐，泄泻。

2 湿邪

凡致病具有重浊、黏滞、趋下特性的外邪，称为湿邪。

（1）湿邪的来源：湿邪为病，长夏居多，但四季均可发生。长夏，又称"季夏"，时值夏秋之交，阳热尚盛，雨水且多，热蒸湿腾，潮湿充斥，为一年中湿气最盛的季节。湿邪伤人所致的病证，称为外湿病证。外湿病证，多由气候潮湿、涉水淋雨、居处潮湿、不通风、水中作业等环境中感受湿邪所致。

（2）湿邪的性质

①湿为阴邪，易伤阳气，易阻气机；

②湿性重浊；

③湿性黏滞；

④湿性趋下，易袭阴位。

（3）湿邪的致病特点：伤湿，是湿邪犯表，发于多雨季节外感病初期，亦称表湿证。湿性重着黏滞，阻碍气机，清阳失宣，故见头胀而痛，胸前作闷，体倦，身重而痛等症状。湿邪与卫气相争，故发热，汗出而热不退。湿为阴邪，不伤津液，故口不渴。小便清长，舌苔白滑，脉濡或缓，是湿邪为患之征。冒湿则是冒犯雾露，或感受湿邪，阳气被遏所致，湿在头部，清阳被困，则头重如裹。湿邪弥漫全身，阳气不得输布，则遍体不舒。四肢懈怠，脉来濡弱，亦为湿邪困遏之征。湿邪侵入关节，气血不畅，故酸痛，湿性重滞，故感受重着，临床称之为"着痹"。

第二节　体内寒湿的信号

体内寒湿重，身体就会经常出现各种异常，通过以下十个信号可以判断自己体内是否有寒湿。

1

面色发白、发青、发暗、发黑说明体内可能有寒。颜色越是发暗，就说明寒湿越重。

2 舌苔发白、厚腻，说明体内有寒湿。

3 经常腹痛、泄泻，大便黏腻，马桶总冲不干净。

4 满面油光，毛孔粗大，说明内有湿；脸上长痘和斑，说明体内有寒。

5 畏寒肢冷，手、脚长年冰冷，下肢浮肿。

6 皮肤上长湿疹、长痘、长斑、牛皮癣（银屑病）。

7 患有各种长期不愈的慢性炎症，如鼻炎、咽炎、胃炎、肠炎、盆腔炎、宫颈炎。

8 常流凉汗，经常打喷嚏。

9 困倦懒动，总觉得身体沉重，浑身不清爽，腿像灌了铅。

10 四肢关节疼痛、头痛头晕、颈肩酸痛、背痛、腰酸背痛等，说明体内有寒湿。疼痛的部位越多，时间越长，说明体内寒湿越重。

第四章

艾灸祛寒湿的常用穴

第一节　手太阴肺经

一、中府（LU 1）肺之募穴

【定位】在胸部，横平第 1 肋间隙，锁骨下窝外侧，前正中线旁开 6 寸。

【主治】①咳嗽、气喘、胸痛等胸肺病证；②肩背痛。

【操作】①隔物灸仪艾灸时间：20~30 分钟；温度：38~45℃；②艾条悬灸时间：5~10 分钟；③艾炷灸时间：5~7 壮。

【经验应用】现代常用于治疗气管炎、支气管哮喘、肺炎等。配肺俞主治外感和内伤咳嗽；配复溜主治肺阴虚之干咳、肺痨等。

二、尺泽（LU 5）合穴

【定位】在肘区，肘横纹上，肱二头肌腱桡侧缘凹陷中。

【主治】①咳嗽、气喘、咯血、咽喉肿痛等肺系病证；②肘臂挛痛；③急性吐泻，中暑，小儿惊风；④小便失禁。

【操作】①隔物灸仪艾灸时间：20~30 分钟；温度：38~45℃；②艾条悬灸时间：10~20 分钟；③艾炷灸时间：1~3 壮。

【经验应用】治疗肺炎、支气管炎、支气管哮喘、肺结核、急性胃肠炎、中暑、肘关节及周围软组织疾患等。配列缺、肺俞等主治咳嗽、气喘；三棱针点刺出血主治急性咽喉肿痛；配合谷等主治肘臂挛痛、肘关节屈伸不利；配委中主治急性吐泻、中暑等。

三、孔最（LU 6）郄穴

【定位】在前臂前区，腕掌侧远端横纹上 7 寸，尺泽与太渊连线上。

【主治】①鼻衄、咯血、咳嗽、气喘、咽喉肿痛等肺系病证；②肘臂挛痛。

【操作】①隔物灸仪艾灸时间：30~40 分钟；温度：38~48℃；②艾条悬灸时间：10~20 分钟；③艾炷灸时间：3~5 壮。

【经验应用】治疗支气管炎、支气管哮喘、肺结核、肺炎、扁桃体炎、肋间神经痛等。配肺俞、风门主治咳嗽、气喘；配少商主治咽喉肿痛。《针灸资生经》载其治热病汗不出，此穴可灸 3 壮，即汗出。

四、列缺（LU 7）络穴；八脉交会穴（通于任脉）

【定位】在前臂，腕掌侧远端横纹上 1.5 寸，拇短伸肌腱和拇长展肌腱之间，拇长展肌腱沟的凹陷中。

【简便取穴法】两手虎口自然平直交叉，一手食指按在另一手桡骨茎突上，指尖下凹陷中即是本穴。

【主治】①咳嗽、气喘、咽喉肿痛等肺系病证；②偏正头痛、齿痛、项强痛、口眼歪斜等头面部病证；③手腕痛。

【操作】①隔物灸仪艾灸时间：30~40 分钟；温度：38~48℃；②艾条悬灸时间：10~20 分钟；③艾炷灸时间：3~5 壮。

【经验应用】现代常用于治疗感冒、支气管炎、神经性头痛、落枕、腕关节及周围软组织疾患等。配风池、风门等主治感冒、咳嗽、头痛等；配合谷、外关主治项强等；配照海主治咽喉疼痛。

五、经渠（LU 8）经穴

【定位】在前臂前区，腕掌侧远端横纹上 1 寸，桡骨茎突与桡动脉之间。

【主治】①咳嗽、气喘、胸痛、咽喉肿痛等肺系病证；②手腕痛，桡神经痛或麻痹；③膈肌痉挛，食管痉挛。

【操作】直接灸 1~3 壮或艾条灸 5~10 分钟。

【经验应用】现代常用于治疗支气管炎、扁桃体炎等。配丘墟等主治咳嗽、胸背痛。

六、太渊（LU 9） 输穴；原穴；八会穴之脉会

【定位】在腕前区，桡骨茎突与舟状骨之间，拇长展肌腱尺侧凹陷中。

【主治】①咳嗽、气喘等肺系病证；②无脉症；③腕臂痛。

【操作】①隔物灸仪艾灸时间：30~40 分钟；温度：38~48℃；②艾条悬灸时间：5~10 分钟；③艾炷灸时间：1~3 壮。

【经验应用】现代常用于治疗感冒、咳嗽、支气管炎、肺结核、无脉症、肋间神经痛等。配列缺、肺俞主治咳嗽、气喘、胸背痛，尤其是肺虚所致者；配内关、三阴交主治无脉症。

七、鱼际（LU 10） 荥穴

【定位】在手外侧，第 1 掌骨桡侧中点赤白肉际处。

【主治】①咳嗽、咯血、咽干、咽喉肿痛、失音等肺系实热病证；②掌中热；③小儿疳积。

【操作】①隔物灸仪艾灸时间：30~40 分钟；温度：38~45℃；②艾条悬灸时间：3~5 分钟；③艾炷灸时间：1~3 壮。

【经验应用】现代常用于治疗支气管炎、肺炎、扁桃体炎、咽炎、小儿单纯性消化不良等。配合谷主治肺热所致的咳嗽、咽喉肿痛、失音；配孔最、天突等主治哮喘发作期；艾灸鱼际穴对口干舌燥者有良好的作用；治小儿疳积可用割治法。

八、少商（LU 11） 井穴

【定位】在手指，拇指末节桡侧，指甲根角侧上方 0.1 寸（指寸）。

【主治】①咽喉肿痛、鼻衄、高热等肺系实热病证；②昏迷、癫狂等急症。

【操作】艾条悬灸：5~10 分钟；麦粒灸：1~3 壮。

【经验应用】现代常用于治疗肺炎、扁桃体炎、中风、昏迷。

第二节　手阳明大肠经

一、合谷（LI 4）　原穴

【定位】在手背，第1、2掌骨间，当第2掌骨桡侧的中点处。

【主治】①头痛、目赤肿痛、齿痛、鼻衄、口眼歪斜、耳聋等头面五官病证；②发热恶寒等外感病证；③热病无汗或多汗；④痛经、闭经、滞产等妇产科病证；⑤各种痛证，为牙拔除术、甲状腺手术等五官及颈部手术针麻常用穴。

【操作】①隔物灸仪艾灸时间：30~40分钟；温度：38~50℃；②艾条悬灸时间：10~20分钟；③艾炷灸时间：5~9壮。

【经验应用】现代常用于治疗面神经麻痹、三叉神经痛、近视眼、牙龈炎、牙痛、感冒、高血压、皮肤病、月经不调等。配颊车、迎香主治牙痛、面痛、面瘫；配列缺、大椎等主治感冒、头痛、发热等；配太冲主治癫狂、头痛、眩晕、高血压等；配三阴交主治月经不调、痛经等。

二、阳溪（LI 5）　经穴

【定位】在腕背横纹桡侧，手拇指上翘时，当拇长伸肌腱与拇短伸肌腱之间的凹陷中。

【主治】①手腕痛；②头痛、目赤肿痛、耳聋等头面五官疾患；③癫痫。

【操作】①隔物灸仪艾灸时间：30~40分钟；温度：38~45℃；②艾条悬灸时间：10~20分钟；③艾炷灸时间：3~5壮。

【经验应用】现代常用于治疗腱鞘炎、中风半身不遂、腕关节及其周围软组织疾患等。配列缺主治腕部腱鞘病。

三、偏历（LI 6）　络穴

【定位】屈肘，在前臂背面桡侧，当阳溪穴与曲池穴连线上，腕横纹上3寸。

【主治】①耳鸣、鼻衄、结膜炎等五官疾患；②手臂酸痛；③腹部胀满，水肿。

【操作】①隔物灸仪艾灸时间：30~40分钟；温度：38~45℃；②艾条悬灸时

间：5~10 分钟；③艾炷灸时间：3~5 壮。

【经验应用】现代常用于治疗扁桃体炎、水肿、前臂神经痛等。配阴陵泉、水分主治水肿；配阳溪、商阳等主治实邪耳鸣。

四、手三里（LI 10）

【定位】在前臂背面桡侧，当阳溪与曲池连线上，肘横纹下 2 寸处。

【主治】①手臂无力，上肢不遂；②腹痛，腹泻；③齿痛，颊肿。

【操作】①隔物灸仪艾灸时间：30~40 分钟；温度：38~45℃；②艾条悬灸时间：5~10 分钟；③艾炷灸时间：3~5 壮。

【经验应用】现代常用于治疗上肢瘫痪、臂神经痛、扭伤、急性胃肠炎、咽喉炎等。配足三里等主治半身不遂；配曲池、丰隆等主治喉痹；配肾俞、委中主治急性腰扭伤。

五、曲池（LI 11） 合穴

【定位】在肘区，在尺泽与肱骨外上髁连线中点凹陷处。

【主治】①手臂痹痛，上肢不遂；②热病；③眩晕；④腹痛、吐泻等肠胃病证；⑤咽喉肿痛、齿痛、目赤肿痛等五官热性病证；⑥瘾疹、湿疹、瘰疬等皮外科病证；⑦癫狂。

【操作】①隔物灸仪艾灸时间：30~50 分钟；温度：30~40℃；②艾条悬灸时间：5~20 分钟；③艾炷灸时间：5~7 壮。

【经验应用】现代常用于治疗肩肘关节疼痛、上肢瘫痪、高血压、荨麻疹、流行性感冒、扁桃体炎、甲状腺肿大、急性胃肠炎等；配合谷、外关等治疗感冒发热、扁桃体炎；配合谷、血海等治疗荨麻疹；配肩髃、外关等治疗上肢痿痹。

六、臂臑（LI 14）

【定位】在曲池与肩髃连线上，曲池上 7 寸。自然垂臂时在臂外侧，三角肌止点处。

【主治】①肩臂疼痛不遂、颈项拘挛等痹证；②瘰疬；③目疾。

【操作】①隔物灸仪艾灸时间：20~30 分钟；温度：38~45℃；②艾条悬灸时间：10~20 分钟；③艾炷灸时间：3~7 壮。

【经验应用】现代常用于治疗肩关节周围炎、颈淋巴结核等。配强间主治颈项强；配手三里、大迎主治颈部淋巴结核。

七、肩髃（LI 15）

【定位】在三角肌区，肩峰外侧缘前端与肱骨大结节两骨间凹陷中。

【简便取穴法】屈臂外展，肩峰外侧缘呈现前后两个凹陷，前下方的凹陷即是本穴。

【主治】①肩臂挛痛、上肢不遂等肩、上肢病证；②瘾疹。

【操作】①隔物灸仪艾灸时间：20~30 分钟；温度：38~48℃；②艾条悬灸时间：5~15 分钟；③艾炷灸时间：3~5 壮。

【经验应用】现代常用于治疗肩周炎、上肢瘫痪、臂神经痛等。配肩髎、肩贞、臑俞等主治肩周炎；配曲池、外关、合谷主治上肢不遂。

八、迎香（LI 20）

【定位】在面部，鼻翼外缘中点旁，鼻唇沟中。

【主治】①鼻塞、鼽衄等鼻病；②口歪、面痒等口面部病证；③胆道蛔虫症。

【操作】艾条悬灸时间：5~10 分钟。

【经验应用】现代常用于治疗嗅觉减退、面神经麻痹或痉挛、胆道蛔虫病等。配印堂、合谷主治急慢性鼻炎；配四白、地仓治疗面神经麻痹、面肌痉挛；配阳陵泉、丘墟主治胆道蛔虫病。

第三节　足阳明胃经

一、巨髎（ST 3）

【定位】在面部，瞳孔直下，平鼻翼下缘处，当鼻唇沟外侧。

【主治】口角歪斜，鼻衄，齿痛，唇颊肿等局部五官病证。

【操作】①隔物灸仪艾灸时间：20~30 分钟；温度：38~40℃；②艾条悬灸时间：5~10 分钟；

【经验应用】现代常用于治疗面神经麻痹、三叉神经痛、牙痛、鼻炎等。配地仓、颊车、合谷等治疗口角歪斜；配合谷、下关、内庭治疗牙痛、三叉神经痛。

二、地仓（ST 4）

【定位】在面部，口角旁开 0.4 寸（指寸）。

【主治】口角歪斜、流涎、面痛、齿痛等局部病证。

【操作】艾条悬灸时间：5~15 分钟。

【经验应用】现代常用于治疗面神经麻痹、三叉神经痛。配颊车、合谷等治疗口角歪斜；配颊车、内庭等主治三叉神经痛。

三、大迎（ST 5）

【定位】在面部，下颌角前方，咬肌附着部的前缘凹陷中，面动脉搏动处。

【主治】口角歪斜、颊肿、齿痛等局部病证。

【操作】①隔物灸仪艾灸时间：20~30 分钟；温度：38~45℃；②艾条悬灸时间：5~10 分钟。

【经验应用】现代常用于治疗面神经麻痹、腮腺炎、三叉神经痛、牙痛等。配地仓、颊车主治口角歪斜、齿痛、面肿；配下关、合关等主治牙关紧闭。

四、颊车（ST 6）

【定位】在面部，下颌角前上方一横指（中指），闭口咬紧牙时咬肌隆起，放松时按之有凹陷处。

【主治】齿痛、牙关不利、颊肿、口角歪斜等局部病证。

【操作】①隔物灸仪艾灸时间：20~30 分钟；温度：38~45℃；②艾条悬灸时间：10~20 分钟；③艾炷灸时间：5~7 壮。

【经验应用】现代常用于治疗面神经麻痹、三叉神经痛、颞颌关节炎、腮腺炎等。配地仓、合谷等主治口角歪斜、齿痛、颊肿；配下关、合谷主治颞颌关节炎。

五、下关（ST 7）

【定位】在面部耳前方，当颧弓与下颌切迹所形成的凹陷中。

【主治】①牙关不利、面痛、齿痛、口眼歪斜等面口病证；②耳聋、耳鸣、聤耳等耳疾。

【操作】艾条悬灸 10~20 分钟。

【经验应用】现代常用于治疗颞颌关节炎、牙痛、面神经麻痹、聋哑等。配听宫、合谷主治颞颌关节炎；配颊车、合谷主治牙关紧闭。

六、梁门（ST 21）

【定位】在上腹部，脐中上 4 寸，前正中线旁开 2 寸。

【主治】腹胀、纳少、胃痛、呕吐等胃疾。

【操作】①隔物灸仪艾灸时间：20~30 分钟；温度：38~50℃；②艾条悬灸时间：5~10 分钟；③艾炷灸时间：3~5 壮。

【经验应用】现代常用于治疗胃炎、胃或十二指肠溃疡、胃下垂、胃神经官能症，配公孙、内关、足三里主治胃痛、腹胀、呕吐。

七、天枢（ST 25）　大肠之募穴

【定位】在腹部，横平脐中，前正中线旁开 2 寸。

【主治】①腹痛、腹胀、便秘、腹泻、痢疾等胃肠病证；②月经不调、痛经等妇科病证。

【操作】①隔物灸仪艾灸时间：30~40 分钟；温度：38~50℃；②艾条悬灸时间：15~20 分钟；③艾炷灸时间：5~10 壮。

【经验应用】现代常用于治疗急慢性胃炎、急慢性肠炎、阑尾炎、肠麻痹、细菌性痢疾、消化不良。配足三里主治消化不良、腹泻；配上巨虚、曲池主治细菌性痢疾；配上巨虚、阑尾穴主治急性阑尾炎；配足三里、大肠俞主治肠麻痹、便秘。

八、水道（ST 28）

【定位】在下腹部，脐中下 3 寸，前正中线旁开 2 寸。

【主治】①小腹胀满；②小便不利等水液输布排泄失常性疾患；③疝气；④痛经、不孕等妇科疾患。

【操作】①隔物灸仪艾灸时间：30~50 分钟；温度：38~50℃；②艾条悬灸时间：5~10 分钟；③艾炷灸时间：3~5 壮。

【经验应用】现代常用于治疗肾炎、膀胱炎、尿潴留、卵巢炎等。配中极、三阴交等主治水液排泄失常性病证。

九、归来（ST 29）

【定位】在下腹部，脐中下 4 寸，前正中线旁开 2 寸。

【主治】①小腹痛，疝气，睾丸炎；②月经不调、带下、阴挺等妇科疾患。

【操作】①隔物灸仪艾灸时间：30~50 分钟；温度：38~50℃；②艾条悬灸时间：10~20 分钟；③艾炷灸时间：5~7 壮。

【经验应用】现代常用于治疗卵巢炎、子宫内膜炎、子宫脱垂、腹股沟疝等。配太冲主治疝气偏坠；配关元、三阴交主治月经不调。

十、犊鼻（ST 35）

【定位】屈膝，在膝部，髌骨与髌韧带外侧凹陷中。又名外膝眼。

【主治】膝痛、屈伸不利、下肢麻痹等下肢、膝关节病证。

【操作】①隔物灸仪艾灸时间：20~30 分钟；温度：38~48℃；②艾条悬灸时间：10~20 分钟。

【经验应用】现代常用于治疗下肢瘫痪、膝关节病变等。配梁丘、阳陵泉主治膝关节炎。

十一、足三里（ST 36） 合穴；胃下合穴

【定位】在小腿外侧，犊鼻下 3 寸，胫骨前嵴外 1 横指处，犊鼻与解溪连线上。

【主治】①胃痛、呕吐、噎膈、腹胀、腹泻、痢疾、便秘等胃肠病证；②下肢痿痹；③癫狂等神志病；④乳痈、肠痈等外科疾患；⑤虚劳诸证，为强壮保健要穴。

【操作】①隔物灸仪艾灸时间：20~30 分钟；温度：38~48℃；②艾条悬灸时间：10~20 分钟；③艾炷灸时间：5~10 壮。

【经验应用】现代常用于治疗急慢性胃炎、胃或十二指肠溃疡、急慢性胰腺炎、肝炎、消化不良、急慢性肠炎、细菌性痢疾、阑尾炎、休克、神经性头痛、高血压、神经衰弱、精神分裂症、动脉硬化、支气管哮喘、白细胞减少症、下肢瘫痪、坐骨神经痛、膝关节及周围软组织疾患。配中脘、内关主治胃脘痛；

配脾俞、气海、肾俞主治虚证腹泻；配三阴交、神门治疗心悸。

十二、上巨虚（ST 37）　大肠下合穴

【定位】在小腿外侧，犊鼻下 6 寸，犊鼻与解溪连线上。

【主治】①肠鸣、腹痛、腹泻、便秘、肠痈、痢疾等；②下肢痿痹。

【操作】①隔物灸仪艾灸时间：30~60 分钟；温度：38~50℃；②艾条悬灸时间：10~20 分钟；③艾炷灸时间：5~9 壮。

【经验应用】现代常用于治疗急性细菌性痢疾、急性肠炎、单纯性阑尾炎等。配天枢、曲池治疗细菌性痢疾；配支沟、大肠俞主治便秘。

十三、下巨虚（ST 39）　小肠下合穴

【定位】在小腿前外侧，当犊鼻下 9 寸，距胫骨前缘 1 横指（中指）。

【主治】①腹泻、痢疾、小腹痛等胃肠病证；②下肢痿痹；③乳痈。

【操作】①隔物灸仪艾灸时间：30~60 分钟；温度：38~48℃；②艾条悬灸时间：10~20 分钟；③艾炷灸时间：5~9 壮。

【经验应用】现代常用于治疗细菌性痢疾、急慢性肠炎、下肢瘫痪等。配曲池、太白等主治泻痢脓血；配阳陵泉、解溪主治下肢麻木。

十四、丰隆（ST 40）　络穴

【定位】在小腿外侧，外踝尖上 8 寸，胫骨前肌外缘；条口外侧一横指处。

【主治】①头痛，眩晕；②癫狂；③咳嗽、痰多等痰饮病证；④下肢痿痹；⑤腹胀，便秘。

【操作】①隔物灸仪艾灸时间：30~60 分钟；温度：38~52℃；②艾条悬灸时间：10~20 分钟；③艾炷灸时间：5~7 壮。

【经验应用】现代常用于治疗耳源性眩晕、高血压、神经衰弱、精神分裂症、支气管炎、腓肠肌痉挛、肥胖症等。配阴陵泉、商丘、足三里治疗痰湿诸证；配肺俞、尺泽治疗咳嗽痰多。

十五、内庭（ST 44）　荥穴

【定位】在足背，第 2、3 趾间，趾蹼缘后方赤白肉际处。

【主治】①齿痛、咽喉肿痛、鼻衄等五官热性病证；②热病；③吐酸、腹

泻、痢疾、便秘等胃肠病证；④足背肿痛，跖趾关节痛。

【操作】①隔物灸仪艾灸时间：20~30分钟；温度：38~45℃；②艾条悬灸时间：5~10分钟；③艾炷灸时间：3~5壮。

【经验应用】现代常用于治疗急慢性胃炎、急慢性肠炎、齿龈炎、扁桃体炎、跖趾关节痛等。配合谷主治牙龈肿痛；配太冲、曲池、大椎等主治热病。

第四节　足太阴脾经

一、隐白（SP 1）井穴

【定位】在足趾，大趾末节内侧，趾甲根角侧后方0.1寸（指寸）。

【主治】①月经过多、崩漏等妇科病；②便血、尿血等慢性出血证；③癫狂，多梦；④惊风；⑤腹满，暴泻。

【操作】①艾条悬灸：5~20分钟；②艾炷灸3~7壮；③麦粒灸3~5壮。

【经验应用】现代常用于治疗功能性子宫出血、上消化道出血、急性肠炎、精神分裂症、神经衰弱等。配气海、血海、三阴交主治月经过多；配脾俞、上脘、肝俞主治吐血；配大敦治疗昏厥。

二、太白（SP 3）输穴；原穴

【定位】在足内侧缘，当足大趾本节(第1跖趾关节)后下方赤白肉际凹陷处。

【主治】①肠鸣、腹胀、腹泻、胃痛、便秘等脾胃病证；②体重节痛。

【操作】①隔物灸仪艾灸时间：30~50分钟；温度：38~50℃；②艾条悬灸时间：5~10分钟；③艾炷灸时间：3~5壮。

【经验应用】现代常用于治疗急慢性胃炎、急慢性肠炎、神经性呕吐、消化不良等。配公孙、大肠俞主治肠鸣、腹泻；配复溜、足三里主治腹胀。

三、公孙（SP 4）络穴；八脉交会穴（通于冲脉）

【定位】在跖区，第1跖骨底的前下缘赤白肉际处。

【主治】①胃痛、呕吐、腹痛、腹泻、痢疾等脾胃肠腑病证；②心烦、失眠、狂证等神志病证；③逆气里急、气上冲心（奔豚气）等冲脉病证。

【操作】①隔物灸仪艾灸时间：30~50 分钟；温度：38~48℃；②艾条悬灸时间：5~10 分钟；③艾炷灸时间：3~5 壮。

【经验应用】现代常用于治疗急慢性胃炎、消化道溃疡、急慢性肠炎、神经性呕吐、消化不良、精神分裂症等。配中脘、足三里主治胃脘胀痛；配丰隆、膻中主治呕吐、眩晕。

四、三阴交（SP 6）

【定位】在小腿内侧，当足内踝尖上 3 寸，胫骨内侧缘后方。

【主治】①月经不调，痛经，崩漏，赤白带下，经闭，癥瘕，阴挺，难产，产后血晕，恶露不尽，久不成孕，梦遗，遗精，阳痿，早泄，阴茎痛，疝气，睾丸缩腹；②遗尿，尿闭，水肿，小便不利；③脾胃虚弱，肠鸣，腹胀，泄泻，足痿，脚气，肌肉疼痛；④皮肤病，湿疹，荨麻疹；⑤失眠，头痛头晕，两胁下痛等。

【操作】①隔物灸仪艾灸时间：30~50 分钟；温度：38~48℃；②艾条悬灸时间：10~20 分钟；③艾炷灸时间：5~9 壮。

【经验应用】现代常用于治疗急慢性肠炎、细菌性痢疾、功能性子宫出血、遗尿、性功能减退、高血压、神经性皮炎、湿疹、神经衰弱、下肢神经痛或瘫痪等。配天枢、合谷等主治急性肠炎；配中极、行间主治月经不调、痛经；配阴陵泉、膀胱俞、中极主治癃闭。

五、地机（SP 8）　郄穴

【定位】在小腿内侧，当内踝尖与阴陵泉的连线上，阴陵泉下 3 寸。

【主治】①痛经、崩漏、月经不调等妇科病；②腹痛、腹泻等脾胃病证；③小便不利、水肿等脾不运化水湿病证。

【操作】①隔物灸仪艾灸时间：20~30 分钟；温度：38~45℃；②艾条悬灸时间：5~10 分钟；③艾炷灸时间：3~5 壮。

【经验应用】现代常用于治疗功能性子宫出血、细菌性痢疾、胃痉挛等。配中极、三阴交主治痛经；配梁丘、中脘主治急性腹痛。

六、阴陵泉（SP 9）　合穴

【定位】在小腿内侧，当胫骨内侧髁后下方凹陷处。

【主治】①腹胀、腹泻、水肿、黄疸、小便不利等脾不运化水湿病证；②膝痛，下肢麻痹；③失眠。

【操作】①隔物灸仪艾灸时间：20~30分钟；温度：38~48℃；②艾条悬灸时间：10~20分钟；③艾炷灸时间：5~9壮。

【经验应用】现代常用于治疗急慢性肠炎、细菌性痢疾、尿潴留、尿失禁、尿路感染、阴道炎、膝关节及周围软组织疾患。配足三里、上巨虚主治腹胀、腹泻；配中极、膀胱俞、三阴交主治小便不利。

七、血海（SP 10）

【定位】屈膝，在大腿内侧，髌底内侧端上2寸，当股四头肌内侧头的隆起处。

【主治】①月经不调，痛经，经闭等妇科病证；②瘾疹，湿疹，丹毒等血热性皮肤病；③睾丸炎，贫血，下肢溃疡，膝关节炎。

【操作】①隔物灸仪艾灸时间：30~40分钟；温度：38~48℃；②艾条悬灸时间：10~20分钟；③艾炷灸时间：5~7壮。

【经验应用】现代常用于治疗功能性子宫出血、贫血、荨麻疹、湿疹、皮肤瘙痒、膝关节疼痛等。配带脉主治月经不调；配曲池、合谷主治荨麻疹；配犊鼻、阳陵泉主治膝痛。

八、大横（SP 15）

【定位】仰卧，在腹中部，距脐中4寸。

【主治】①腹痛、腹泻、便秘等胃肠病证；②四肢痉挛，流行性感冒。

【操作】①隔物灸仪艾灸时间：20~30分钟；温度：38~45℃；②艾条悬灸时间：5~10分钟。

【经验应用】①现代常用于治疗急慢性肠炎、细菌性痢疾、习惯性便秘、肠麻痹、肠道寄生虫等。配天枢、中脘、足三里主治腹痛、腹泻；配四缝或足三里主治肠道寄生虫病。

九、大包（SP 21） 脾之大络

【定位】在侧胸部，腋中线上，当第6肋间隙处。

【主治】①气喘；②胸胁痛；③全身疼痛，四肢无力。

【操作】①隔物灸仪艾灸时间：30~50分钟；温度：38~45℃；②艾条悬灸时间：5~10分钟；③艾炷灸时间：3~5壮。

【经验应用】现代常用于治疗支气管哮喘、肋间神经痛、肢体疼痛等。

第五节　手少阴心经

一、少海（HT 3）合穴

【定位】屈肘举臂，在肘横纹内侧端与肱骨内上髁连线的中点处。

【主治】①心痛，癔症等；②肘臂挛痛，臂麻手颤；③头项痛、腋胁痛；④瘰疬。

【操作】①隔物灸仪艾灸时间：20~30分钟；温度：38~45℃；②艾条悬灸时间：10~15分钟；③艾炷灸时间：3~5壮。

【经验应用】现代常用于治疗癔症、精神分裂症、尺神经麻痹、肋间神经痛等。配后溪主治手颤、肘臂疼痛；配神门、内关、大陵主治癔症。

二、阴郄（HT 6）郄穴

【定位】在前臂掌侧，当尺侧腕屈肌腱的桡侧缘，腕横纹上0.5寸。

【主治】①心痛、惊悸等心病；②骨蒸盗汗；③吐血，衄血。

【操作】①艾条悬灸时间：5~10分钟；②艾炷灸时间：3~5壮；③麦粒灸：1~3壮。

【经验应用】现代常用于治疗心绞痛、神经衰弱、鼻出血、胃出血等。配后溪、三阴交主治阴虚盗汗、骨蒸潮热；配尺泽、鱼际主治吐血、衄血。

三、神门（HT 7）输穴；原穴

【定位】在腕部，腕掌侧横纹尺侧端，尺侧腕屈肌腱的桡侧凹陷处。

【主治】①心痛、心烦、惊悸、怔忡、健忘、失眠、痴呆、悲哭、癫狂痫等心与神志病证；②高血压；③胸胁痛。

【操作】①艾条悬灸时间：5~10分钟；②艾炷灸时间：3~5壮；③麦粒灸：1~3壮。

【经验应用】现代常用于治疗心绞痛、无脉症、神经衰弱、癔症、精神分裂症等。配支正主治健忘、失眠、无脉症；配大椎、丰隆主治癫狂。

四、少府（HT 8）荥穴

【定位】在手掌面，第4、5掌骨之间，握拳时，当小指尖处。

【主治】①心悸、心痛；②阴痒、阴痛；③痈疡；④手小指挛痛。

【操作】①隔物灸仪艾灸时间：30~40分钟；温度：38~45℃；②艾条悬灸时间：5~10分钟；③艾炷灸时间：3~5壮。

【经验应用】现代常用于治疗心绞痛、心律不齐、癔症、阴道及阴部瘙痒、肋间神经痛、臂神经痛等。配内关、郄门主治心悸、悲恐善惊、胸痛；配心俞主治痈疡、阴肿、阴痒。

五、少冲（HT 9）井穴

【定位】在手小指末节桡侧，距指甲角旁0.1寸。

【主治】①心悸、心痛、癫狂、昏迷等；②热病；③胸胁痛。

【操作】①艾条悬灸时间：5~10分钟；②艾炷灸时间：3~5壮；③麦粒灸：1~3壮。

【经验应用】现代常用于治疗中风、休克、小儿惊厥、胸膜炎、肋间神经痛等。配百会、十宣主治中风昏迷；配心俞、内关主治心痛、心悸、癫狂等。

第六节　手太阳小肠经

一、少泽（SI 1）井穴

【定位】在手小指末节尺侧，距指甲角旁0.1寸。

【主治】①乳痈、乳汁少等乳疾；②昏迷、热病等急证、热证；③头痛、目翳、咽喉肿痛等头面五官病证。

【操作】①艾条悬灸时间：5~10分钟；②艾炷灸时间：3~5壮；③麦粒灸：1~3壮。

【经验应用】现代常用于治疗乳腺炎、乳汁分泌不足、神经性头痛、中风昏迷、精神分裂症等。配肩井、膻中主治产后缺乳；配水沟主治热病、昏迷、休克。

二、后溪（SI 3）　输穴；八脉交会穴（通于督脉）

【定位】在手尺侧，微握拳，当小指本节（第5指掌关节）后的远侧掌横纹头赤白肉际。

【主治】①头项强痛、腰背痛、手指及肘臂挛痛等痛证；②耳聋，目赤；③癫狂痫；④疟疾。

【操作】①隔物灸仪艾灸时间：20~30分钟；温度：38~45℃；②艾条悬灸时间：5~10分钟；③艾炷灸时间：1~3壮。

【经验应用】现代常用于治疗急性腰扭伤、落枕、耳聋、精神分裂症、癔症、角膜炎等。配天柱主治颈项强直、落枕；配翳风、听宫主治耳鸣、耳聋。

三、养老（SI 6）　郄穴

【定位】在前臂背面尺侧，当尺骨小头近端桡侧凹陷中。

【主治】①目视不明；②肩、背、肘、臂酸痛，腰痛。

【操作】①隔物灸仪艾灸时间：20~30分钟；温度：38~45℃；②艾条悬灸时间：10~20分钟；③艾炷灸时间：3~5壮。

【经验应用】现代常用于治疗视力减退、眼球充血、半身不遂、急性腰扭伤、落枕等。配肩髃主治肩、背、肘疼痛；配睛明、光明主治视力减退。

四、支正（SI 7）　络穴

【定位】在前臂背面尺侧，当阳谷与小海的连线上，腕背横纹上5寸。

【主治】①头痛，项强，肘臂酸痛；②热病；③癫狂；④疣证；⑤睑腺炎；⑥十二指肠溃疡。

【操作】①隔物灸仪艾灸时间：20~30分钟；温度：38~45℃；②艾条悬灸时间：5~10分钟；③艾炷灸时间：3~5壮。

【经验应用】治疗神经性头痛、疥疮、神经衰弱、精神病等。配神门主治癫狂；配曲池、外关治疗肘臂疼痛。

五、肩贞（SI 9）

【定位】在肩关节后下方，臂内收时，腋后纹头上1寸。

【主治】①肩臂疼痛，上肢不遂；②瘰疬；③耳鸣，耳聋；④脑血管病后遗症，头痛。

【操作】①隔物灸仪艾灸时间：30~50分钟；温度：38~48℃；②艾条悬灸时间：10~20分钟；③艾炷灸时间：5~7壮。

【经验应用】现代常用于治疗上肢瘫痪、肩关节周围炎、淋巴结炎等。配肩髃主治肩臂疼痛、上肢瘫痪；配天井主治瘰疬。

六、天宗（SI 11）

【定位】在肩胛部，当冈下窝中央凹陷处，与第4胸椎相平。

【主治】①肩胛疼痛，肩背部损伤等局部病证；②气喘；③乳腺炎。

【操作】①隔物灸仪艾灸时间：30~50分钟；温度：38~50℃；②艾条悬灸时间：10~15分钟；③艾炷灸时间：3~5壮。

【经验应用】现代常用于治疗肩胛部疼痛、肩关节周围炎、慢性支气管炎等。配秉风主治肩胛疼痛。

七、秉风（SI 12）

【定位】在肩胛部，冈上窝中央，天宗直上，举臂有凹陷处。

【主治】①肩胛疼痛、上肢酸麻等肩胛、上肢病证；②支气管炎。

【操作】①隔物灸仪艾灸时间：30~50分钟；温度：38~50℃；②艾条悬灸时间：10~20分钟；③艾炷灸时间：3~5壮。

【经验应用】现代常用于治疗冈上肌腱炎、肩关节周围炎等。配肩髃、外关主治上肢酸麻、肩痛。

八、肩外俞（SI 14）

【定位】在背部，当第1胸椎棘突下，旁开3寸。

【主治】①肩背疼痛、颈项强急等肩背、颈项痹证；②肺炎，胸膜炎，神经衰弱，低血压等。

【操作】①隔物灸仪艾灸时间：30~50分钟；温度：38~50℃；②艾条悬灸时

间：10~20分钟；③艾炷灸时间：3~5壮。

【经验应用】现代常用于治疗肩胛区神经痛、落枕等。配大椎、后溪主治颈项强痛、颈胸椎病、肩背酸痛。

九、肩中俞（SI 15）

【定位】在背部，当第7颈椎棘突下，旁开2寸。

【主治】①咳嗽，气喘；②肩背疼痛。

【操作】①隔物灸仪艾灸时间：30~60分钟；温度：38~52℃；②艾条悬灸时间：10~15分钟；③艾炷灸时间：3~5壮。

【经验应用】现代常用于治疗支气管炎、肩关节周围炎、落枕等。配肩髃、外关主治肩背疼痛。

十、颧髎（SI 18）

【定位】在面部，当目外眦直下，颧骨下缘凹陷处。

【主治】口眼歪斜、眼睑瞤动、齿痛、鼻炎、三叉神经痛等局部病证。

【操作】①隔物灸仪艾灸时间：20~30分钟；温度：38~45℃；②艾条悬灸时间：5~10分钟；③艾炷灸时间：3~5壮。

【经验应用】现代常用于治疗三叉神经痛、面神经麻痹、面肌痉挛等。配翳风、合谷主治面痛、齿痛；配肝俞、太冲主治面肌痉挛。

十一、听宫（SI 19）

【定位】在面部，耳屏前，下颌骨髁状突的后方，张口时呈凹陷处。

【主治】①耳鸣、耳聋、聤耳等耳疾；②齿痛。

【操作】艾条悬灸10~20分钟。

【经验应用】现代常用于治疗聋哑、中耳炎、下颌关节功能紊乱等。配翳风、外关主治耳鸣、耳聋；配颊车、合谷主治牙关不利、齿痛。

第七节 足太阳膀胱经

一、天柱（BL 10）

【定位】在项部，大筋（斜方肌）外缘之后发际凹陷中，约当后发际线正中旁开 1.3 寸。

【主治】①后头痛，项强，肩背腰痛；②鼻塞；③癫狂痫，热病。

【操作】①隔物灸仪艾灸时间：20~30 分钟；温度：38~45℃；②艾条悬灸时间：5~10 分钟。

【经验应用】现代常用于治疗颈椎病、急性腰扭伤、咽喉炎、扁桃体炎等。配列缺、后溪主治头项强痛；配少商主治咳嗽。

二、大杼（BL 11） 八会穴之骨会

【定位】在背部，当第 1 胸椎棘突下，旁开 1.5 寸。

【主治】①咳嗽；②项强，肩背痛。

【操作】①隔物灸仪艾灸时间：20 分钟；温度：38~48℃；②艾条悬灸时间：10~15 分钟；③艾炷灸时间：5~7 壮。

【经验应用】现代常用于治疗颈椎病、增生性脊柱炎、风湿性关节炎、支气管炎、支气管哮喘等。配列缺、尺泽主治咳喘；配委中治疗腰脊项背强痛。

三、风门（BL12）

【定位】在背部，当第 2 胸椎棘突下，旁开 1.5 寸。

【主治】①感冒，咳嗽，发热，头痛；②项痛，胸背痛；③荨麻疹，遗尿。

【操作】①隔物灸仪艾灸时间：30~50 分钟；温度：38~50℃；②艾条悬灸时间：10~15 分钟；③艾炷灸时间：5~7 壮。

【经验应用】现代常用于治疗感冒、鼻炎、支气管炎、肺炎、肩背软组织疾患等。配肩井、中渚、委中主治肩背酸痛；配列缺主治咳喘；配风池主治外感风寒。

四、肺俞（BL13）　肺之背俞穴

【定位】在背部，当第3胸椎棘突下，旁开1.5寸。

【主治】①咳嗽、气喘、咯血等肺疾；②骨蒸潮热，盗汗；③颈淋巴结结核，心内膜炎，肾炎，风湿性关节炎，腰背痛。

【操作】①隔物灸仪艾灸时间：30~50分钟；温度：38~52℃；②艾条悬灸时间：10~15分钟；③艾炷灸时间：5~7壮。

【经验应用】现代常用于治疗肺炎、支气管哮喘、支气管炎等。配列缺、合谷、外关主治风寒咳嗽；配尺泽、曲池、大椎主治风热咳嗽；配脾俞、太渊、丰隆、合谷主治痰湿咳嗽。

五、厥阴俞（BL14）　心包之背俞穴

【定位】在背部，当第4胸椎棘突下，旁开1.5寸。

【主治】①心痛，心悸；②咳嗽，胸闷；③呕吐；④胃炎，齿神经痛。

【操作】①隔物灸仪艾灸时间：30~40分钟；温度：38~45℃；②艾条悬灸时间：10~15分钟；③艾炷灸时间：5~7壮。

【经验应用】现代常用于治疗心绞痛、心肌炎、风湿性心脏病、神经衰弱、肋间神经痛等。配神门、足临泣主治心痛；配神门主治失眠。

六、心俞（BL 15）　心之背俞穴

【定位】在背部，当第5胸椎棘突下，旁开1.5寸。

【主治】①心痛、心悸、失眠、健忘、癫痫等心与神志病变；②咳嗽，吐血；③背部软组织损伤。

【操作】①隔物灸仪艾灸时间：30~50分钟；温度：38~45℃；②艾条悬灸时间：10~15分钟；③艾炷灸时间：5~7壮。

【经验应用】现代常用于治疗冠心病、心绞痛、风湿性心脏病、肋间神经痛、精神分裂症、癔症等。配巨阙主治心痛；配脾俞、神门、足三里、三阴交主治失眠健忘；配大椎主治癫痫。

七、膈俞（BL 17）　八会穴之血会

【定位】在背部，当第7胸椎棘突下，旁开1.5寸。

【主治】①呕吐、呃逆、气喘、吐血等上逆之证；②贫血；③瘾疹，皮肤瘙痒；④潮热，盗汗。

【操作】①隔物灸仪艾灸时间：30~50 分钟；温度：38~50℃；②艾条悬灸时间：10~15 分钟；③艾炷灸时间：5~7 壮。

【经验应用】现代常用于治疗贫血、慢性出血性疾患、功能性子宫出血、神经性呕吐、膈肌痉挛、心动过速等。配大椎、足三里主治血虚；配中脘、内关主治胃痛、呃逆；配肺俞、风门主治咳喘。

八、肝俞（BL 18） 肝之背俞穴

【定位】在背部，第 9 胸椎棘突下，旁开 1.5 寸。

【主治】①胁痛胀痛、黄疸；②癫狂痫；③脊背痛；④淋巴结结核，月经不调。

【操作】①隔物灸仪艾灸时间：30~40 分钟；温度：38~50℃；②艾条悬灸时间：10~15 分钟；③艾炷灸时间：5~7 壮。

【经验应用】现代常用于治疗急慢性肝炎、胆囊炎、结膜炎、夜盲症、近视等。配太冲主治胁肋疼痛。

九、脾俞（BL 20） 脾之背俞穴

【定位】在背部，当第 11 胸椎棘突下，旁开 1.5 寸。

【主治】①腹胀、腹泻、呕吐、痢疾、便血等脾胃肠腑病证；②背痛；③肾下垂，月经不调，糖尿病，肾炎，小儿夜盲，荨麻疹。

【操作】①隔物灸仪艾灸时间：30~50 分钟；温度：38~50℃；②艾条悬灸时间：10~15 分钟；③艾炷灸时间：5~7 壮。

【经验应用】现代常用于治疗胃溃疡、胃炎、胃痉挛、神经性呕吐、肠炎等。配中脘、三阴交、足三里主治呕吐；配胃俞、中脘、章门、足三里、关元俞主治泄泻；配肾俞、三阴交主治消渴。

十、胃俞（BL 21） 胃之背俞穴

【定位】在背部，当第 12 胸椎棘突下，旁开 1.5 寸。

【主治】①胃脘痛，呕吐、腹胀、肠鸣等脾胃疾患；②背痛；③糖尿病，失眠，腮腺炎。

【操作】①隔物灸仪艾灸时间：30~50 分钟；温度：38~50℃；②艾条悬灸时间：10~15 分钟；③艾炷灸时间：5~7 壮。

【经验应用】现代常用于治疗胃溃疡、胃炎、胰腺炎、肠炎等。配中脘主治胃痛、呕吐；配上巨虚主治泄泻。

十一、三焦俞（BL 22）　三焦之背俞穴

【定位】在腰部，当第 1 腰椎棘突下，旁开 1.5 寸。

【主治】①肠鸣、腹胀、腹泻、水肿等脾胃疾患；②腰背强痛；③腹水，神经衰弱，腰肌劳损。

【操作】①隔物灸仪艾灸时间：30~50 分钟；温度：38~50℃；②艾条悬灸时间：10~15 分钟；③艾炷灸时间：5~7 壮。

【经验应用】现代常用于治疗肾炎、尿潴留、胃炎、胃痉挛等。配小肠俞、下髎、章门主治肠鸣腹泻；配肾俞、委中、太溪、命门主治腰脊强痛。

十二、肾俞（BL 23）　肾之背俞穴

【定位】在腰部，当第 2 腰椎棘突下，旁开 1.5 寸。

【主治】①腰痛；②遗尿、遗精、阳痿、月经不调、带下等生殖泌尿系疾患；③耳聋，耳鸣。

【操作】①隔物灸仪艾灸时间：30~60 分钟；温度：38~50℃；②艾条悬灸时间：10~15 分钟；③艾炷灸时间：5~7 壮。

【经验应用】现代常用于治疗肾炎、肾绞痛、性功能障碍、月经不调、腰部软组织损伤等。配气海、三阴交、志室主治滑精；配关元、三阴交、太溪、水泉主治月经不调；配中脘、天枢、足三里主治五更泄泻；配委中、太溪主治腰痛。

十三、大肠俞（BL 25）　大肠之背俞穴

【定位】在腰部，当第 4 腰椎棘突下，旁开 1.5 寸。

【主治】①腹胀，泄泻，便秘；②腰腿痛；③坐骨神经痛；④遗尿，肾炎。

【操作】①隔物灸仪艾灸时间：30~50 分钟；温度：38~50℃；②艾条悬灸时间：10~15 分钟；③艾炷灸时间：5~7 壮。

【经验应用】现代常用于治疗肠炎、痢疾、痔疮、阑尾炎、坐骨神经痛等。

配肾俞、命门、腰阳关、委中主治腰脊强痛；配小肠俞主治二便不利。

十四、关元俞（BL 26）

【定位】在腰部，当第5腰椎棘突下，旁开1.5寸。

【主治】①腰骶痛；②腹胀，泄泻；③小便频数或不利，遗尿。

【操作】①隔物灸仪艾灸时间：30~50分钟；温度：38~50℃；②艾条悬灸时间：10~15分钟；③艾炷灸时间：5~7壮。

【经验应用】现代常用于治疗肠炎、阳痿、膀胱炎、慢性盆腔炎、腰肌劳损等。配膀胱俞主治腰痛。

十五、小肠俞（BL 27） 小肠之背俞穴

【定位】在骶部，当骶正中嵴旁开1.5寸，平第1骶后孔。

【主治】①遗精、遗尿、尿血、尿痛、带下等泌尿生殖系统疾患；②腹泻、痢疾；③腰骶痛。

【操作】①隔物灸仪艾灸时间：30~50分钟；温度：38~50℃；②艾条悬灸时间：10~15分钟；③艾炷灸时间：5~7壮。

【经验应用】现代常用于治疗肠炎、痢疾、盆腔炎、骶髂关节炎等。配肾俞、关元、中极、三阴交主治遗尿；配关元、肾俞、带脉、太溪主治带下。

十六、膀胱俞（BL 28） 膀胱之背俞穴

【定位】在骶部，当骶正中嵴旁开1.5寸，平第2骶后孔。

【主治】①小便不利，遗尿等膀胱气化功能失调等；②腰骶痛；③腹泻，便秘。

【操作】①隔物灸仪艾灸时间：30~50分钟；温度：38~50℃；②艾条悬灸时间：10~15分钟；③艾炷灸时间：5~7壮。

【经验应用】现代常用于治疗坐骨神经痛、膀胱炎、痢疾等。配中极、阴陵泉、三阴交、行间主治小便不利；配阴陵泉、下巨墟、天枢主治腹痛泄泻。

十七、次髎（BL 32）

【定位】在骶部，当髂后上棘内下方，适对第2骶后孔。

【主治】①遗精，睾丸炎；②月经不调、痛经、带下等妇科疾患；③小便不

利；④疝气；⑤腰骶痛，下肢痿痹。

【操作】①隔物灸仪艾灸时间：30~50分钟；温度：38~50℃；②艾条悬灸时间：10~15分钟；③艾炷灸时间：5~7壮。

【经验应用】现代常用于治疗腰骶神经痛、腰骶关节炎、子宫内膜炎、盆腔炎、性功能障碍、尿路感染等。配三阴交主治月经不调、痛经；配委中主治腰骶疼痛。

十八、委中（BL 40）　合穴；膀胱之下合穴

【定位】腘横纹中点，当股二头肌肌腱与半腱肌肌腱的中间。

【主治】①腰脊痛、下肢痿痹等腰及下肢病证；②腹痛，急性吐泻；③遗尿，小便不利；④丹毒。

【操作】①隔物灸仪艾灸时间：30~40分钟；温度：38~45℃；②艾条悬灸时间：10~15分钟。

【经验应用】现代常用于治疗急性胃肠炎、中暑、腰背痛、急性腰扭伤等。配肾俞、阳陵泉、腰阳关、志室、太溪主治腰痛；配长强、次髎、上巨虚、承山主治便血。

十九、膏肓（BL 43）

【定位】在背部，第4胸椎棘突下，旁开3寸。

【主治】①肺痨、咳嗽、气喘等肺之虚损证；②肩胛痛；③健忘、盗汗、遗精等虚劳诸疾。

【操作】①隔物灸仪艾灸时间：30~50分钟；温度：38~52℃；②艾条悬灸时间：10~20分钟；③艾炷灸时间：5~9壮。

【经验应用】现代常用于治疗支气管炎、支气管哮喘、乳腺炎、各种慢性虚损性疾病等。常灸此穴有强身保健、预防疾病的作用。配肺俞主治久咳；配肩井主治肩背痛；配百劳主治虚劳。

二十、志室（BL 52）

【定位】在腰部，当第2腰椎棘突下，旁开3寸。

【主治】①遗精，阳痿等肾虚病证；②小便不利；③腰脊强痛；④阴囊湿疹，消化不良。

【操作】①隔物灸仪艾灸时间：30~50分钟；温度：38~50℃；②艾条悬灸时间：10~15分钟；③艾炷灸时间：5~7壮。

【经验应用】现代常用于治疗膀胱炎、尿道炎、性功能障碍、肾炎等。配命门、委中主治腰痛；配肾俞、关元主治阳痿。

二十一、承山（BL 57）

【定位】在小腿后面正中，委中与昆仑之间，当伸直小腿或足跟上提时，腓肠肌肌腹下出现尖角凹陷处。

【主治】①痔疮，便秘，脱肛；②腰腿拘急疼痛；③小儿惊风；④痛经。

【操作】①隔物灸仪艾灸时间：30~50分钟；温度：38~45℃；②艾条悬灸时间：10~15分钟；③艾炷灸时间：5~7壮。

【经验应用】现代常用于治疗坐骨神经痛、腓肠肌痉挛、痔疮、脱肛等。配环跳、阳陵泉主治下肢痿痹；配长强、百会、二白治疗痔疾。

二十二、至阴（BL 67）井穴

【定位】在足小趾末节外侧，距趾甲角0.1寸。

【主治】①胎位不正，滞产；②头痛，目痛，鼻塞，鼻衄；③尿潴留，遗精；④眼结膜充血，角膜白斑。

【操作】①艾条悬灸：10~20分钟；②艾炷灸时间：3~5壮；③麦粒灸：3~5壮。

【经验应用】现代常用于治疗胎位不正、神经性头痛等。艾灸至阴矫正胎位成功率较高。

第八节　足少阴肾经

一、涌泉（KI 1）井穴

【定位】在足底部，卷足时足前部凹陷处，约当足底第2、3趾趾缝纹头端与足跟连线的前1/3与后2/3交点上。

【主治】①昏厥、中暑、癫痫、小儿惊风等急症及神志病患；②头痛，头晕；③咯血，咽喉肿痛；④小便不利，便秘；⑤足心热；⑥奔豚气；⑦子宫下垂，支气管炎，心肌炎，风疹。

【操作】①隔物灸仪艾灸时间：30~50 分钟；温度：38~52℃；②艾条悬灸时间：5~10 分钟。

【经验应用】现代常用于治疗休克、高血压、失眠、癔症、癫痫、小儿惊风、神经性头痛、遗尿、尿潴留等，为急救穴之一。配水沟、内关主治昏厥；配前顶、印堂、神门主治小儿惊风；配太溪、照海、鱼际主治咽喉肿痛。涌泉药物敷贴是临床常用的治疗方法之一。

二、然谷（KI 2）　荥穴

【定位】在足内侧缘，足舟骨粗隆下方，赤白肉际。

【主治】①月经不调、带下、阴挺等妇科病证；②遗精、阳痿、小便不利等泌尿生殖系统疾患；③咯血，咽喉肿痛；④消渴；⑤小儿脐风，口噤不开；⑥下肢痿痹、足跗痛。

【操作】①隔物灸仪艾灸时间：30~50 分钟；温度：38~50℃；②艾条悬灸时间：5~10 分钟。③艾炷灸时间：3~5 壮。

三、太溪（KI 3）　输穴；原穴

【定位】在足内侧，内踝后方，当内踝尖与跟腱之间的凹陷处。

【主治】①头痛、目眩、咽喉肿痛、齿痛、耳聋、耳鸣等肾虚性五官病证；②月经不调、遗精、阳痿、小便频数等泌尿生殖系统疾患；③腰脊痛及下肢厥冷、内踝肿痛；④气喘、胸痛、咯血等肺部疾患；⑤消渴；⑥失眠、健忘等肾精不足证。

【操作】①隔物灸仪艾灸时间：30~50 分钟；温度：38~48℃；②艾条悬灸时间：5~10 分钟。③艾炷灸时间：3~5 壮。

【经验应用】现代常用于治疗肾炎、膀胱炎、月经不调、遗精、遗尿、牙龈炎、踝关节扭伤等。配大陵、神门、太冲、志室主治失眠；配尺泽、鱼际、孔最主治咯血；配气海、三阴交、志室主治滑精。

四、照海（KI 6）　八脉交会穴（通于阴跷脉）

【定位】在足内侧，内踝尖下方凹陷处。

【主治】①痫证、失眠等精神、神志疾患；②咽干咽痛、目齿肿痛等五官热性病证；③小便不利，小便频数；④月经不调、痛经、赤白带下等妇科病；⑤下肢痿痹。

【操作】①隔物灸仪艾灸时间：30~50分钟；温度：38~48℃；②艾条悬灸时间：5~10分钟。③艾炷灸时间：3~5壮。

【经验应用】现代常用于治疗尿道炎、肾炎、神经衰弱、癫痫、月经不调、功能性子宫出血等。配列缺主治咽喉肿痛；配中极、三阴交主治癃闭；配肾俞、关元、三阴交主治月经不调。

五、复溜（KI 7） 经穴

【定位】在小腿内侧，太溪穴直上2寸，跟腱的前方。

【主治】①水肿，腹胀；②盗汗、身热无汗；③肠鸣、泄泻；④足痿、腰脊强痛；⑤肾炎，睾丸炎，尿路感染；⑥功能失调性子宫出血，腹膜炎，痔疮。

【操作】①隔物灸仪艾灸时间：20~30分钟；温度：38~45℃；②艾条悬灸时间：5~10分钟；③艾炷灸时间：3~5壮。

【经验应用】现代常用于治疗肾炎、睾丸炎、尿路感染等。配肾俞、关元、天枢、足三里主治泄泻；配肾俞、脾俞、太溪、足三里主治水肿；配合谷主治汗出不止。

六、中注（KI 15）

【定位】在下腹部，当脐中下1寸，前正中线旁开0.5寸。

【主治】①月经不调；②腹痛、便秘、泄泻等胃肠病证。

【操作】①隔物灸仪艾灸时间：20~30分钟；温度：38~45℃；②艾条悬灸时间：5~10分钟；③艾炷灸时间：3~5壮。

【经验应用】现代常用于治疗月经不调、附件炎、睾丸炎等。配三阴交、次髎主治月经不调。

七、肓俞（KI 16）

【定位】仰卧，在中腹部，当脐中旁开0.5寸。

【主治】腹痛、泄泻，便秘等胃肠病证。

【操作】①隔物灸仪艾灸时间：30~50分钟；温度：38~50℃；②艾条悬灸时间：10~15分钟；③艾炷灸时间：3~5壮。

【经验应用】现代常用于治疗肠炎、便秘等。配天枢、足三里主治便秘、泄泻。

八、商曲（KI 17）

【定位】在上腹部，当脐中上 2 寸，前正中线旁开 0.5 寸。

【主治】①噫气、反胃、腹胀、水肿等脾胃病证；②胸胁胀痛。

【操作】①隔物灸仪艾灸时间：30~50 分钟；温度：38~50℃；②艾条悬灸时间：10~15 分钟；③艾炷灸时间：3~5 壮。

【经验应用】现代常用于治疗胃炎、肠炎、便秘等。配中脘、足三里主治胃痛、腹痛；配支沟主治便秘。

九、俞府（KI 27）

【定位】在胸部，当锁骨下缘，前正中线旁开 2 寸。

【主治】①咳嗽，气喘，胸痛；②呕吐，不嗜食。

【操作】①隔物灸仪艾灸时间：30~50 分钟；温度：38~50℃；②艾条悬灸时间：10~15 分钟；③艾炷灸时间：3~5 壮。

【经验应用】现代常用于治疗支气管炎、支气管哮喘、肋间神经痛等。配肺俞、膻中、丰隆主治咳喘多痰；配天突主治呕吐。

第九节　手厥阴心包经

一、天池（PC 1）

【定位】在胸部，当第 4 肋间隙，乳头外 1 寸，前正中线旁开 5 寸。

【主治】①乳痈、乳少等乳房疾患；②咳嗽、气喘，胁肋疼痛。

【操作】①隔物灸仪艾灸时间：30~50 分钟；温度：38~45℃；②艾条悬灸时间：5~10 分钟；③艾炷灸时间：3~5 壮。

【经验应用】现代常用于治疗乳腺炎、心绞痛等。配膻中、乳根、少泽主治乳痈、乳少；配委阳、极泉主治腋窝淋巴结炎。

二、曲泽（PC 3） 合穴

【定位】在肘横纹中，当肱二头肌腱的尺侧缘。

【主治】①心痛、心悸等心脏病证；②胃疼、呕吐、泄泻等急性胃肠病；③肘臂挛痛；④热病；⑤小儿舞蹈症。

【操作】①隔物灸仪艾灸时间：30~50分钟；温度：38~45℃；②艾条悬灸时间：10~15分钟；③艾炷灸时间：5~7壮。

【经验应用】现代常用于治疗急性胃肠炎、中暑等。配内关、中脘主治呕吐、胃痛；配委中、曲池主治中暑。

三、郄门（PC 4） 郄穴

【定位】在前臂掌侧，当曲泽与大陵的连线上，腕横纹上5寸，掌长肌腱与桡侧腕屈肌腱之间。

【主治】①心痛，心悸，胸痛，心烦等心胸病证；②咯血、呕血；③疔疮；④癫痫；⑤膈肌痉挛；⑥乳腺炎，胸膜炎。

【操作】①隔物灸仪艾灸时间：30~50分钟；温度：38~45℃；②艾条悬灸时间：10~15分钟；③艾炷灸时间：5~7壮。

【经验应用】现代常用于治疗风湿性心脏病、心肌炎、癔症、消化道出血等。配神门、心俞主治心悸；配大陵治疗呕血；配神门主治阴虚火旺之失眠等。

四、间使（PC 5） 经穴

【定位】在前臂掌侧，当曲泽与大陵的连线上，腕横纹上3寸，掌长肌腱与桡侧腕屈肌腱之间。

【主治】①心痛、心悸、癫狂痫等；②胃痛，呕吐；③热病，感冒，咽喉炎；④臂痛；⑤子宫内膜炎。

【操作】①隔物灸仪艾灸时间：20~30分钟；温度：38~48℃；②艾条悬灸时间：5~10分钟；③艾炷灸时间：3~5壮。

【经验应用】现代常用于治疗心绞痛、心肌炎、癫痫、癔症、疟疾等。配心俞主治心悸；配后溪、合谷主治癫狂；配内关、胃俞、中脘主治胃痛。

五、内关（PC 6）　络穴；八脉交会穴（通于阴维脉）

【定位】在前臂掌侧，当曲泽与大陵的连线上，腕横纹上 2 寸，掌长肌腱与桡侧腕屈肌腱之间。

【主治】①心痛，心悸，胸痛、胸闷等心胸病证；②胃痛，呕吐，呃逆等胃疾；③失眠，癫痫等神志病证；④上肢痹痛、偏瘫、手指麻木等局部病证。

【操作】①隔物灸仪艾灸时间：30~50 分钟；温度：38~48℃；②艾条悬灸时间：10~20 分钟；③艾炷灸时间：5~7 壮。

【经验应用】现代常用于治疗心绞痛、心肌炎、心律不齐、胃炎、癔症。配大陵、神门主治失眠；配郄门主治心痛；配足三里、中脘主治胃痛、吐泻。

六、大陵（PC 7）　输穴；原穴

【定位】在腕掌横纹的中点处，当掌长肌腱与桡侧腕屈肌腱之间。

【主治】①心痛，心悸，胸胁痛等心胸病证；②癫狂；③胃痛，呕吐，痛证；④腕臂痛；⑤咽炎，腋窝淋巴结炎，疥癣。

【操作】①隔物灸仪艾灸时间：20~30 分钟；温度：38~48℃；②艾条悬灸时间：10~20 分钟；③艾炷灸时间：3~5 壮。

【经验应用】现代常用于治疗心肌炎、神经衰弱、腕关节及周围软组织疾患等。配心俞、巨阙、间使、神门治疗心悸；配曲泽、内关主治心胸痛；配内关、公孙、足三里、中脘主治胃痛。

七、劳宫（PC 8）　荥穴

【定位】在手掌心，当第 2、3 掌骨之间偏于第 3 掌骨，握拳屈指时中指尖处。

【主治】①心痛，心悸；②癫狂痫；③口疮，口臭，黄疸，食欲不振；④手癣，手指麻木；⑤高血压。

【操作】①隔物灸仪艾灸时间：20~40 分钟；温度：38~50℃；②艾条悬灸时间：5~10 分钟；③艾炷灸时间：3~5 壮。

【经验应用】现代常用于治疗昏迷、中暑、癔症、口腔炎等。配水沟、十宣、曲泽、委中治疗中暑昏迷；配金津、玉液、内庭治疗口疮、口臭。

八、中冲（PC 9） 井穴

【定位】在手中指末节尖端中央。

【主治】①昏迷、中暑、昏厥等急症；②心痛；③小儿夜啼，舌强肿痛。

【操作】①艾条悬灸：5~10 分钟；②艾炷灸时间：1~3 壮；③麦粒灸：1~3 壮。

【经验应用】现代常用于治疗昏迷、中暑、心绞痛等。配水沟、太冲、劳宫、曲泽主治中风昏迷、舌强不语；指压中冲用于心绞痛的应急治疗；配大椎、曲池、曲泽主治中暑；配大椎、合谷、外关主治小儿惊风。

第十节　手少阳三焦经

一、关冲（TE 1） 井穴

【定位】在手无名指末节尺侧，距指甲角 0.1 寸。

【主治】①热病、昏厥；②头痛，目赤，耳聋，喉痹等头面五官疾患。

【操作】①艾条悬灸：5~10 分钟；②艾炷灸时间：3~5 壮；③麦粒灸：3~5 壮。

【经验应用】现代常用于治疗热病、中暑、耳聋、头痛等。配少商、少泽主治咽喉肿痛；配水沟、劳宫主治中暑；配风池、商阳主治热病无汗。

二、中渚（TE 3） 输穴

【定位】在手背部，当第 4 掌指关节的后方，第 4、5 掌骨间凹陷处。

【主治】①头痛，目赤，耳鸣，耳聋，喉痹等头面五官疾患；②肩、背、肘、臂疼痛麻木，手指不能屈伸；③热病；④疟疾。

【操作】①隔物灸仪艾灸时间：30~50 分钟；温度：38~48℃；②艾条悬灸时间：5~10 分钟；③艾炷灸时间：3~5 壮。

【经验应用】现代常用于治疗头痛、神经性耳聋、美尼尔综合征、眶上神经痛、肩周炎、急慢性腰痛等。配听宫、翳风主治耳鸣、头痛；配肩髃、曲池、外关治疗肩臂肘酸痛；配八邪、外关主治手指不能屈伸；配外关、期门主治肋间神经痛。

三、阳池（TE 4） 原穴

【定位】在腕背横纹中，当指总伸肌腱的尺侧缘凹陷处。

【主治】①头痛，目赤肿痛，耳鸣，耳聋，喉痹等头面五官疾患；②腕痛；③消渴。

【操作】①隔物灸仪艾灸时间：30~50分钟；温度：38~48℃；②艾条悬灸时间：5~10分钟；③艾炷灸时间：3~5壮。

【经验应用】现代常用于治疗糖尿病、前臂疼痛麻木、腕关节炎等。配外关、曲池主治前臂疼痛麻木；配少商、廉泉主治咽喉肿痛；配胃脘下俞、脾俞、太溪主治糖尿病。

四、外关（TE 5） 络穴；八脉交会穴（通于阳维脉）

【定位】在前臂背侧，当阳池与肘尖的连线上，腕背横纹上2寸，尺骨与桡骨之间。

【主治】①头痛，颊痛，目赤肿痛，耳鸣，耳聋，喉痹等头面五官疾患；②热病；③胁肋痛，上肢痹痛；④瘰疬。

【操作】①隔物灸仪艾灸时间：30~50分钟；温度：38~48℃；②艾条悬灸时间：5~10分钟；③艾炷灸时间：3~5壮。

【经验应用】临床常用于治疗偏头痛、高热、神经性耳聋、肋间神经痛、落枕、急性腰扭伤等。配太阳、率谷主治偏头痛；配足临泣治疗耳聋、目痛、颊肿、项强、肩痛；配后溪主治落枕；配阳池、中渚主治手指疼痛、腕关节疼痛。

五、支沟（TE 6） 经穴

【定位】在前臂背侧，当阳池与肘尖的连线上，腕背横纹上3寸，尺骨与桡骨之间。

【主治】①暴喑，耳聋，耳鸣；②胁肋痛；③便秘；④瘰疬；⑤心绞痛，心肌炎。

【操作】①隔物灸仪艾灸时间：30~50分钟；温度：38~48℃；②艾条悬灸时间：10~20分钟；③艾炷灸时间：3~5壮。

【经验应用】临床常用于治疗习惯性便秘、肋间神经痛、急性腰扭伤等。配阳陵泉、外关治疗胸胁疼痛；配足三里、天枢治疗便秘；配阳池、八邪主治手指震颤。

六、四渎（TE 9）

【定位】在前臂后区，肘尖下 5 寸，尺骨与桡骨间隙中点。

【主治】①手臂疼痛、麻木；②暴喑，耳聋，齿痛，头痛等五官疾患。

【操作】①隔物灸仪艾灸时间：20~30 分钟；温度：38~48℃；②艾条悬灸时间：10~15 分钟。

【经验应用】现代常用于治疗前臂疼痛麻木、偏头痛、神经性耳聋等。配外关、曲池主治前臂疼痛；配听宫、天牖主治耳聋。

七、肩髎（TE 14）

【定位】在肩部，肩髃后方，当臂外展时，于肩峰后下方呈现凹陷处。

【主治】①臂痛，肩重不能举；②胁肋疼痛。

【操作】①隔物灸仪艾灸时间：30~50 分钟；温度：38~48℃；②艾条悬灸时间：5~15 分钟；③艾炷灸时间：3~7 壮。

【经验应用】现代常用于治疗肩关节周围炎、中风偏瘫等。配曲池、肩髃主治肩臂痛；配外关、章门主治肋间神经痛。

八、翳风（TE 17）

【定位】在耳垂后方，当乳突与下颌角之间的凹陷处。

【主治】①口眼歪斜，牙关紧闭，颊肿，耳鸣，耳聋，齿痛等头面五官疾患；②瘰疬，腮腺炎；③膈肌痉挛。

【操作】①隔物灸仪艾灸时间：20~30 分钟；温度：38~45℃；②艾条悬灸时间：5~10 分钟；③艾炷灸时间：3~5 壮。

【经验应用】现代常用于治疗面神经麻痹、腮腺炎、神经性耳聋、三叉神经痛等。配听宫、听会主治耳鸣、耳聋；配地仓、颊车、阳白主治面瘫；配下关、颊车、合谷主治颊痛。

九、耳门（TE 21）

【定位】在面部，当耳屏上切迹的前方，下颌骨髁突后缘，张口有凹陷处。

【主治】①耳聋，耳鸣，聤耳；②齿痛。

【操作】艾条悬灸：10~20 分钟。

【经验应用】现代常用于治疗中耳炎、下颌关节炎等。配听宫、听会、翳风主治耳鸣、耳聋、聤耳；配颊车、下关、合谷主治牙痛；配颧髎、颊车、翳风主治下颌关节炎。

第十一节　足少阳胆经

一、率谷（GB 8）

【定位】在头部，当耳尖直上入发际 1.5 寸，角孙直上方。

【主治】①偏头痛，眩晕；②耳鸣、耳聋；③小儿惊风。

【操作】①隔物灸仪艾灸时间：20~30 分钟；温度：38~45℃；②艾条悬灸时间：5~10 分钟；③艾炷灸时间：3~5 壮。

【经验应用】现代常用于治疗血管（神经）性头痛、神经性耳鸣（耳聋）、结膜炎等。配听宫、翳风、中渚主治耳鸣、耳聋；配水沟、曲池、太冲主治小儿惊风。

二、阳白（GB 14）

【定位】在前额部，当瞳孔直上，眉上 1 寸。

【主治】目赤肿痛、眼睑下垂、口眼歪斜、头痛等头目疾患。

【操作】①隔物灸仪艾灸时间：30~40 分钟；温度：38~48℃；②艾条悬灸时间：5~10 分钟。

【经验应用】现代常用于治疗眶上神经痛、眼睑下垂、面神经麻痹等。配颧髎、颊车、合谷主治面瘫；配睛明、太阳主治目赤肿痛。

三、风池（GB 20）

【定位】在项部，当枕骨之下，与风府相平，胸锁乳突肌与斜方肌上端之间的凹陷处。

【主治】①头痛，眩晕，目赤肿痛、鼻渊、耳鸣等头面五官病证；②中风、不寐、癫痫等神志病证；③颈项强痛；④视网膜出血，视神经萎缩。

【操作】①隔物灸仪艾灸时间：30~40 分钟；温度：38~50℃；②艾条悬灸时间：5~10 分钟。

【经验应用】现代常用于治疗高血压、脑动脉硬化、神经衰弱、癫痫、感冒、视神经萎缩、鼻炎、颈椎病等。配大椎、后溪主治颈项强痛；配睛明、太阳、太冲主治目赤肿痛；配上天柱（天柱穴上 5 分）、足三里、三阴交对突眼症有一定疗效；艾灸风池穴对神经萎缩患者疗效较好。

四、肩井（GB 21）

【定位】在肩上，前直乳中，当大椎与肩峰端连线的中点上。

【主治】①肩背痹痛、上肢不遂、颈项强痛等肩颈上肢部疾病证；②瘰疬；③乳痈、乳汁不下；④难产，胞衣不下。

【操作】①隔物灸仪艾灸时间：30~40 分钟；温度：38~50℃；②艾条悬灸时间：10~20 分钟；③艾炷灸时间：3~5 壮。

【经验应用】现代常用于治疗肩颈部软组织疾患、乳腺炎等。配肩髃、天宗主治肩背痹痛；配乳根、少泽主治乳汁不足、乳痈。

五、带脉（GB 26）

【定位】在侧腹部，章门下 1.8 寸，当第 11 肋骨游离端下方垂线与脐水平线的交点上。

【主治】①月经不调，带下，经闭、小腹痛等妇科病证；②腰胁痛，下肢无力；③膀胱炎，睾丸炎。

【操作】①隔物灸仪艾灸时间：30~40 分钟；温度：38~50℃；②艾条悬灸时间：10~20 分钟；③艾炷灸时间：5~7 壮。

【经验应用】现代常用于治疗附件炎、子宫内膜炎、盆腔炎、带状疱疹等。配白环俞、阴陵泉、三阴交主治带下病。

六、环跳（GB 30）

【定位】在股外侧部，侧卧屈股，当股骨大转子最凸点与骶管裂孔连线的外 1/3 与中 1/3 交点处。

【主治】腰胯疼痛、下肢痿痹等腰腿病证。

【操作】①隔物灸仪艾灸时间：30~40 分钟；温度：38~50℃；②艾条悬灸时

间：10~20 分钟；③艾炷灸时间：5~7 壮。

【经验应用】现代常用于治疗坐骨神经痛、下肢瘫痪、腰骶髋关节及周围软组织疾患等。配殷门、阳陵泉、委中、昆仑主治下肢痹痛；配风池、曲池主治风疹。

七、风市（GB 31）

【定位】在大腿外侧部的中线上，腘底上 7 寸。

【主治】①下肢痿痹；②遍身瘙痒，脚气；③头痛，眩晕，坐骨神经痛，股外侧皮神经炎，脊髓灰质炎（小儿麻痹）后遗症。

【操作】①隔物灸仪艾灸时间：30~40 分钟；温度：38~50℃；②艾条悬灸时间：10~20 分钟；③艾炷灸时间：3~5 壮。

【经验应用】现代常用于治疗下肢瘫痪、股外侧皮神经炎、荨麻疹等。配阳陵泉、悬钟主治下肢痿痹；配风池、曲池、血海主治风疹。

八、膝阳关（GB 33）

【定位】在膝外侧，当阳陵泉上 3 寸，股骨外上髁上方的凹陷处。

【主治】①膝髌肿痛，腘痉挛急，小腿麻木；②脚气。

【操作】①隔物灸仪艾灸时间：30~50 分钟；温度：38~48℃；②艾条悬灸时间：10~20 分钟；③艾炷灸时间：3~5 壮。

【经验应用】现代常用于治疗膝关节病变、下肢瘫痪等。配膝眼、阳陵泉主治膝痛。

九、阳陵泉（GB 34）　合穴；胆之下合穴；八会穴之筋会

【定位】在小腿外侧，当腓骨头前下方凹陷处。

【主治】①黄疸、口苦、呃逆、呕吐、胁肋疼痛等肝胆病证；②下肢痿痹、膝髌肿痛等下肢、膝关节疾患；③肩痛；④高血压。

【操作】①隔物灸仪艾灸时间：30~50 分钟；温度：38~50℃；②艾条悬灸时间：10~20 分钟；③艾炷灸时间：5~7 壮。

【经验应用】现代常用于治疗胆囊炎、胆石症、肝炎、坐骨神经痛、下肢瘫痪、膝关节病变、肩关节周围炎、肋间神经痛、小儿舞蹈症等。配支沟主治胁肋痛；配日月主治胆囊炎；配环跳、委中、悬钟等主治下肢痿痹。据报道艾灸

阳陵泉可使胆囊收缩，胆总管规律性收缩，能促进胆汁分泌，对 Dddi 括约肌有明显的解痉作用。

十、悬钟（GB 39） 八会穴之髓会

【定位】在小腿外侧，当外踝尖上 3 寸，腓骨前缘。

【主治】①半身不遂，颈项强痛，胁肋疼痛；②痴呆，中风；③头痛，扁桃体炎，鼻炎，鼻出血。

【操作】①隔物灸仪艾灸时间：30~40 分钟；温度：38~50℃；②艾条悬灸时间：10~20 分钟；③艾炷灸时间：3~5 壮。

【经验应用】现代常用于治疗坐骨神经痛、脑血管病、高脂血症、高血压、颈椎病、小儿舞蹈症等。配天柱、后溪主治颈项强痛；配风池主治眩晕、耳鸣；配丰隆主治高脂血症。

十一、足窍阴（GB 44） 井穴

【定位】在足第 4 趾末节外侧，距趾甲角 0.1 寸。

【主治】①头痛，目赤肿痛，耳鸣，耳聋、喉痹等头面五官病证；②失眠、多梦；③胸胁痛、足跗肿痛；④哮喘，胸膜炎。

【操作】①艾条悬灸：5~10 分钟；②艾炷灸时间：3~5 壮；③麦粒灸：3~5 壮。

【经验应用】现代常用于治疗神经性头痛、结膜炎、中耳炎、扁桃体炎、神经衰弱、肋间神经痛等。配翳风、听会、外关主治耳鸣、耳聋；配少商、商阳主治喉痹。

第十二节　足厥阴肝经

一、大敦（LR 1） 井穴

【定位】在足大趾末节外侧，距趾甲角 0.1 寸。

【主治】①疝气；②崩漏，阴挺，经闭、遗尿、小便不利等妇科及前阴病证；③癫痫；④胃脘痛，便秘；⑤心绞痛，冠心病；⑥糖尿病。

【操作】①艾条悬灸：5~10 分钟；②艾炷灸时间：3~5 壮；③麦粒灸：3~5 壮。

【经验应用】现代常用于治疗闭经、功能性子宫出血、疝气、小儿遗尿、睾丸炎等。配太冲、气海、地机主治疝气；配隐白主治崩漏；配太冲、曲泉主治睾丸肿痛等。

二、行间（LR 2）　荥穴

【定位】在足背侧，当第 1、2 趾间，趾蹼缘的后方赤白肉际处。

【主治】①中风、癫痫、头痛、目眩、目赤肿痛、青盲、口歪等肝经风热所致病证；②月经不调、痛经、崩漏、带下等妇科病证；③遗尿、癃闭等泌尿系病证；④疝气；⑤胸胁胀痛。

【操作】①隔物灸仪艾灸时间：30~40 分钟；温度：38~45℃；②艾条悬灸时间：5~10 分钟；③艾炷灸时间：3~5 壮。

【经验应用】现代常用于治疗高血压、青光眼、结膜炎、睾丸炎、功能性子宫出血、肋间神经痛等。配耳尖、太阳主治目赤肿痛。

三、太冲（LR 3）　输穴；原穴

【定位】在足背侧，当第 1、2 跖骨结合部之前凹陷处。

【主治】①头痛、眩晕、目赤肿痛、青盲、口歪等头面五官病证。②中风，癫痫，小儿惊风；③黄疸、胁痛、呕逆、腹胀等肝胃病证；④月经不调、痛经、经闭、带下等妇科病证；⑤遗尿，癃闭；⑥下肢痿痹，足跗肿痛。

【操作】①隔物灸仪艾灸时间：30~50 分钟；温度：38~50℃；②艾条悬灸时间：10~20 分钟；③艾炷灸时间：3~5 壮。

【经验应用】现代常用于治疗脑血管病、高血压、青光眼、面神经麻痹、癫痫、肋间神经痛、月经不调、下肢瘫痪等。配合谷称为四关穴，主治头痛、眩晕、小儿惊风、口歪等。

四、蠡沟（LR 5）　络穴

【定位】在小腿内侧，当足内踝尖上 5 寸，胫骨内侧面的中央。

【主治】①月经不调、赤白带下、阴挺、睾丸肿痛、遗尿等；②疝气；③小便不利；④足胫疼痛。

【操作】①隔物灸仪艾灸时间：30~50 分钟；温度：38~48℃；②艾条悬灸时间：5~10 分钟；③艾炷灸时间：3~5 壮。

【经验应用】现代常用于治疗阴道炎、子宫内膜炎、子宫脱垂、睾丸炎等。配太冲、气海主治疝气及睾丸肿痛。

五、曲泉（LR 8） 合穴

【定位】在膝内侧，屈膝，当膝关节内侧面横纹内侧端，股骨内侧髁的后缘，半腱肌、半膜肌止端的前缘凹陷处。

【主治】①小便不利、淋证、阳痿、遗精等泌尿生殖系统疾患；②月经不调、痛经、白带、阴挺等妇科病证；③膝髌肿痛，下肢痿痹。

【操作】①隔物灸仪艾灸时间：30~50分钟；温度：38~48℃；②艾条悬灸时间：10~20分钟；③艾炷灸时间：3~5壮。

【经验应用】现代常用于治疗前列腺炎、膀胱炎、肾炎、阴道炎、子宫内膜炎等。配中极、阴陵泉主治小便不利；配膝眼、梁丘、血海主治膝髌肿痛。

六、章门（LR 13） 脾之募穴；八会穴之脏会

【定位】在侧腹部，当第11肋游离端的下方。

【主治】①胁痛、黄疸等肝胆病证；②腹胀、泄泻、呕吐、痞块等脾胃病证。

【操作】①隔物灸仪艾灸时间：30~50分钟；温度：38~48℃；②艾条悬灸时间：10~20分钟；③艾炷灸时间：5~9壮。

【经验应用】常用于治疗肝炎、胃炎、肠炎等。配足三里、梁门主治腹胀；配内关、阳陵泉主治胸胁痛；配肝俞、脾俞、期门主治肝脾肿大。

七、期门（LR 14） 肝之募穴

【定位】在胸部，当乳头直下，第6肋间隙，前正中线旁开4寸。

【主治】①乳痛；②胸胁胀痛；③腹胀，呃逆，呕吐；④癃闭，遗尿，肾炎。

【操作】①隔物灸仪艾灸时间：30~50分钟；温度：38~48℃；②艾条悬灸时间：10~20分钟；③艾炷灸时间：5~9壮。

【经验应用】常用于治疗胆囊炎、胆石症、肝炎、肋间神经痛等。配肝俞、膈俞主治胸胁胀痛；配阳陵泉、中封主治黄疸。

第十三节　督脉

一、腰阳关（GV 3）

【定位】在腰部，当后正中线上，第 4 腰椎棘突下凹陷中。

【主治】①腰骶疼痛，下肢痿痹；②月经不调、赤白带下等妇科病证；③遗精、阳痿等男科病证。

【操作】①隔物灸仪艾灸时间：30~50 分钟；温度：38~50℃；②艾条悬灸时间：10~20 分钟；③艾炷灸时间：5~7 壮。

【经验应用】现代常用于治疗腰骶部病变、坐骨神经痛、盆腔炎等。配肾俞、次髎、委中主治腰腿痛。

二、命门（GV 4）

【定位】在腰部，当后正中线上，第 2 腰椎棘突下凹陷中。

【主治】①遗精、阳痿、早泄等男科病；②月经不调、赤白带下、痛经、闭经等妇科病证；③遗尿、尿频等泌尿系疾患；④腰骶疼痛，下肢痿痹；⑤泄泻，小腹冷痛。

【操作】①隔物灸仪艾灸时间：30~50 分钟；温度：38~52℃；②艾条悬灸时间：10~20 分钟；③艾炷灸时间：5~7 壮。

【经验应用】现代常用于治疗性功能障碍、前列腺炎、月经不调、慢性肠炎、腰部疾患等。配肾俞主治肾虚尿多、腰酸背痛；配肾俞、气海、然谷主治阳痿、早泄、滑精；配天枢、气海、关元主治肾泄、五更泻；配肾俞、关元主治精子缺乏症；灸命门、百会、关元主治遗尿。

三、悬枢（GV 5）

【定位】在腰部，当后正中线上，第 1 腰椎棘突下凹陷中。

【主治】①腰脊强痛；②泄泻，腹痛，胀鸣。

【操作】①隔物灸仪艾灸时间：30~50 分钟；温度：38~50℃；②艾条悬灸时间：5~10 分钟；③艾炷灸时间：3~5 壮。

【经验应用】现代常用于治疗肠痉挛、肠炎等。配天枢、中脘主治食积腹胀。

四、至阳（GV 9）

【定位】在背部，当后正中线上，第7胸椎棘突下凹陷中。

【主治】①胸胁胀痛，黄疸；②脊背强痛；③咳嗽，气喘。

【操作】①隔物灸仪艾灸时间：30~50分钟；温度：38~48℃；②艾条悬灸时间：10~20分钟；③艾炷灸时间：3~5壮。

【经验应用】现代常用于治疗胃痉挛、胆绞痛、胆囊炎、膈肌痉挛、肋间神经痛等。配阳陵泉、日月主治胁肋痛、黄疸、呕吐；配心俞、内关主治心律不齐、胸闷。

五、身柱（GV 12）

【定位】在背部，当后正中线上，第3胸椎棘突下凹陷中。

【主治】①咳嗽，喘息；②癫狂，小儿风痫；③脊背强痛。

【操作】①隔物灸仪艾灸时间：30~50分钟；温度：38~52℃；②艾条悬灸时间：10~20分钟；③艾炷灸时间：3~5壮。

【经验应用】现代常用于治疗支气管炎、支气管哮喘、肺炎、癫痫等。配心俞主治小儿风痫；配少海主治心悸、多梦。

六、大椎（GV 14）

【定位】在后正中线上，第7颈椎棘突下凹陷中。

【主治】①热病；②感冒、咳嗽、气喘等外感病证；③头痛项强；④疟疾；⑤癫狂，小儿惊风；⑥风疹，痤疮；⑦小儿麻痹后遗症、小儿舞蹈症。

【操作】①隔物灸仪艾灸时间：30~60分钟；温度：38~52℃；②艾条悬灸时间：10~20分钟；③艾炷灸时间：3~5壮。

【经验应用】现代常用于治疗感冒、疟疾、颈椎病、痤疮、小儿舞蹈症等。配曲池、列缺、风门主治感冒；配后溪、间使主治疟疾。

七、风府（GV 16）

【定位】在项部，当后发际正中直上1寸，枕外隆凸直下，两斜方肌之间凹陷中。

【主治】①头痛、项强，眩晕等头项病证；②中风、癫狂、痴呆；③咽喉肿痛、失音。

【操作】①隔物灸仪艾灸时间：20~40分钟；温度：38~48℃；②艾条悬灸时间：5~10分钟。

【经验应用】现代常用于治疗脑血管病、延髓麻痹、癫痫、精神分裂症等。配百会、太阳、昆仑主治头痛；配风池、水沟、太冲、合谷主治小儿惊风。

八、百会（GV 20）

【定位】在头部，当前发际正中直上5寸，或头顶正中线与两耳尖连线的交点处。

【主治】①眩晕，头痛等肝阳上亢诸证；②中风，癫狂；③健忘、不寐、痴呆等心脑病证；④脱肛、泄泻、阴挺等中气下陷诸证。

【操作】①隔物灸仪艾灸时间：30~60分钟；温度：38~48℃；②艾条悬灸时间：10~20分钟；③艾炷灸时间：3~5壮；④隔姜灸：3~5壮。

【经验应用】现代常用于治疗高血压、美尼尔综合征、阿尔茨海默病、脑血管病、癫痫、精神分裂症、血管（神经）性头痛、神经衰弱、内脏下垂等。配脑空、天柱主治头风、眼花；配承山、长强主治脱肛、痔疾；配脾俞主治久泻滑脱下陷。《马氏温灸法》：慢性病患者的体质多为下寒上热、下虚上实，猝灸百会等头部穴，某些患者可出现头晕、口干、耳鸣等反应，故一般宜先灸身体中下部穴，使邪热下行，然后再灸百会等头部穴则无不良反应，且必觉头脑轻松。

九、上星（GV 23）

【定位】在头部，当前发际正中直上1寸。

【主治】①头痛，眩晕，神经衰弱；②鼻渊，鼻衄，目赤肿痛，迎风流泪，角膜白斑；③疟疾，热病。

【操作】①隔物灸仪艾灸时间：20~40分钟；温度：38~50℃；②艾条悬灸时间：5~10分钟；③艾炷灸时间：3~5壮。

【经验应用】现代常用于治疗鼻炎、鼻窦炎、神经衰弱等。配百会、囟会、承光主治鼻塞不闻香臭、头痛；配合谷、足三里主治鼻渊、眩晕。

十、神庭（GV 24）

【定位】在头部，前发际正中直上 0.5 寸。

【主治】①头痛，眩晕，失眠，癫痫；②鼻渊，鼻衄；③目赤肿痛，夜盲症，泪囊炎，结膜炎；④惊悸，神经症，记忆力减退。

【操作】①隔物灸仪艾灸时间：20~40 分钟；温度：38~50℃；②艾条悬灸时间：5~10 分钟；③间接灸时间：3~5 壮。

【经验应用】现代常用于治疗神经衰弱、神经症、记忆力减退、精神分裂症、鼻炎、鼻窦炎等。配上星、肝俞、肾俞、百会主治雀目、目翳；配风池、合谷、太冲主治小儿惊风。

第十四节　任脉

一、中极（CV 3）　膀胱之募穴

【定位】在下腹部，前正中线上，脐中下 4 寸。

【主治】①痛经、月经病；②子宫内膜炎、盆腔炎、膀胱炎；③男子性功能障碍、尿潴留、前列腺炎等。

【操作】①隔物灸仪艾灸时间：20~40 分钟；温度：38~50℃；②艾条悬灸时间：5~10 分钟；③艾炷灸时间：5~9 壮。

【经验应用】现代常用于治疗痛经、月经病、子宫内膜炎、盆腔炎、膀胱炎、男子性功能障碍、尿潴留、前列腺炎等。配地机、次髎主治痛经；配关元、三阴交主治遗精、阳痿；中极透曲骨，配三阴交、地机主治癃闭。

二、关元（CV 4）　小肠之募穴

【定位】在下腹部，前正中线上，脐中下 3 寸。

【主治】①遗精、阳痿、早泄、尿闭、尿频等泌尿生殖系病证；②月经不调、带下、痛经等妇科病证；③中风脱证、虚劳冷惫、羸瘦无力等元气虚损病证；④腹痛、泄泻、痢疾、脱肛等肠腑病证。

【操作】①隔物灸仪艾灸时间：30~60 分钟；温度：38~52℃；②艾条悬灸时

间：10~20 分钟；③艾炷灸时间：5~9 壮。

【经验应用】现代常用于治疗男子性功能障碍、尿潴留、肾炎、膀胱炎、前列腺炎、功能性子宫出血、阴道炎、遗尿、低血压、神经衰弱、肠炎等。配中极、百会、三阴交主治遗尿；配肾俞、气海主治肾虚尿频；配肾俞、足三里、三阴交、然谷主治男子不育症；配肾俞、太溪主治久痢。

三、气海（CV 6）

【定位】在下腹部，前正中线上，脐中下 1.5 寸。

【主治】①腹痛、泄泻、便秘等肠腑病证；②遗尿、阳痿、遗精、滑精、月经不调、闭经、崩漏等妇科及前阴病证；③中风脱证、羸瘦无力等气虚病证；④脑血管病，气喘，心下痛，疝气，神经衰弱。

【操作】①隔物灸仪艾灸时间：30~60 分钟；温度：38~52℃；②艾条悬灸时间：10~20 分钟；③艾炷灸时间：5~9 壮。

【经验应用】现代常用于治疗肠炎、细菌性痢疾、男子性功能障碍、功能性子宫出血、支气管哮喘、神经衰弱等。配关元、足三里主治中气下陷；配天枢、上巨虚主治急性痢疾；配膻中、太渊主治气短。

四、神阙（CV 8）

【定位】在腹中部，脐中央。

【主治】①腹痛、腹泻、痢疾、脱肛等肠道病证；②中风脱证，虚脱；③水肿，小便不利。

【操作】隔物灸仪艾灸时间：30~60 分钟；温度：38~52℃。

【经验应用】现代常用于治疗胃炎、肠炎、痢疾、尿潴留等。配关元主治久泄不止、肠鸣腹痛；配重灸关元主治中风脱证。

五、水分（CV 9）

【定位】在上腹部，前正中线上，脐中上 1 寸。

【主治】①腹泻，腹痛，反胃，吐食；②水肿，小便不通；③腰脊强急。

【操作】①隔物灸仪艾灸时间：30~60 分钟；温度：38~50℃；②艾条悬灸时间：10~20 分钟；③艾炷灸时间：3~5 壮。

【经验应用】现代常用于治疗胃炎、肠炎、痢疾、肾炎、膀胱炎等。配三阴交、脾俞主治脾虚水肿。

六、中脘（CV 12） 胃之募穴；八会穴之腑会

【定位】在上腹部，前正中线上，脐中上 4 寸。

【主治】①胃痛、腹胀、呃逆、吞酸、泄泻、黄疸等脾胃病证；②癫狂，失眠，脏躁；③子宫脱垂，荨麻疹，食物中毒。

【操作】①隔物灸仪艾灸时间：30~50 分钟；温度：38~52℃ ；②艾条悬灸时间：10~20 分钟；③艾炷灸时间：5~9 壮。

【经验应用】现代常用于治疗胃炎、胃痉挛、胃溃疡、胃下垂、食物中毒、癫痫、精神病、神经衰弱等。配天枢、足三里、内庭主治霍乱吐泻；配足三里主治脘腹胀痛。

七、上脘（CV 13）

【定位】在上腹部，前正中线上，脐中上 5 寸。

【主治】①胃痛、呕吐、腹胀、纳呆、腹痛、呃逆等脾胃病证；②癫痫。

【操作】①隔物灸仪艾灸时间：30~50 分钟；温度：38~52℃ ；②艾条悬灸时间：10~20 分钟；③艾炷灸时间：5~7 壮。

【经验应用】现代常用于治疗胃炎、胃痉挛、胃溃疡、胃下垂等。配中脘主治胃脘疼痛、饮食不化；配神门主治失眠、狂躁。

八、巨阙（CV 14） 心之募穴

【定位】在上腹部，前正中线上，脐中上 6 寸。

【主治】①胸痛、心痛、心悸等心胸病证；②呕吐，腹胀；③癫痫，癔症，神经衰弱；④咳嗽，支气管炎，胸膜炎。

【操作】①隔物灸仪艾灸时间：30~40 分钟；温度：38~48℃ ；②艾条悬灸时间：10~20 分钟；③艾炷灸时间：5~7 壮。

【经验应用】现代常用于治疗心绞痛、冠心病、胃炎、癫痫、癔症、神经衰弱等。配灵道、曲泽、间使主治心痛、怔忡；配心俞主治心慌、心悸、失眠、健忘、癫狂。

九、鸠尾（CV 15） 络穴

【定位】在上腹部，前正中线上，胸剑结合部下 1 寸。

【主治】①胸闷、心悸、心烦、心痛等心胸病证；②呃逆，呕吐；③癫痫。

【操作】①隔物灸仪艾灸时间：30~50 分钟；温度：38~48℃；②艾条悬灸时间：10~20 分钟；③艾炷灸时间：3~5 壮。

【经验应用】现代常用于治疗心绞痛、冠心病、胃炎、癫痫、癔症等。配后溪、申脉主治癫痫；配中脘、少商主治食痫、胃脘胀满、不得眠。

十、中庭（CV 16）

【定位】在胸部，前正中线上，平第 5 肋间，即胸剑结合部。

【主治】①胸胁支满；②噎膈，呕吐，小儿吐乳。

【操作】①隔物灸仪艾灸时间：30~40 分钟；温度：38~48℃；②艾条悬灸时间：5~10 分钟；③艾炷灸时间：3~5 壮。

【经验应用】现代常用于治疗食道炎、食道狭窄、贲门痉挛等。配中府主治噎膈、停食、食反、胸闷；配俞府、意舍主治呕吐、食不化。

十一、膻中（CV 17） 心包之募穴；八会穴之气会

【定位】在胸部，当前正中线上，平第 4 肋间，两乳头连线的中点。

【主治】①胸闷、胸痛、心悸、心烦、咳嗽、气喘等心肺部病证；②乳少，乳痈；③呕吐，呃逆。

【操作】①隔物灸仪艾灸时间：30~50 分钟；温度：38~50℃；②艾条悬灸时间：5~10 分钟；③艾炷灸时间：3~5 壮。

【经验应用】现代常用于治疗支气管哮喘、支气管炎、心绞痛、冠心病、胸膜炎、肋间神经痛、乳腺炎等。配定喘、天突主治哮喘；配心俞、内关主治心绞痛；配百会、气海主治气虚；配少泽、乳根、足三里主治乳汁过少。

十二、璇玑（CV 21）

【定位】在胸部，当前正中线上，胸骨上窝中央下 1 寸。

【主治】①咳嗽、气喘、胸痛；②咽喉肿痛。

【操作】①隔物灸仪艾灸时间：30~40 分钟；温度：38~48℃；②艾条悬灸时

间：5~10 分钟；③艾炷灸时间：3~5 壮。

【经验应用】现代常用于治疗支气管哮喘、支气管炎、咽喉炎、胸膜炎等。配鸠尾主治喉痹咽肿、咳嗽胸痛。

十三、天突（CV 22）

【定位】仰靠坐位。在颈部，当前正中线上，胸骨上窝中央。

【主治】①支气管哮喘、支气管炎、咽喉炎；②甲状腺肿大、食道炎、失音、梅核气；③咳唾脓血、胸痛。

【操作】①隔物灸仪艾灸时间：30~50 分钟；温度：38~48℃；②艾条悬灸时间：5~10 分钟；③艾炷灸时间：3~5 壮。

【经验应用】现代常用于治疗支气管哮喘、支气管炎、咽喉炎、甲状腺肿大、食道炎、瘾症等。配定喘、膻中、丰隆主治哮喘。

下篇

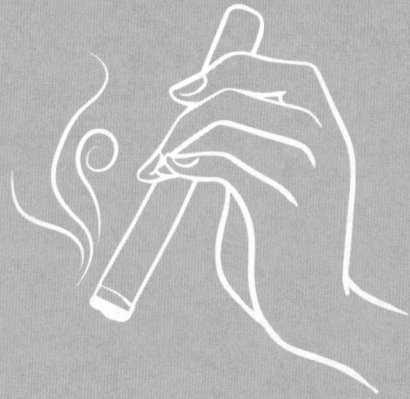

第五章
内科疾病的艾灸处方

第一节　感冒

一、概述

感冒又称"伤风"，是以鼻塞、流涕、喷嚏、头痛、恶寒、发热、全身不适为主症的疾病。本病病情较轻者多为感受当令之气，称为冒风、伤风、冒寒；病情较重者多为感受非时之邪，称为重伤风；在一个时期内广泛流行、病情类似者称为时行感冒。

本病病位在肺卫。基本病机是卫阳被遏，营卫失和，肺失宣肃。以风邪为主因，每与当令之气（寒、热、暑、湿）或非时之气（时行疫毒）夹杂为患。其发生常与风邪或时行疫毒之邪、体虚等因素有关。

西医学中的普通感冒、急性上呼吸道感染属于本病范畴，可参照本节辨证论治；流行性感冒属于时行感冒范畴，可部分参照本节辨证论治。

二、辨证

主症：恶寒发热，头痛，鼻塞流涕，脉浮。

兼见恶寒重，发热轻，无汗，头痛，肢体酸楚，甚则疼痛，鼻塞声重，喷嚏，时流清涕，咽痒，咳嗽，痰白稀薄，舌苔薄白，脉浮或浮紧，为风寒感冒；兼见发热，微恶风，身热不扬，汗出不畅，肢体困重或酸痛，胸闷脘痞，纳呆，鼻塞，流浊涕，大便或溏，小便短赤，舌苔白腻或黄腻，脉濡数，为暑湿感冒。

三、艾灸治疗

❧ 风寒感冒 ❧

（1）**治则**：宣肺散寒。

（2）**主穴**：风池、风门、肺俞、合谷、列缺。（图 5–1~5–5）

（3）**配穴**：鼻塞，加灸迎香；头痛，加灸太阳、印堂。

视频 1
风寒感冒

（4）**操作方法**：受术者取俯卧位或坐位，在距离上述穴位皮肤2~3cm 处施灸，使局部有温热感而无灼痛为宜。每穴灸 10~15 分钟，至皮肤红晕为度。每日或隔日 1 次，10 次为 1 个疗程。

（5）**取穴依据**：风寒外束，毛窍闭塞，肺气失宣，故取手太阴络穴列缺宣肺利窍，以治鼻塞，喉痒，咳嗽；太阳主表，外感风寒，先犯太阳，故取风门以疏调太阳经气，祛风散寒，以治恶寒，发热，头痛等症；太阴、阳明互为表里，取手阳明经原穴合谷以宣肺解表，更有阳维脉与足少阳之会穴风池祛风解表，四穴相配，以达祛风散寒，宣肺解表的功效。

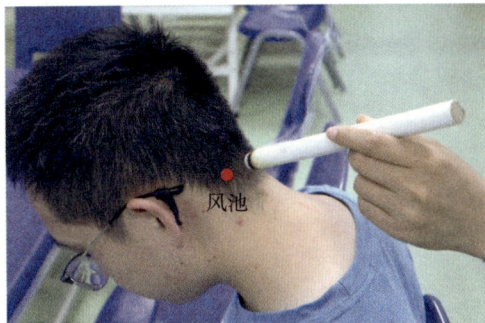

图 5–1

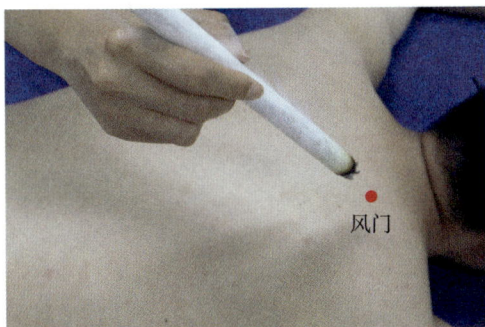

图 5–2

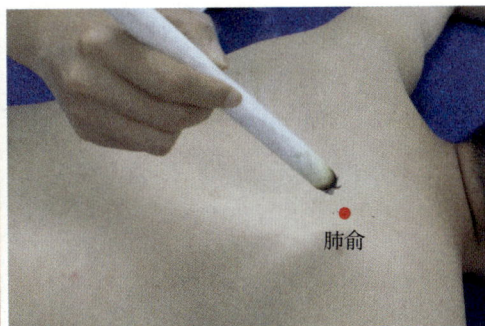

图 5–3

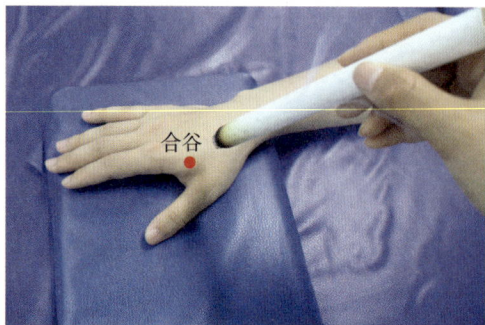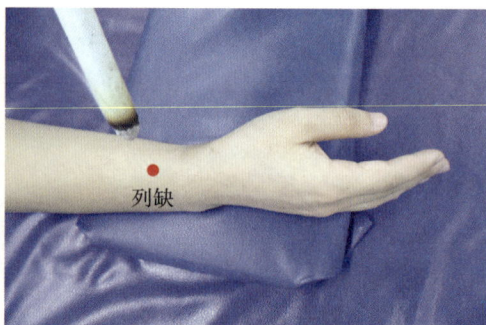

图 5-4   图 5-5

❧ 暑湿感冒 ❧

（1）**治则**：清暑祛湿解表。

（2）**主穴**：大椎、风池、中脘、足三里、列缺、合谷。（图 5-6~
5-11）

视频 2
暑湿感冒

（3）**配穴**：咳嗽加灸尺泽。

（4）**操作方法**：受术者取仰卧位或坐位，在距离上述穴位皮肤
2~3cm 处施灸，使局部有温热感而无灼痛为宜。一般每穴灸 10~15 分钟，至皮
肤红晕为度。每日或隔日 1 次，10 次为 1 个疗程。

（5）**取穴依据**：本病病位在肺卫，太阴、阳明互为表里，故取手太阴、手
阳明经列缺、合谷原络配穴以祛风解表；风池为治风要穴，取之既可疏散风邪，
又可与列缺、合谷相配清利头目，宣肺利咽止咳；足三里为足阳明经的合穴，
可通经活络、疏风化湿；中脘穴是胃的募穴，又是八会穴的腑会，艾灸中脘穴
可以促进脾胃功能的调理，增强体内阳气，有助于驱邪散寒，改善感冒症状。

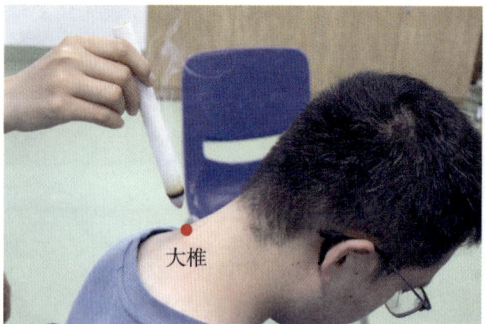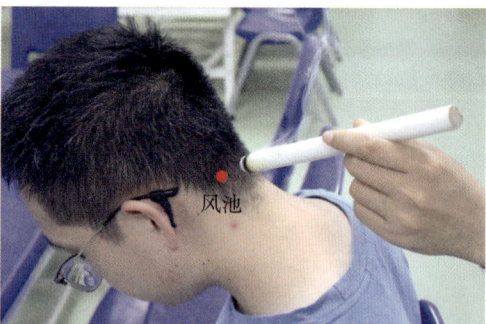

图 5-6   图 5-7

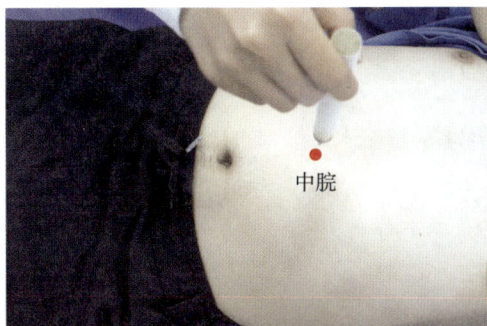
图 5-8

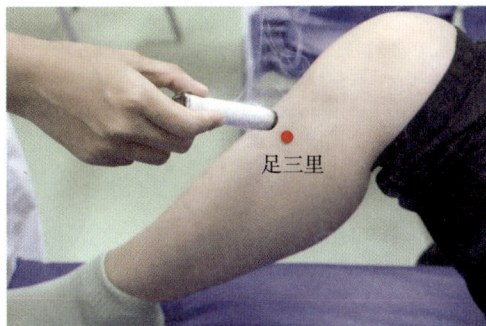
图 5-9

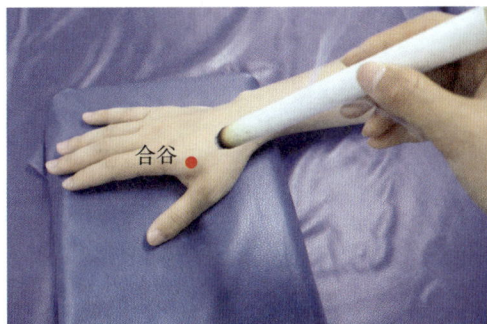
图 5-10

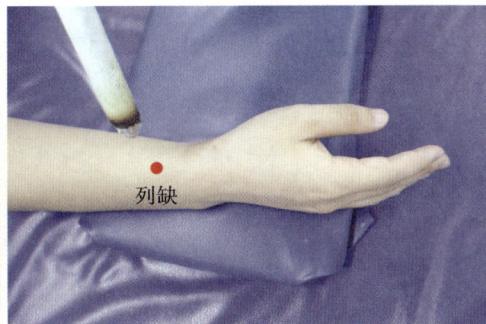
图 5-11

四、其他疗法

（一）中药贴敷

❧ **复方杏苏散** ❧

（1）**主治**：风寒感冒。

（2）**处方**：紫苏叶、杏仁、白芷各 15g，葱白 5 根（连须），生姜 2 片，蜂蜜、萝卜汁各适量。

（3）**用法**：先将紫苏叶、葱白和生姜捣烂如泥，次将杏仁、白芷共碾成极细粉末，加入紫苏叶泥中调匀，再取蜂蜜和萝卜汁加入，调和成膏状备用。用时取药膏如蚕豆大，捏成圆形药团，贴入脐内，外盖以纱布，胶布固定，每日换药 1 次。贴药后嘱患者覆被而卧，令发微汗，汗后即收效。

❦ 羌活胜湿散加减 ❦

（1）**主治**：暑湿感冒。

（2）**处方**：藿香 10g，羌活 10g，佩兰 10g，苍术 6g，紫苏 6g，明矾 6g。

（3）**用法**：取 15~20g 药粉与适量生姜汁调和成饼状，贴敷在劳宫、涌泉穴上，以膏药贴固定，每天敷药 1 次，3 天为一个疗程。

（二）养生疗法

❦ 辛夷花茶 ❦

（1）**材料**：茶叶 10g，辛夷花、川芎各 5g，薄荷 3g。

（2）**操作**：用沸开水 200ml 冲泡，顿服。

（3）**功效**：辛温解表，宣肺散寒。用于过敏性鼻窦炎、感冒、鼻塞、咳嗽。

❦ 香薷饮 ❦

（1）**材料**：香薷 10g，厚朴 5g，白扁豆 5g。

（2）**操作**：将香薷，厚朴剪碎，白扁豆炒黄捣碎，放入保温杯中，以沸水冲泡，盖严温浸 1 小时。代茶频饮。

（3）**功效**：解表清暑，健脾利湿。适用于夏季感冒，夹暑湿证。

五、验案举隅

王某，女，40 岁，2002 年 11 月 26 日就诊，就诊时以因受凉感冒 2 天，症见头胀痛、鼻流清涕、背部阵阵恶寒、咽喉微痛、偶尔咳嗽、痰清。检查见胸透心肺正常，白细胞 1.8×10^9/L，体温：36.8℃，咽部充血，舌苔薄白，脉浮紧。诊断：风寒感冒。取穴：大椎、风门、合谷。将艾条的一端点燃，对准穴位约 0.5~1 寸左右进行温灸，使患者局部有温热感而无灼痛，每穴灸 10~15 分钟，至皮肤潮红为度。每日 1 次，5 次为 1 个疗程。患者治疗一个疗程而愈。

六、预防养护

风寒感冒多由体虚抗病能力减弱而感受风寒。风寒袭表，人体卫外功能减弱，肺卫失宣，毛窍郁闭，腠理不开，无汗表实故而引起一系列肺经症状，如鼻塞、流涕、头痛等。在治疗期间要注意避风寒，适当增加衣物。保持室内空气流通，少去公共场所。不可过度劳累，注意劳逸结合。饮食宜清淡，不食油腻、辛辣之品。症见周身酸楚，行背部走罐，可加强疗效。此外，感冒流行期间可灸大椎、足三里等穴进行预防。

第二节　痢疾

一、概述

痢疾，古称"肠澼""滞下""下利"，是以腹痛、里急后重、下痢赤白脓血为主症的病证。多发于夏秋季节，部分病例具有传染性。

痢疾的发生常与外感时邪疫毒，饮食不节等因素有关。本病病位在肠，与脾、胃关系密切。基本病机主要是邪蕴肠腑，气血壅滞，肠道传导失司，脂膜血络受伤而成痢。湿热、疫毒、寒湿、食滞等内蕴肠腑，与肠中气血相搏结，大肠传导功能失司，通降不利，气血壅滞，腐败化为脓血，而痢下赤白；气机阻滞，腑气不通，故见腹痛，里急后重。

西医学中的细菌性痢疾、阿米巴痢疾、非特异性溃疡性结肠炎等以本病主症为主要表现时，可参照本节辨证论治。

二、辨证

主症：腹痛，里急后重，下痢赤白脓血。

兼见腹痛拘急，痢下赤白黏冻，白多赤少，或为纯白冻，里急后重，口淡乏味，脘胀腹满，头身困重，舌质或淡，舌苔白腻，脉濡缓，为寒湿痢。兼见腹痛，里急后重，下痢赤白脓血，赤多白少，或纯下赤冻，肛门灼热，小便短赤，或发热恶寒，头痛身楚，口渴发热，舌质红，苔黄腻，脉滑数或浮数，为湿热痢。

三、艾灸治疗

❈ 寒湿痢 ❈

（1）治则：温化寒湿，调气和血。

（2）主穴：天枢、上巨虚、合谷、三阴交。（图 5-12~5-15）

视频 3
寒湿痢

（3）**配穴**：湿重者加阴陵泉、足三里；寒重者加关元、神阙。

（4）**操作方法**：受术者取俯卧位或坐位，在距离上述穴位皮肤 2~3cm 处施艾条温和灸，每穴施灸 5~15 分钟，每日治疗 1 次，5 次为 1 个疗程；艾炷隔姜灸，每穴灸 4~6 壮，每日治疗 1 次，5 次为 1 个疗程。

（5）**取穴依据**：本病病位在肠，故取大肠的募穴天枢、下合穴上巨虚、原穴合谷，三穴同用，可通调大肠腑气，行气和血，气行则后重自除，血和则便脓自愈；三阴交为足三阴经交会穴，可健脾利湿。

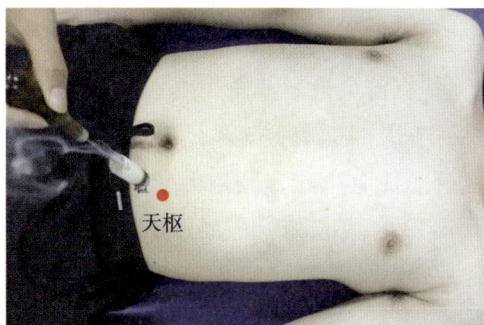
图 5-12

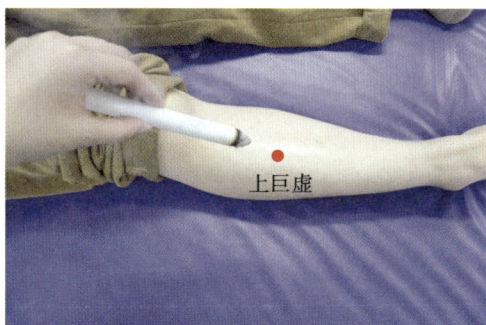
图 5-13

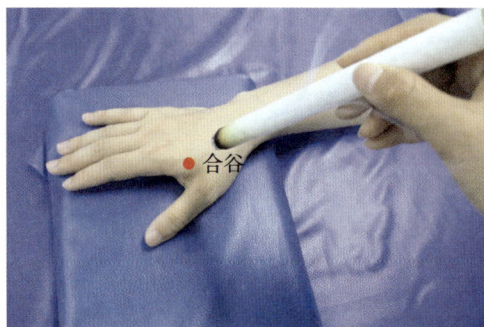
图 5-14

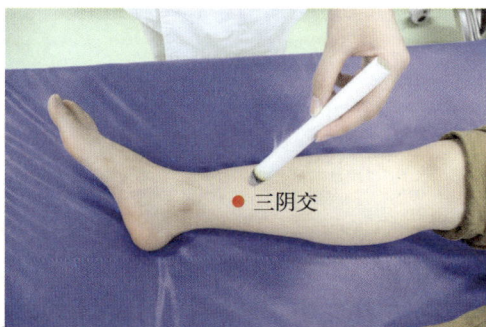
图 5-15

湿热痢

（1）**治则**：清热化湿，调气和血。

（2）**主穴**：天枢、上巨虚、曲池、合谷。（图 5-16~5-19）

（3）**配穴**：里急后重甚者加中膂俞缓急止痢。

（4）**操作方法**：受术者取仰卧位，在距离上述穴位皮肤 2~3cm

视频 4
湿热痢

处施艾条温和灸：每日灸 1~2 次，每次选用 2~4 个穴位，每穴灸 20~30 分钟，3~5 次为一疗程。艾炷隔蒜灸：每次选用 1~3 个穴位，每穴灸 5~7 壮，3 次为一个疗程。

（5）**取穴依据**：上巨虚为大肠经的下合穴，《灵枢·邪气脏腑病形》指出"合治内腑"，具有通腑化滞之功；天枢为大肠经募穴，能调理肠胃，理气化湿；曲池、合谷为手阳明大肠经的合穴和原穴，能清热散邪。

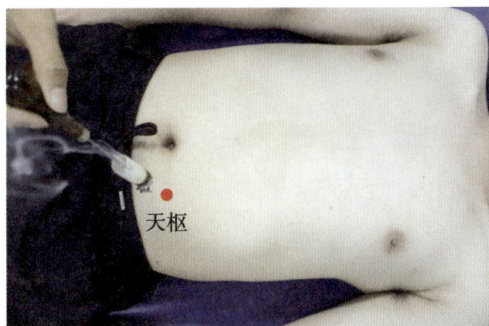

图 5-16

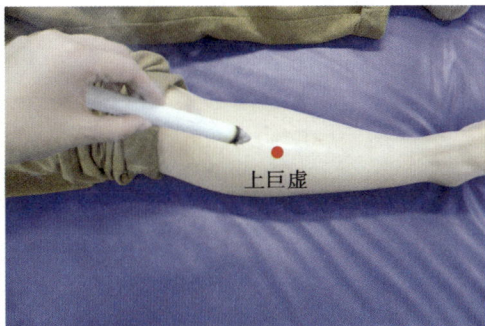

图 5-17

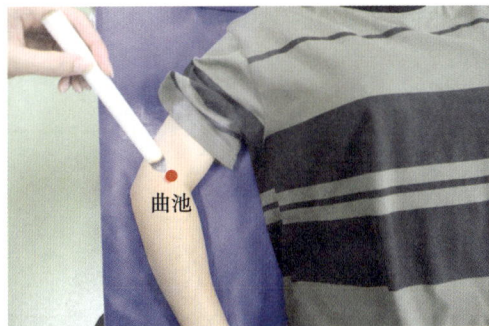

图 5-18

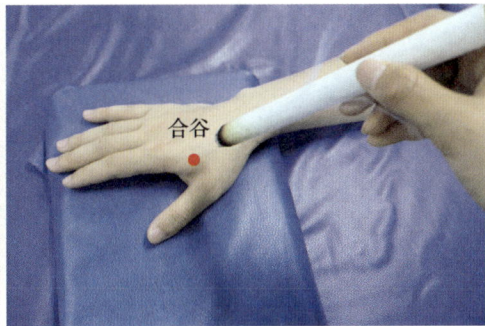

图 5-19

四、其他疗法

（一）中药贴敷

❧ 吴茱萸敷灸 ❧

（1）**主治**：寒湿痢。

（2）**处方**：吴茱萸 120g，滑石 90g，甘草 15g。

（3）**用法**：将以上药研为细末，混匀贮瓶备用。敷灸时取药末 2g，分别撒于神阙、足三里 2 穴，上用胶布盖严，每日换药 1 次，5 次为一个疗程。间隔 2 日，再行第二疗程，以愈为度。

❀ 止痢粉 ❀

（1）**主治**：热毒痢。

（2）**处方**：槐花 6g，黄连、雄黄各 6g，枳壳 15g，黄柏 80g，白头翁 15g。

（3）**用法**：上药共为末。用黑砂粉调 3g，贴脐上，候半日后，大便下清水时，即去之。

（二）养生疗法

❀ 金银板蓝根饮 ❀

（1）**材料**：金银花 6g，板蓝根 10g，白糖适量。

（2）**操作**：①将金银花、板蓝根洗净。②将金银花、板蓝根一同放入锅内，加入水，置大火上烧沸，再用小火煮 25 分钟，关火，去渣取汁。③最后加入白糖调味即可。

（3）**功效**：此品具有清热解毒、消炎止痛的功效，适用于腮腺炎、流感、流脑、痢疾等传染性疾病。

❀ 马齿苋白糖茶 ❀

（1）**材料**：马齿苋 50g，白糖 40g，茶叶 10g。

（2）**操作**：①将马齿苋、白糖、茶叶同放砂锅中，加水适量，煎煮片刻。②取汁代茶饮服，连服 3~5 天。

（3）**功效**：功能清热，解毒，止痢。用于湿热型痢疾。

五、验案举隅

颜某，女，38 岁，农民。泻痢、腹痛 4 天，每日泻下 8~12 次，脓血便，伴少量稀粪，里急后重，体温 38.6℃。曾服药治疗，效果不显，而来院灸治。选用神阙穴，取隔盐灸，燃烧艾炷 5 壮后腹痛即减，灸 7 壮后腹痛顿失。次日复诊，腹微痛，泻痢每日 3 次，仍感里急后重，体温 37℃，仍用上述灸法续灸 4 次，诸症状消失而治愈。

六、预防养护

艾灸治疗急性细菌性痢疾、阿米巴痢疾，疗效显著。但中毒性菌痢病情凶险，应采取综合治疗措施。痢疾患者，应注意饮食清淡，避免食用荤腥油腻难消化之品。尽量做到早期诊断、早期治疗，防止病情加重。

第三节　疟疾

一、概述

疟疾是以寒战、壮热、头痛、汗出、休作有时为主症的疾病。又称"打摆子""冷热病""脾寒"。本病好发于夏秋季节，但全国各地均有，以南方地区多见。瘴疟主要在南方地区发病。根据休作时间可分为每日疟、间日疟、三日疟等。

疟疾主要为感受疟邪所致。本病的病位在半表半里，与少阳经、督脉关系密切。基本病机是邪伏半表半里，出入营卫之间，正邪交争。邪入与阴相争则寒，邪出与阳相争则热，疟邪伏藏则寒热休止。

西医学中的疟疾表现为寒热往来、似疟非疟的类疟疾患，如回归热、黑热病及一些感染性疾病等属本病范畴，可参照本节辨证论治。

二、辨证

主症：寒战、壮热、头痛、汗出、休作有时。

常先有哈欠乏力，继则寒战鼓颔，寒罢则内外皆热，头痛面赤，口渴引饮，终则遍身汗出，热退身凉。舌红，苔薄白或黄腻，脉弦，为正疟。寒多热少，口不干渴，胸闷脘痞，时有呕恶，神疲乏力，面色少华。舌质淡，苔薄白，脉弦迟，为寒疟。

三、艾灸治疗

❀ 正疟 ❀

（1）**治则**：祛邪截疟，和解表里。

（2）**主穴**：大椎、陶道、间使、中渚、后溪。（图 5-20~5-24）

（3）**配穴**：高热加十宣、委中；神昏谵语加中冲、水沟；烦热盗汗加太溪、复溜；倦怠自汗加关元、气海。

视频 5
正疟

（4）**操作方法**：于发作前 1~2 小时施灸。艾条温和灸：每次选用 1~2 个穴位，每穴灸 10~15 分钟。艾炷灸：每次选用 1~2 个穴位，每穴用小艾炷灸 3~5 壮。

（5）**取穴依据**：大椎属督脉，为诸阳之会，合陶道能振奋阳气，为截疟要穴；疟邪客居少阳则寒热往来，休作有时，故取手少阳的中渚、心包经穴间使以和解少阳之邪；后溪宣发太阳经气，引邪外出。诸穴合用，可收和解少阳、祛邪截疟之功。

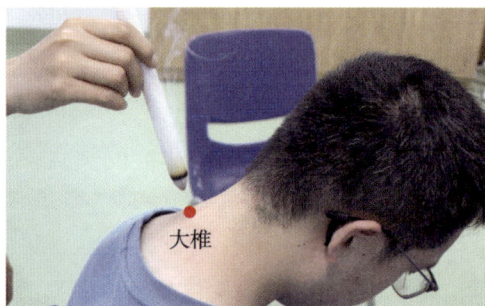

图 5-20

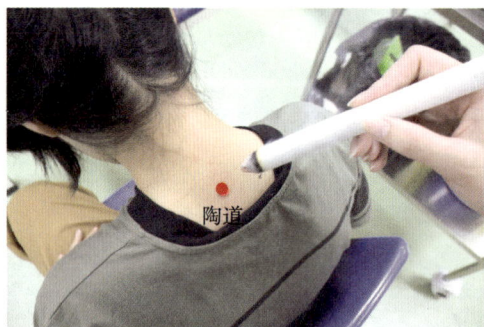

图 5-21

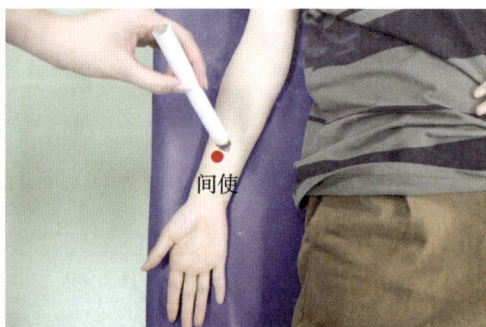

图 5-22

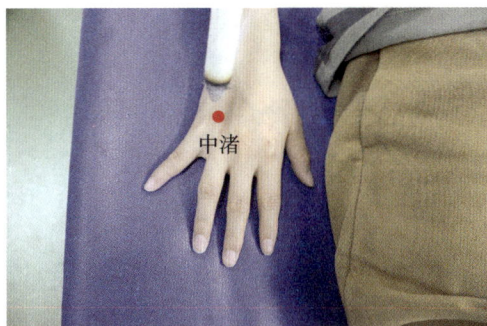
图 5-23

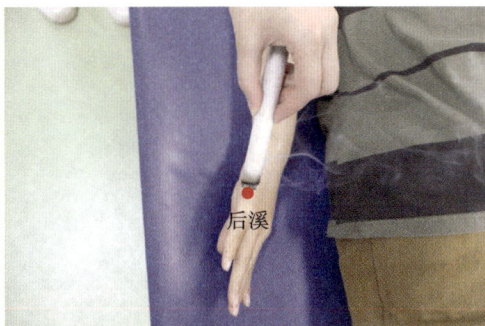
图 5-24

❧ 寒疟 ❧

（1）**治则**：和解表里，温阳达邪。

（2）**主穴**：大椎、后溪、液门、间使、内关。（图 5-25~5-29）

（3）**配穴**：呕吐加公孙；湿痰多者加丰隆。

视频 6
寒疟

（4）**操作方法**：艾条温和灸：每次选用 1~2 个穴位，每穴灸 10~15 分钟；亦或艾炷非化脓灸，每穴施灸 5~7 壮，每日治疗 1 次，7 次为 1 个疗程；温灸盒灸，每日 1 次，每次施灸 25~30 分钟，10 次为 1 个疗程。

（5）**取穴依据**：大椎属督脉，为手足三阳经与督脉之交会穴，可宣通诸阳之气而祛邪，为截疟之要穴；后溪为手太阳经穴，可宣发太阳经气，领邪外出；液门是手少阳经荥穴，能和解少阳，治寒热往来；间使为手厥阴经经穴，疏理气机，宽胸化痰；内关穴为手厥阴心包经之络穴，灸之可起到宁心醒神的作用。

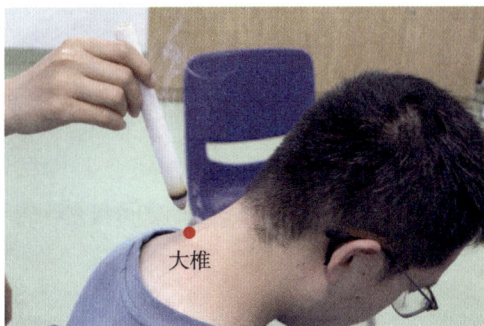
图 5-25

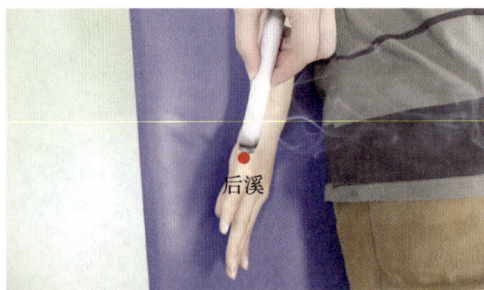

图 5-26

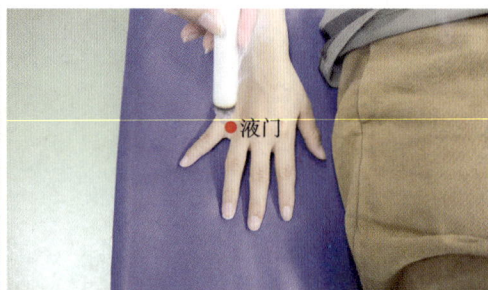

图 5-27

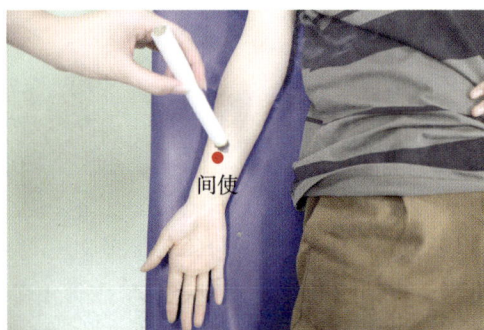

图 5-28

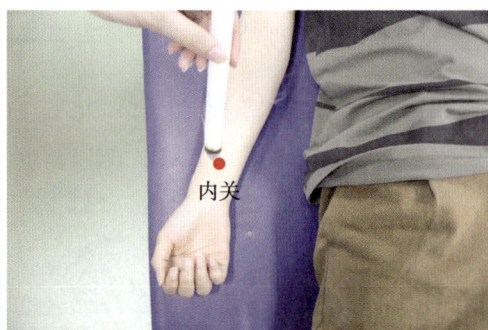

图 5-29

四、其他疗法

（一）中药贴敷

二甘散敷灸

（1）**主治**：正疟。

（2）**处方**：甘遂、甘草各等份。

（3）**用法**：将甘遂、甘草研细混匀，贮瓶中备用。施灸时取二甘散 0.5~1g，用棉花包裹呈球状，置于神阙中，外以胶布固定，四周粘紧。于发病前 3 小时敷药，每次敷灸 1~2 天。若用于预防，则不拘时间将药敷于神阙即可。

二椒散

（1）**主治**：寒疟。

（2）**处方**：白胡椒 10g，花椒 10g，硫黄 10g，生半夏 10g。

（3）**用法**：上药共研细末，在疟疾发作前 4 小时，用药粉如黄豆大，放在脐内，用胶布敷盖，待疟疾过后第 2 日去药。

（二）养生疗法

✿ 连翘败毒茶 ✿

（1）**材料**：连翘 5g，金银花 3g，绿茶 2g。

（2）**操作**：将连翘、金银花、绿茶一起放入杯中，冲入适量沸水，加盖闷泡 5~10 分钟即可。代茶饮用，每日 1 剂，分数次服用。

（3）**功效**：疏风散热，清热利湿，解毒。

五、验案举隅

顾某，女，56 岁。自诉患疟疾 5 年，每年春季、秋季均要发作，每次发作持续月余方能停止，久治未愈。就诊时发病已 4 天，间日往来寒热，先寒后热，汗出热退，头昏痛，面色微黄而滞，脉弦数，舌苔淡黄，舌中间有裂纹，色红。实验室查到间日疟原虫。当即施以直接灸法，灸大椎穴 3 小壮，嘱其隔日再灸。复诊时，自诉当期未发，故宗前法施灸，并嘱其复诊 2 次，复诊后仍未发作，并进行 2 次血液检查，均未发现疟原虫。患者自诉无任何不适，后经通信联系，3 年余未发。

六、预防养护

艾灸治疗本病的疗效肯定。一般认为，在发作前 1 小时左右艾灸效果更好。本病具有传染性，需控制传染源，及时发现和治疗所有疟疾患者及无症状疟原虫携带者。也可在高发季节用艾条灸足三里、关元、气海等穴，每次 10 分钟；或用大艾炷灸，每穴 3~5 壮，每日 1 次，有一定的预防作用。

第四节　面瘫

一、概述

面瘫是以口角向一侧歪斜、眼睑闭合不全为主症的病证，又称为"口眼歪斜"。本病可发生于任何年龄，无明显的季节性，发病急，多见一侧面部发病。

本病发生常与劳作过度、正气不足、风寒或风热乘虚而入等因素有关。本病病位在面部，与少阳、阳明经筋相关。基本病机是经气痹阻，经筋功能失调。如《黄帝内经》说："足阳明之脉，夹口环唇。"又说："足之阳明，手之太阳，筋急则口目为僻。"劳汗或新沐当风，风邪乘虚而入，风伤筋，风从热化则筋脉缓纵不收，从寒化则拘急收引，故口目不正，或痰湿素盛之人，复受风邪侵袭，风痰相搏，阻塞经脉，筋失血养，筋急则牵动口目不正。

本病多指西医学的周围性面神经麻痹，最常见于贝尔麻痹。

二、辨证

主症：本病常急性发作，多在睡眠醒来时，出现一侧面部肌肉板滞、麻木、瘫痪，额纹消失，眼裂变大，露睛流泪，鼻唇沟变浅，口角下垂歪向健侧，病侧不能皱眉、蹙额、闭目、露齿、鼓颊；部分患者初起时有耳后疼痛，还可出现患侧舌前 2/3 味觉减退或消失、听觉过敏等症。

见于发病初期，面部有受凉史。舌淡，苔薄白，脉浮紧，为风寒外袭。见于发病初期，伴有发热，咽痛，耳后乳突部疼痛。舌红，苔薄黄，脉浮数，为风热侵袭。见于恢复期或病程较长的患者，兼见肢体困倦无力，面色淡白，头晕等。舌淡，苔薄，脉细弱，为气血不足。其中风寒外袭型面瘫可采用艾灸疗法。

三、艾灸治疗

❧ 风寒外袭 ❧

（1）治则：祛风通络，疏调经筋。

（2）主穴：阳白、颧髎、颊车、地仓、翳风、牵正、太阳、合谷。（图 5-30~5-37）

视频 7
风寒外袭面瘫

（3）配穴：味觉减退配足三里；听觉过敏配阳陵泉；抬眉困难配攒竹；鼻唇沟变浅配迎香；水沟沟歪斜配水沟；颏唇沟歪斜配承浆；流泪配太冲。

（4）操作方法：受术者取仰卧位或坐位，在距离上述穴位皮肤 2~3cm 处施艾条温和灸，每次选用 4~7 个穴位，每穴灸 5~15 分钟，每日灸 1~2 次，5~7 次

为一疗程；亦可施艾条雀啄灸。也可施隔蒜泥灸：将鲜大蒜捣如泥状，取蒜泥少许涂于穴位上，上置艾炷施灸。每次选用 3~5 个穴位，每穴灸 1 壮，艾炷掺入少许麝香，如黄豆大。

（5）取穴依据：面部腧穴可疏调局部经筋气血，活血通络；"面口合谷收"，合谷为循经选穴，与近部腧穴翳风相配，祛风通络。

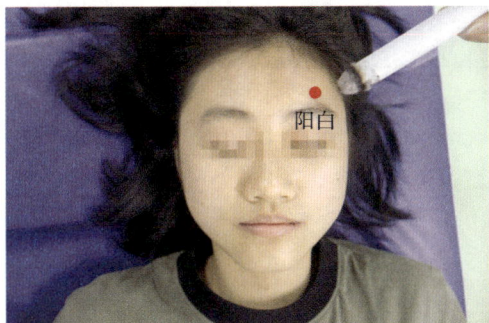

图 5-30

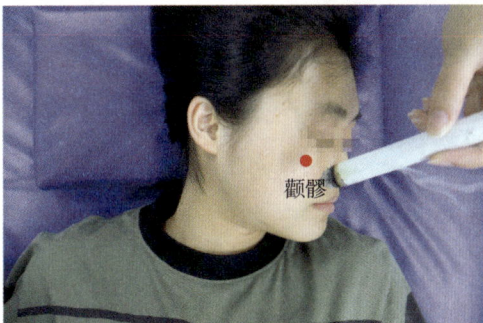

图 5-31

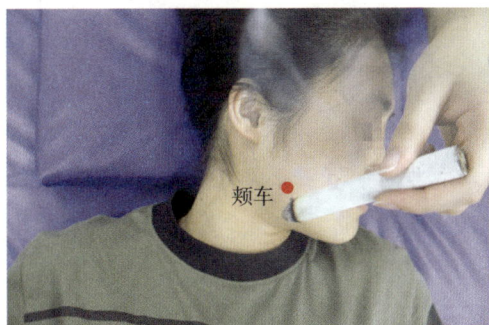

图 5-32

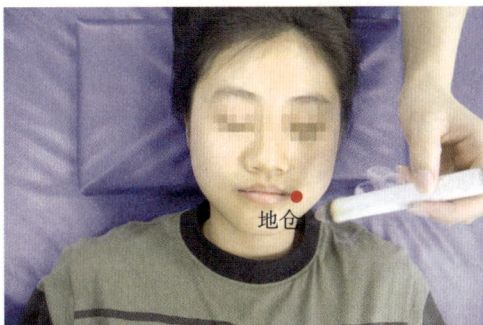

图 5-33

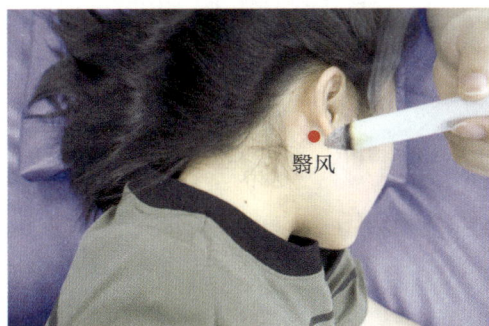

图 5-34

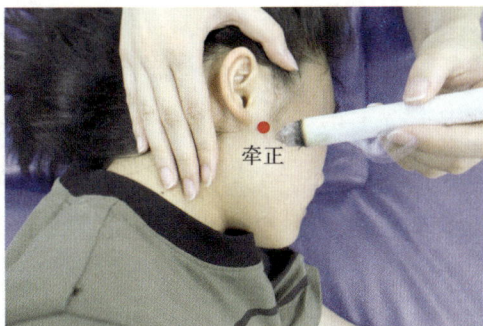

图 5-35

89

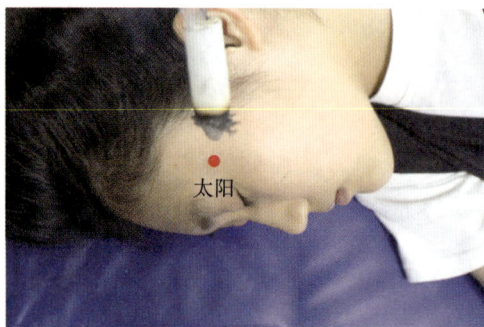

图 5-36

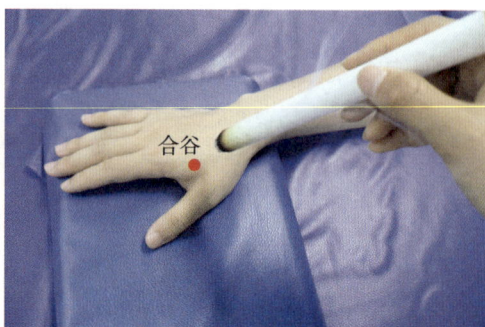

图 5-37

四、其他疗法

（一）中药贴敷

✿ 芥末糊敷灸 ✿

（1）**主治**：面瘫。

（2）**处方**：芥末面适量。

（3）**用法**：先用食盐水含漱口腔，于患侧内线上，相当于第2臼齿及其前后各 0.3~0.5cm 处，取 3 个挑刺点，此线上下 0.5~1cm 处的平行线上各取 3 点，由浅而深地每点雀啄挑刺 10~30 次，深度可达黏膜下，挑刺出血后漱口。取芥末面 20~30g，以温水适量调成糊膏状，摊于纱布或油纸中央，厚约 0.5cm，敷于麻痹侧地仓、下关及颊车之间，胶布固定。视患者面部感受情况，敷数小时至数天后取下。敷灸 1 次不愈，可于 3 周后进行第 2 次治疗。如局部起水疱，可按烫伤处理。如局部皮肤色素沉着，数天后可自行消退。

✿ 蓖麻仁松香（牵正膏）✿

（1）**主治**：面神经麻痹（风寒型）。

（2）**处方**：蓖麻仁 10g，松香 30g。

（3）**用法**：上药分别研为细末，备用。取净水 1000g 煮沸后，倒入蓖麻仁细末，煮 5 分钟后，入松香，小火煮 3~4 分钟。倒入已备好之冷水盆中（水 1000ml），捻成收膏。切成块状（约 3g）备用。贴敷时先取药块 1 个，用热水烫软后，摊于小圆布上，贴于患侧下关或颊车穴上，胶布固定，每 5 日换贴 1 次。

（二）养生疗法

❧ 全蝎酒 ❧

（1）**材料：** 白附子 30g，僵蚕 30g，全蝎 30g。

（2）**操作：** 上药研碎，用白酒 500ml 浸泡 24 小时，封口，3 日后开启，过滤去渣饮用。

（3）**功效：** 祛风通络，化痰止痉。本药酒适宜于周围性面神经麻痹（面瘫）。

❧ 牵正散加桂枝药酒（外用）❧

（1）**材料：** 白附子、全蝎、僵蚕各 30g，桂枝 50g。

（2）**操作：** 将以上药用 60° 白酒 250ml 浸泡，瓶装密封，3 日后即可使用。将药酒涂于患侧，并按摩穴位风池、翳风、牵正、地仓、承浆、迎香、攒竹、鱼腰等。每日 1~2 次，每穴按 1 分钟。

（3）**功效：** 温经通络，化痰息风。本药酒配合艾灸治疗周围性面神经麻痹（面瘫）效果良好。

五、验案举隅

王某，女，31 岁，工人。1977 年 4 月 18 日初诊。口眼㖞斜 70 余天。1968 年野外作业，睡眠起床后，发现口角左㖞，右眼不能闭合，眼睑下垂，嘴角漏气、漏水，患侧颊部积食，右眼流泪，畏风，在当地医院治疗 3 个月而愈。1980 年秋季，前症又复发，经用中西药、针灸，约 2 个月恢复。今年元月，感冒发烧，右侧头痛 1 周后，又感觉右颜面部发冷，复被冷风吹击，即发现嘴角向左㖞，味觉减退，患侧鼻孔无分泌物，面部疲乏不适，全身酸软无力。经某军医大学附属医院神经内科行脑电图、脑血流图、脑超声、放射线、颅骨拍片等检查，排除颅内占位性疾患，诊断为"周围性面神经麻痹"。应用消炎、营养神经药物及针灸治疗未愈。检查：右颜面表情肌无力，不能蹙额、皱眉。额纹、鼻唇沟消失。右眼闭不合，眼裂 3mm。嘴角向左㖞，牙齿更为明显，不能鼓腮，漏气、漏水，右颊部积食。舌体伸不直，舌尖向左侧倾斜。舌质淡红，苔薄白，六脉沉细而缓。辨证：表虚，风邪中络。治则：疏风活络，益气补虚。选穴：右侧牵正、阳白、四白、地仓、巨髎、夹承浆、足三里。患者取正坐仰靠位，屈膝垂足，先针牵正、夹承浆穴，得气后，接 G-6805 电疗仪，四白、阳白穴，另接一线，用连续波或断续波，以面肌、眼睑肌有节奏地抽动为佳，通电 15 分钟。用艾条灸双侧足三里穴，各 15 分钟。起针后，在面部以颧髎穴为中心，拔火罐 15 分钟。起罐后，用艾条灸阳白、四白、地仓、夹承浆、牵正穴，各灸 15 分钟。共治 7 个疗程，恢复正常。

六、预防养护

患者近 10 年中，在一侧面部反复 3 次发病。审证求因，为正气不足，不能抗御外邪所致。正如《黄帝内经》说："邪之所凑，其气必虚。"所以，在选穴及方法的运用方面，以扶正为主。除在颜面局部取穴外，在足阳明胃经的合穴足三里，重用灸法。此外在治疗期间嘱患者患侧耳面部应避免风寒，同时避免疲劳。必要时应戴口罩及眼罩；每日点眼药水 2~3 次，以预防感染。加强患侧肌肉的锻炼。

第五节　头痛

一、概述

头痛是以患者自觉头部某一部位或整个头部疼痛为主症的病证，可见于临床各科急慢性疾病。中医又称其为"头风"。其发生常与外感风邪，以及情志、饮食、体虚久病等因素有关。

中医认为头痛多因外感（六淫）和内伤（七情）所致。头为诸阳之会，清阳之府。易感受外邪，特别是风寒，"风为百病之长""巅高之上，惟风可到""寒主收引""寒邪伤阳，则会气血逆乱，脑失所养"。亦或内伤情志，五志可化火，上扰清空；饮食不节，可伤脾胃，生痰生湿，上蒙清窍，阻遏清阳；以上诸因皆可造成经络不通，"不通则痛"，而出现头痛症状。

西医学认为，头痛分为原发性和继发性两大类，原发性头痛包括偏头痛、紧张性头痛和丛集性头痛等，又称功能性头痛；继发性头痛是由于其他疾病所引起的，如感染、高血压病或颅内肿瘤导致的颅内压升高。头部外伤等所致的头痛，又称症状性头痛。

二、辨证

❧ 外感头痛 ❧

主症：发病较急，头痛连及项背，痛无休止，外感表证明显。

兼见头痛连项或有紧束感，遇热痛减，恶风寒，常喜裹头戴帽，舌苔薄白，脉象浮紧，为风寒头痛；兼见头痛昏沉，头重如裹，肢体困重，阴雨加剧，胸闷纳呆，大便或溏，舌苔白腻，脉象濡缓，为风湿头痛。

❧ 内伤头痛 ❧

头痛发病较缓，多伴头晕，痛势绵绵，时止时休，遇劳或情志刺激而发作、加重。兼见头痛昏蒙，脘腹痞满，呕吐痰涎，苔白腻，脉滑，为痰浊上扰。

三、艾灸治疗

❧ 风寒头痛 ❧

（1）治则：疏风散寒止痛。

（2）主穴：百会、太阳、列缺、合谷、风门、阿是穴。（图5-38~5-42）

视频8
风寒头痛

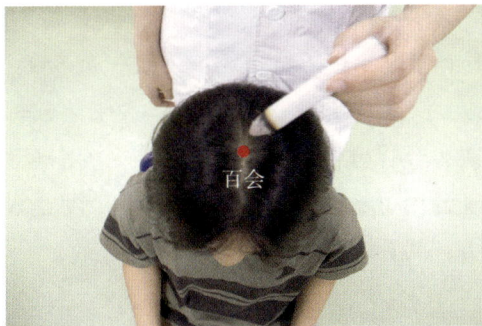

（3）配穴：颠顶疼痛加灸四神聪；鼻塞加灸迎香。

（4）操作方法：受术者取仰卧位或坐位，艾炷隔姜灸，每穴施灸5壮，每日1次，5次为1个疗程；艾条温和灸，每次施灸5~10分钟，每日治疗1次，10次为1个疗程。

（5）取穴依据：百会是督脉、足太阳膀胱经的交会穴，是诸阳之会，艾灸此穴可通达人体阳气，有醒脑开窍、清利头目的作用，因此对治疗头痛有良好效果。列缺为肺经之络穴，通任脉，任脉为"阴脉之海"，可调补气血，可宣通气机，通经络，行气血；阿是穴调和局部气血，以痛处为穴。故上穴配伍，共奏通经活络止痛之效，通治一切头痛。

图5-38

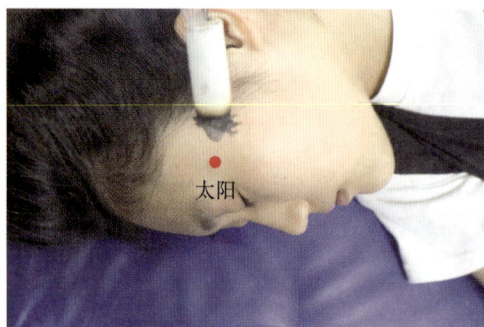

图 5-39

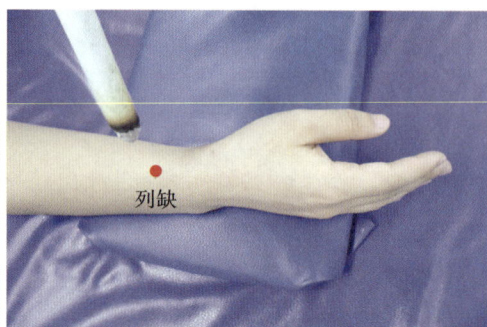

图 5-40

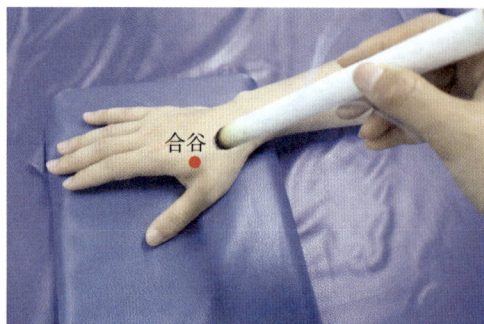

图 5-41

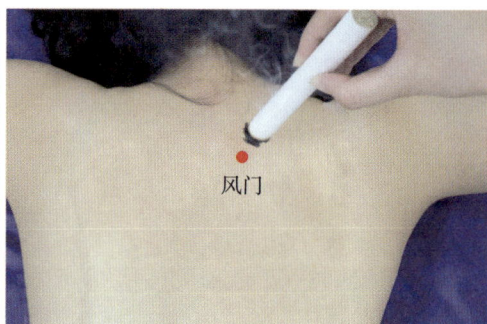

图 5-42

风湿头痛

（1）**治则**：祛风胜湿通窍。

（2）**主穴**：百会、太阳、列缺、合谷、偏历、阴陵泉、阿是穴。
（图 5-43~5-48）

视频 9
风湿头痛

（3）**配穴**：胸闷脘痞、腹胀便溏加灸脾俞、三阴交。

（4）**操作方法**：艾炷隔姜灸，每穴施灸 5 壮，每日 1 次，5 次为
1 个疗程；艾条温和灸，每次施灸 5~10 分钟，每日治疗 1 次，10 次为 1 个疗程。

（5）**取穴依据**：百会、太阳诸穴标本兼顾，皆能调和经气，疏通络脉；列缺、合谷皆治头面五官之疾，为镇痛效穴；偏历为手阳明大肠经络穴，与阴陵泉合用可解表散寒，祛湿止痛。阿是穴调和局部气血，以痛处为穴。故上穴配伍，共奏调和气血、通络止痛之效。

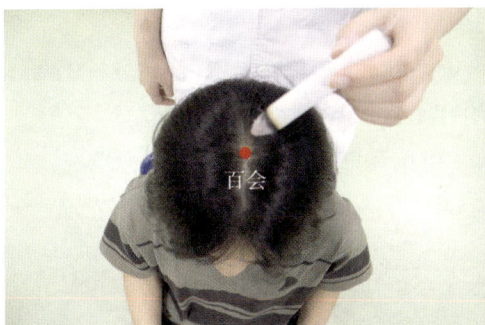

图 5-43

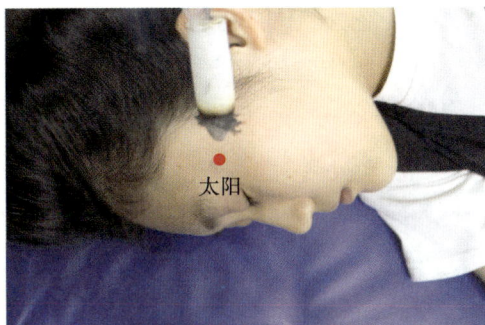

图 5-44

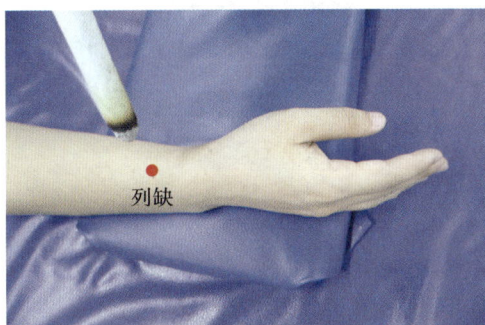

图 5-45

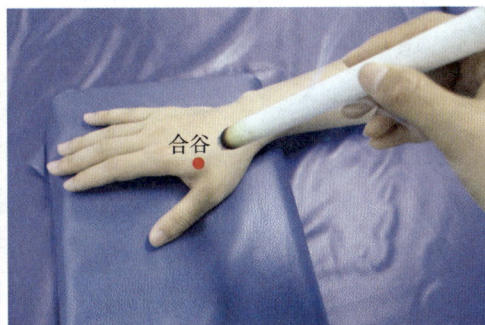

图 5-46

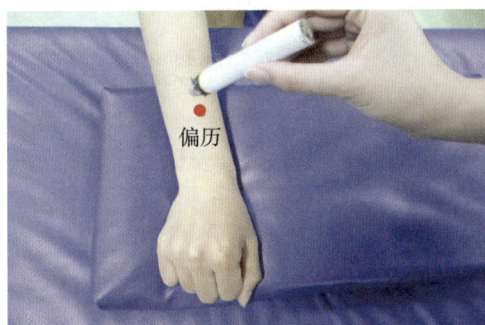

图 5-47

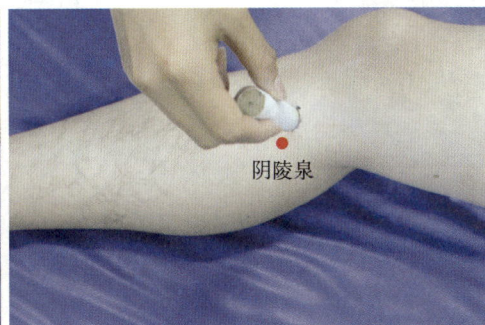

图 5-48

❀ 痰浊头痛 ❀

（1）治则：健脾燥湿，化痰降逆。

（2）主穴：风池、百会、太阳、合谷、中脘、丰隆。（图 5-49~
5-54）

视频 10
痰浊头痛

95

（3）**配穴**：胸闷脘痞加灸脾俞、三阴交。

（4）**操作方法**：艾炷隔姜灸，每穴施灸5壮，每日1次，5次为1个疗程；艾条温和灸，每次施灸5~10分钟，每日治疗1次，10次为1个疗程。

（5）**取穴依据**：头部穴位为局部选穴，可调和气血，通络止痛；远端选穴均为同名经穴配合，一上一下，同气相求，疏导阳明、少阳、太阳、厥阴经气血。

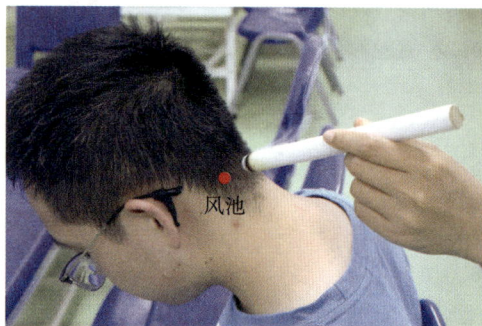
图 5-49

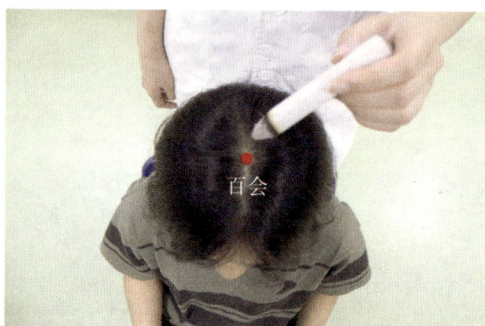
图 5-50

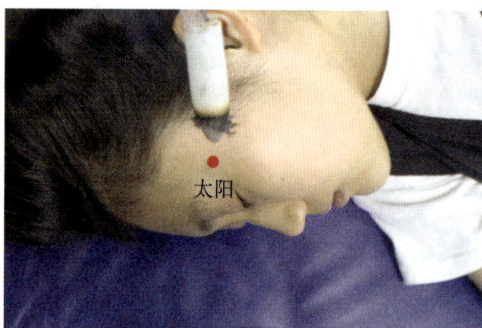
图 5-51

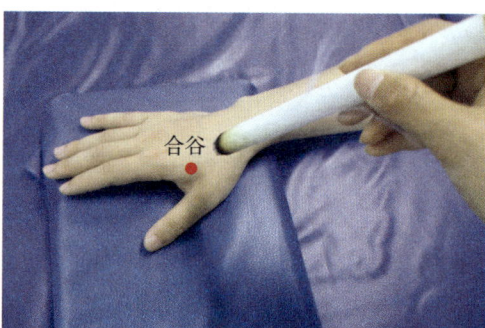
图 5-52

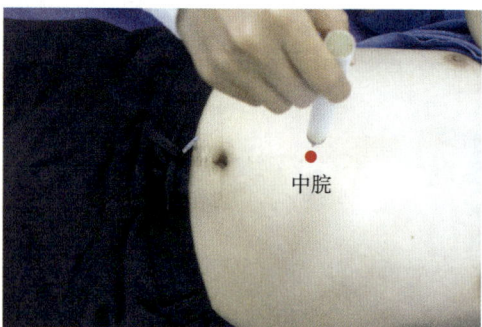
图 5-53

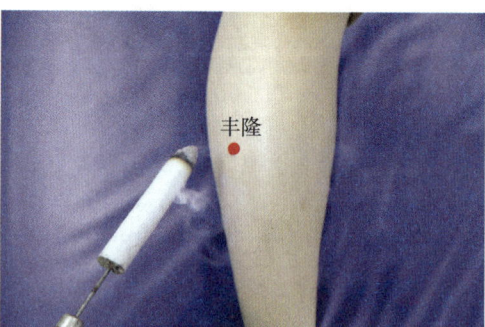
图 5-54

四、其他疗法

（一）中药贴敷

❧ 生姜膏 ❧

（1）**主治**：风寒头痛。

（2）**处方**：鲜姜适量。

（3）**用法**：取鲜姜适量，捣如泥膏状，成黄豆大姜团数枚（不要去姜汁），贴于太阳穴，上盖油纸固定即可，每日 1 次，每次 1~2 小时。

❧ 芥菜子散 ❧

（1）**主治**：寒湿头痛。

（2）**处方**：芥菜子适量。

（3）**用法**：研细末，温水调稠，填脐内，隔衣以壶盛热汤熨之，汗解。

（二）养生疗法

❧ 川芎祛风止痛酒 ❧

（1）**材料**：川芎 15g，荆芥 12g，白芷 6g，羌活 6g，甘草 6g，细辛 3g，防风 4.5g，薄荷 12g。

（2）**操作**：上述饮片打成粗末，用45~52°白酒 500ml 浸泡，浸泡期间，每日将浸泡容器摇动数次。1 周后，将药液过滤，去渣备用。口服。每次 15~20ml，早、晚各 1 次。

（3）**功效**：祛风止痛。凡感冒头痛、偏头痛、血管神经性头痛、慢性鼻炎引起的头痛，风邪为患者都可应用。

❧ 羌活苍陈茶 ❧

（1）**材料**：红茶 5g，羌活 6g，苍术、陈皮各 5g。

（2）**操作**：将羌活、苍术和陈皮用 450ml 水煮沸 15 分钟，取沸汤冲泡红茶。每日 1 剂，随时温饮。

（3）**功效**：疏风祛湿，适于风湿入体所致的头痛、四肢困重、伴有胸闷等。

五、验案举隅

何某，男，64 岁，广东人。前头及两太阳穴疼痛，反复发作将近 7 年，止痛剂只能维持片刻。第三、五颈椎棘突均有压痛，当触及第五颈椎棘突时有如触电，即在第五颈椎用重灸法，灸感并未感知上头，头部亦未有感应，但灸至 15 分钟后痛即全止，以后又在原处续灸 1 周，3 月余尚未再发。

六、预防养护

艾灸对功能性头痛有显著疗效，对继发性头痛可改善症状。头痛原因复杂，要明确诊断，对于多次治疗无效，或头痛继续加重者，要考虑某些颅脑病变，查明原因，采取综合措施。患者在治疗期间，应禁烟酒，适当参加体育锻炼，避免过劳和精神刺激，注意休息。艾灸可以调节神经系统的功能，激活体内内源性镇痛调制系统，起到镇痛作用。

第六节　眩晕

一、概述

"眩"即视物模糊，"晕"即头晕，两者常同时并见，故统称眩晕，又称"头眩""掉眩""冒眩""风眩"等。主要表现为自觉头晕目眩、眼前发黑、视物模糊、旋转，站立不稳，轻者闭目即止，重者常伴有面色苍白、恶心、呕吐、出汗、心跳加快等。

眩晕的发生常与忧思恼怒、恣食厚味、劳伤过度、头脑外伤等因素有关。本病病位在脑，与肝、脾、肾相关。基本病机虚证为气血虚衰或肾精不足，清窍失养；实证多与风、火、痰、瘀扰乱清窍有关。

西医学中的良性位置性眩晕、脑缺血、梅尼埃病等可归属本病范畴，高血压病等以眩晕为主要表现者，可参照本节辨证论治。

二、辨证

头晕目眩，泛泛欲吐，甚则昏眩欲仆。兼见头蒙如裹，胸闷呕恶，神疲困倦，舌胖苔白腻，脉濡滑，为痰湿中阻。

三、艾灸治疗

❧ 痰湿中阻 ❧

（1）**治则**：化痰祛湿，健脾和胃。

（2）**主穴**：百会、风池、太冲、内关、丰隆。（图5-55~5-59）

（3）**配穴**：呕吐加风府；耳鸣加络却；头晕面赤不欲言加攒竹、合谷。

视频11
痰湿中阻眩晕

（4）**操作方法**：温和灸：每次选用2~4个穴位，每穴灸15~20分钟，每日或隔日灸1次。隔姜灸：每次选用2~4个穴位，每穴灸5~7壮，艾炷如黄豆或枣核大，每日或隔日灸1次，5~7次为1个疗程。

（5）**取穴依据**：眩晕病位在脑，脑为髓之海，督脉入络脑，故治疗首选位于巅顶之百会穴，可清头目、止眩晕；风池位于头部，局部取穴，疏调头部气机；太冲为肝之原穴，可平肝潜阳；内关为八脉交会穴，通阴维脉，既可宽胸理气，和中止呕，又与太冲同名经配穴，加强平肝之力；丰隆健脾除湿，化痰定喘。

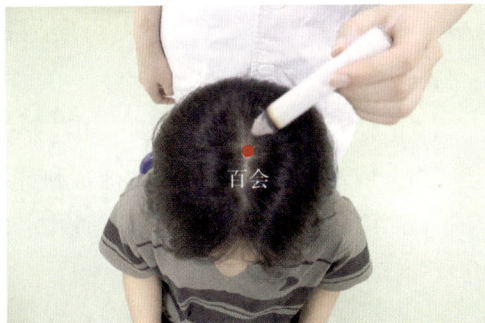

图 5-55

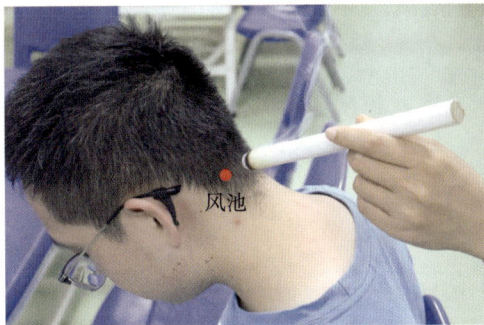

图 5-56

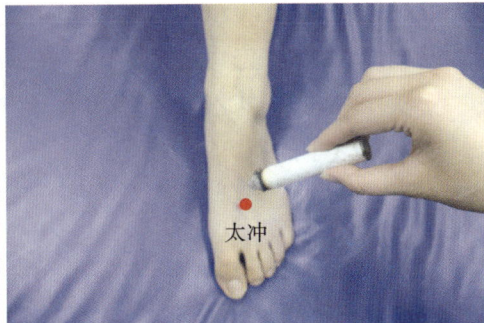

图 5-57

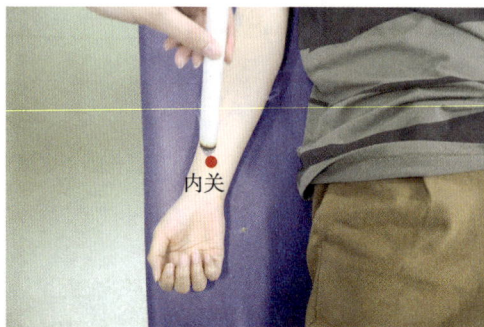

图 5-58

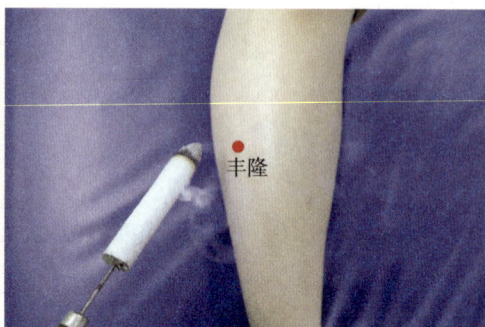

图 5-59

四、其他疗法

（一）中药贴敷

❧ 痰阻眩晕膏 ❧

（1）**主治**：痰浊中阻之眩晕。

（2）**处方**：胆南星、明矾、川芎、郁金各 12g，白芥子 30g，生姜汁适量。

（3）**用法**：将前 5 味药共碾成细末，贮瓶密封备用。用时取药末适量，加入生姜汁调和成膏状，敷于患者脐孔上，盖以纱布，胶布固定。每日换药 1 次，10 日为 1 个疗程。

❧ 复方吴茱萸熨 ❧

（1）**主治**：湿蒙清窍之眩晕。

（2）**处方**：吴茱萸 30g，半夏 15g，熟大黄 10g，生姜 30g，葱白 7 根（带须）。

（3）**用法**：上药共为粗末，放铁锅内，加醋适量，炒热，分作两份，纱布包裹。趁热放脐上熨之，两包轮流，冷则换之，每次 30~60 分钟，每日 2~3 次，连用 3~7 日（1 剂药可用 3 日）。

（二）养生疗法

❧ 菊花山楂茶 ❧

（1）**材料**：菊花、茶叶各 10g，山楂 30g。

（2）**操作**：上 3 味用沸水冲沏。每日 1 剂，代茶常饮。

（3）**功效**：清热，降痰，消食健胃，降脂。适用于眩晕、高血压、冠心病及高脂血症等。

五、验案举隅

刘某，女，47岁。1981年5月16日就诊。患高血压8年，长期服用降血压药而收效不佳，常感头部胀痛，头昏，头重脚轻，头面烘热，下午为甚，耳鸣如蝉，心悸乏力，多梦易醒，颜面及下肢轻度浮肿，手足心热，舌质红，苔薄白，脉象弦细。血压170/110mmHg，小便化验无异常发现。停用口服降血压之中西药，用复方桃仁敷灸涌泉穴治疗。5月21日复诊，患者自觉症状减轻，血压170/100mmHg。5月29日四诊，患者除有轻微头痛外，其他症状消失，血压140/88mmHg，停用敷灸后至1982年6月，多次复查血压，均在136~140/88~90mmHg，一般情况尚好。

六、预防养护

艾灸治疗眩晕具有较好的临床疗效，应查明原因，明确诊断，注意原发病的治疗。眩晕发作时，嘱患者闭目或平卧，保持安静，如伴呕吐应防止呕吐物误入气管。痰湿较重者，应以清淡食物为主，少食肥腻之品。在施灸过程中，要密切观察皮肤的反应，如发现皮肤发红、起泡等现象，应及时调整施灸方法和时间，避免烧伤加重。治疗的同时应注意做相关检查以明确病因。如测查血红蛋白、红细胞计数，测定血压、心电图、电测听、脑干诱发电位、眼震电图及颈椎X片，以及CT、MRI等。应注意与中风、厥证鉴别。

第七节 不寐

一、概述

不寐又称"不得眠""不得卧""目不瞑"，是以经常不能获得正常睡眠为主症的疾病，主要表现为睡眠时间、深度的不足。轻者入睡困难，或寐而不酣，时寐时醒，或醒后不能再寐，重者彻夜不寐。

不寐的发生常与饮食不节、情志失常、劳逸失调、病后体虚等因素有关。不寐的病位在心，与肝、脾、肾、胆、胃等脏腑密切相关。基本病机是心神失养或心神被扰，心神不宁，或阴、阳跷脉功能失衡，阳盛阴衰，阴阳失交。

西医学中的神经官能症、围绝经期综合征、慢性消化不良、贫血、动脉粥样硬化症等疾病过程中以不寐为主要临床表现时均属本病范畴，可参照本节辨证论治。

二、辨证

症见入睡困难，或寐而易醒，甚则彻夜不眠，心烦口苦，头重目眩，胸闷恶心，嗳气痰多，喘促咳嗽，舌质偏红，苔黄腻，脉象滑数，为痰热内扰。

三、艾灸治疗

❈ 痰热内扰 ❈

（1）治则：化痰清热，养心安神。

（2）主穴：照海、申脉、神门、三阴交、安眠、四神聪、丰隆、间使。（图5-60~5-67）

视频12
痰热内扰不寐

（3）配穴：胸闷，善太息，纳呆腹胀者，加心俞、胆俞。

（4）操作方法：温和灸：每次选用3~4个穴位，每穴灸5~10分钟，每日灸1次，7次为1个疗程。针上加灸：每次选用2~4个穴位，每穴灸2~3壮，每日灸1次，7次为1个疗程。

（5）取穴依据：跷脉主寤寐，司眼睑开阖，照海通阴跷脉，申脉通阳跷脉，可通过调节阴、阳跷脉以安神；神门为心之原穴，可宁心安神；三阴交为肝、脾、肾经的交会穴，可益气养血安神；安眠为治疗失眠的经验效穴；四神聪位于巅顶，入络于脑，可安神定志，丰隆、间使可清热化痰。

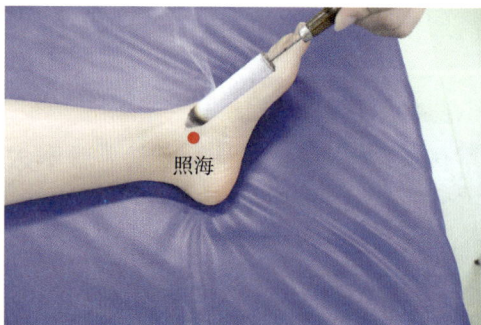

图5-60

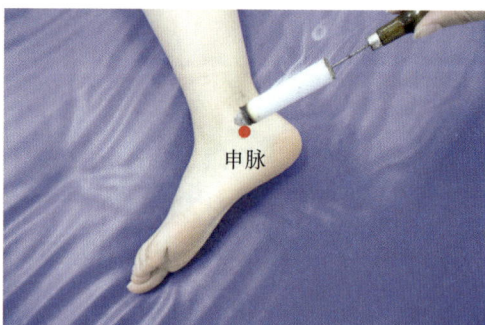

图5-61

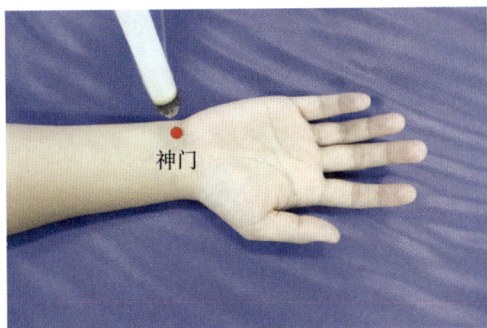

图 5-62

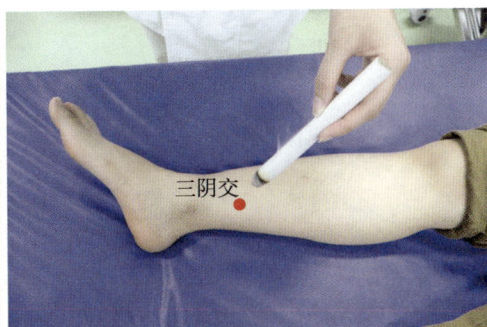

图 5-63

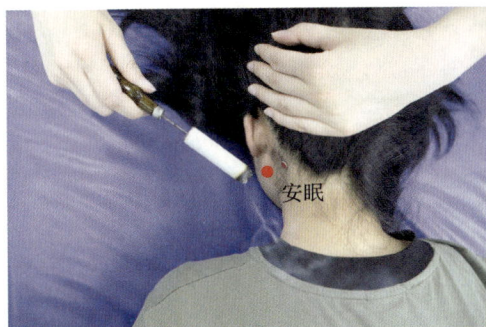

图 5-64

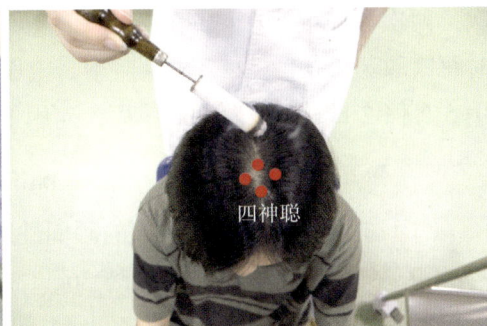

图 5-65

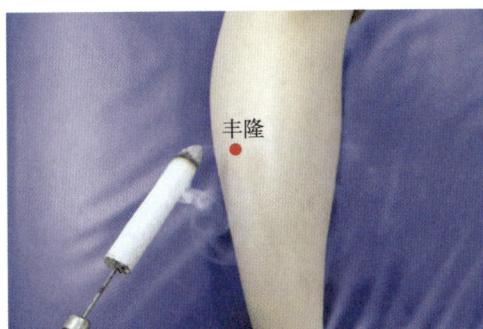

图 5-66

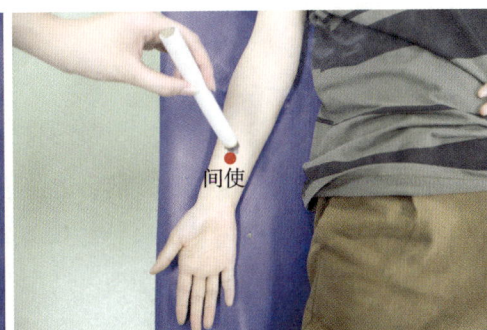

图 5-67

四、其他疗法

（一）中药贴敷

❀ 味元丹 ❀

（1）**主治**：失眠。

（2）**处方**：五味子、玄参、丹参各100g，党参、淫羊藿各50g，肉桂粉、黄连粉各50g。

（3）**用法**：用3000ml的水浸2小时，煎30分钟，取滤液，再加水复煎1次，两次滤液混合，浓缩成稠液，加肉桂、黄连粉，烘干压粉，装瓶备用。用时每次取药粉0.1~0.2g，放入脐中，上压一干棉球，胶布固定,24小时换药1次，用5日停2日，1周为1个疗程，连用1~4个疗程。

❀ 菖蒲郁金散 ❀

（1）**主治**：各种原因引起的顽固性失眠。

（2）**处方**：石菖蒲6g，郁金6g，枳实6g，沉香6g，朱砂2g，琥珀2g，炒枣仁6g。

（3）**用法**：上方共研细末，混匀备用。每次取药末，填敷脐中，滴生姜汁适量，外盖纱布，胶布固定。24小时换药1次，1周为1个疗程。

（二）养生疗法

❀ 茉莉花茶 ❀

（1）**材料**：茉莉花、石菖蒲各6g，清茶10g。

（2）**操作**：上药共研粗末。每日1剂，沸水冲泡，随意饮用。

（3）**功效**：理气化湿，安神。适用于心悸健忘，失眠多梦，神经症等。

❀ 五味枣仁杞子茶 ❀

（1）**材料**：五味子、枸杞子、酸枣仁各等份。

（2）**操作**：取上药各6g，共置保温杯中，用沸水适量冲泡，盖闷15分钟，代茶频饮。每日1~2剂。

（3）**功效**：宁心安神，健脑益智。适用于病后体虚，心烦不寐，多梦，头昏，记忆力减退。

五、验案举隅

患者，女，55 岁。主诉：反复失眠 6 年余，再发加重 1 周。现病史：患者 6 年余前无明显诱因下出现失眠，夜间入睡困难，眠浅易醒，平均每晚睡眠时长为 3~4 小时，开始未予重视，后因失眠导致白天精神较差，严重影响工作和生活，遂至当地医院就诊，完善 TCD、颅脑 MRI、颈动脉彩超、心脏彩超、三大常规及肝肾功能检查等均未见明显异常，予阿普唑仑片 0.4mg 睡前口服治疗，患者病情稍好转。病程中患者因担心长期服用助眠药物不良反应较大，未规律服药，偶尔上述症状明显时自行连续服用阿普唑仑片数天可缓解。1 周前，患者失眠症状再发加重，夜间入睡困难，眠浅易醒，凌晨 2~3 时醒后难以再入睡，伴有胸闷心慌，头晕，服用阿普唑仑后症状缓解不明显，为求中医外治就诊。现症见患者夜间入睡困难，眠浅易醒，一般 2~3 时醒后难以再入睡，甚至彻夜不寐，阿森斯评分 8 分，饮食一般，二便尚调，平素头重如裹，胸脘痞闷，无嗳气，伴口干口苦，舌红，苔黄腻，脉滑数。西医诊断：失眠。中医诊断：不寐（痰热扰心证）。

选取神门、三阴交、安眠、四神聪、丰隆等穴艾灸治疗，治疗后第 2 天睡眠较前好转，阿森斯评分 5 分，口干口苦减轻，无头昏沉感，胸闷较前减轻。治疗后第 7 天，患者自觉无口干、稍有口苦，无头昏沉感，无胸闷，阿森斯评分 3 分。治疗第 15 天，患者睡眠好，阿森斯评分 0 分，无头晕头痛、无胸闷、无口干口苦、精神食欲好，给予出院。

六、预防养护

艾灸治疗不寐效果良好，尤其是在下午或晚上治疗，效果更好。若在每次治疗前配合梅花针叩打头部诸经，可提高疗效。在治疗本病时，应指导患者养成良好的睡眠习惯，让患者认识导致失眠的原因，以减轻心理压力；并让患者放松情绪，减轻焦虑，尽量减少对失眠的关注，避免精神刺激。

第八节　心悸

一、概述

心悸是以心中悸动、惊惕不安甚则不能自主为主症的疾病。临床多呈发作性，每因体虚劳倦、七情所伤、感受外邪等发作，常伴胸闷、气短、失眠、健忘、眩晕、耳鸣等症。病情较轻者为惊悸，多为阵发性；病情较重者为怔忡，可呈持续性。

心悸的发生常与体虚劳倦、七情所伤、感受外邪、药食不当等因素有关。平素体质不强，心气怯弱，或久病心血不足，或忧思过度，劳伤心脾，使心神不能自主，发为心悸；或肾阴亏虚，水火不济，虚火妄动，上扰心神而致病；或脾肾阳虚，不能蒸化水液，停聚为饮，上犯于心，心阳被遏，心脉痹阻，而发本病。本病病位在心，与胆、脾、肾等关系密切。基本病机是气血阴阳亏虚，心失濡养，或邪扰心神，心神不宁。

西医学中各种原因引起的心律失常，或心功能不全、心肌炎、神经症等以心悸为主症者属于本病范畴，可参照本节辨证论治。

二、辨证

主症：自觉心中悸动、惊惕不安，甚则不能自主。

兼见胸闷气短，面色苍白，形寒肢冷，舌淡，苔白，脉沉细或结代，为心阳不振。兼见眩晕脘痞，形寒肢冷，或下肢浮肿，渴不欲饮，恶心吐涎，小便短少。苔白腻或白滑，脉弦细，为水气凌心。

三、艾灸治疗

❧ 心阳不振 ❧

（1）治则：温补心阳，安神定悸。

（2）主穴：内关、关元、命门、脾俞、足三里。（图5-68~5-72）

（3）配穴：心阳不振，以致心动过缓者，加至阳。

视频13
心阳不振心悸

（4）操作方法：用艾条雀啄灸，每穴灸 10~15 分钟，每日灸 1 次，7~10 次为 1 个疗程，每个疗程间隔 2~3 天。亦可使用隔附子饼灸，每次选用 3~4 个穴位，每穴灸 5~7 壮，每日或隔日灸 1 次，5~7 次为 1 个疗程，每个疗程间隔 3 天。

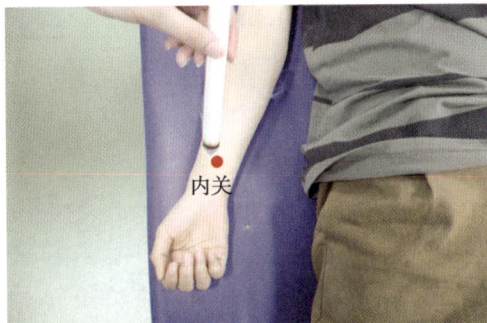
图 5-68

（5）取穴依据：关元为任脉之穴，小肠之募穴，下纪者关元也。可被誉为人体第二个心脏，可主奔豚抢心，艾灸关元可温补肾阳，缓解肾不纳气上冲所致之心悸症状。内关为手厥阴心包经之络穴，也为八脉交会穴。可主治心痛，心动过速等心系病症。艾灸本穴可调理心气，安神定悸。脾俞为足太阳膀胱经之背俞穴，足三里胃经之合穴，也为胃经之本穴，虚实皆可治此，脾胃为后天之本，可温补脾胃，补气益血，缓解因气血不足所致心悸。命门为督脉之穴，可调节心肾，补肾纳气，定悸养心。

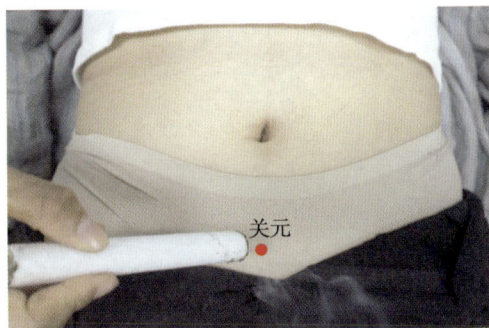
图 5-69

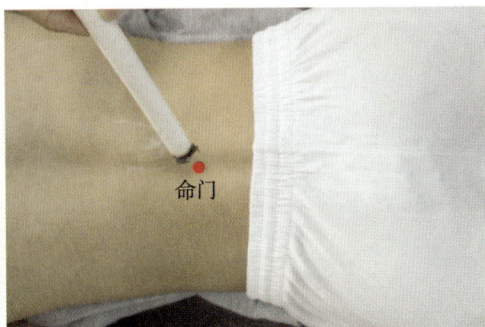
图 5-70

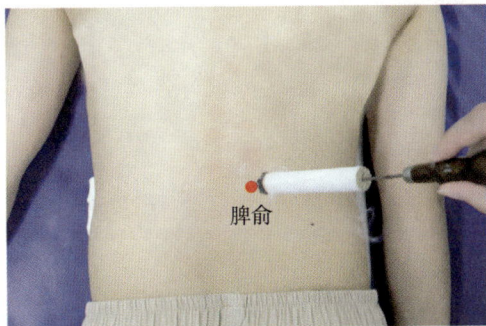
图 5-71

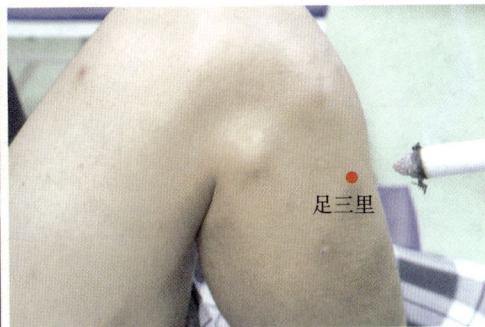
图 5-72

107

水气凌心

（1）**治则**：振奋心阳，化气行水，宁心安神。

（2）**主穴**：心俞、厥阴俞、巨阙、膻中、神门、内关、水分、阴陵泉。（图5-73~5-80）

视频14
水气凌心心悸

（3）**配穴**：恶心呕吐加合谷；咳喘，胸闷加肺俞。

（4）**操作方法**：艾条灸：每穴灸15~20分钟，每日灸1次，5次为1个疗程。艾炷灸：每穴灸4~7壮，每日灸1次，5次为1个疗程。温针灸：每穴灸15~20分钟，每日灸1次，5次为1个疗程，每个疗程间隔2天。

（5）**取穴依据**：心俞、厥阴俞、巨阙、膻中分别为心和心包的背俞穴、募穴，属俞募配穴法，可调心气以定悸，不论何种心悸皆可用之；神门为心之原穴，可宁心定悸；内关为心包经的络穴，功在宁心通络，安神定悸。

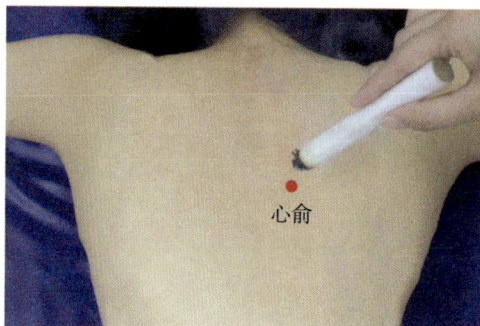

图 5-73

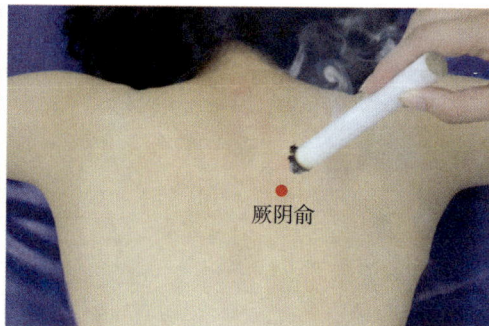

图 5-74

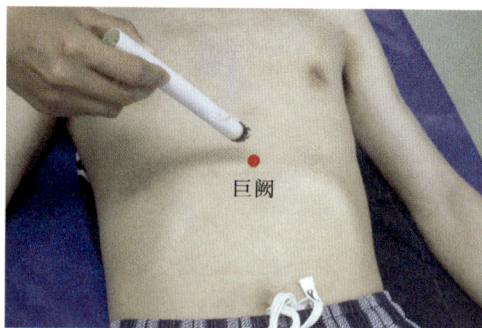

图 5-75

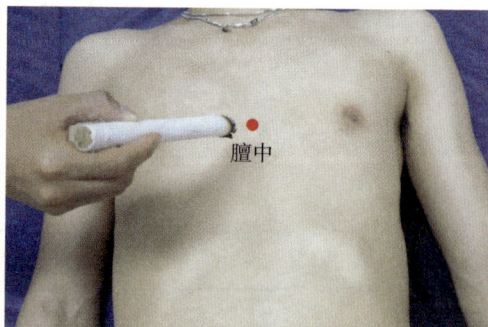

图 5-76

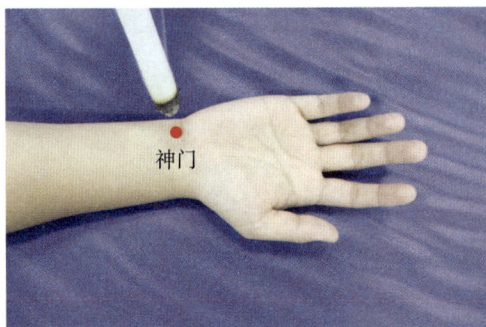

图 5-77

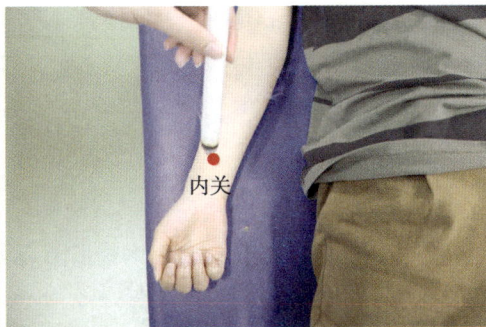

图 5-78

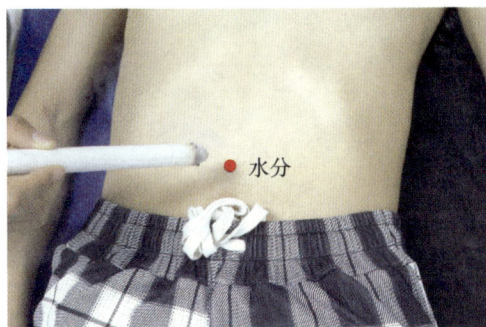

图 5-79

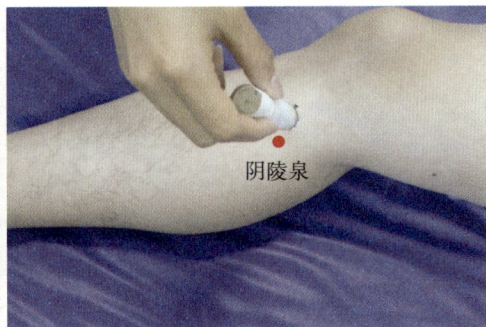

图 5-80

四、其他疗法

（一）中药贴敷

❧ 南乌方 ❧

（1）**主治**：心悸怔忡，夜寐不安。

（2）**处方**：南星、川乌各半。

（3）**用法**：共为细末，用黄醋融化摊于手、足心。每日 1 次，晚敷晨取。10 次为 1 个疗程。

❧ 贴敷方 ❧

（1）**主治**：心悸。

（2）**处方**：丹参 250g，红花 150g。

（3）**用法**：上述两药水煎煮 2 小时，去渣浓缩成膏状。涂敷于心前区（面积约为 7cm×15cm）处，2 日换药 1 次，3 周为 1 个疗程。本方能活血化瘀，复脉通络止痛。最快 12 分钟即可有效，药效可维持 48 小时。

（二）养生疗法

❧ 五味枣仁补心茶 ❧

（1）材料：五味子 5g，酸枣仁 5g，丹参 5g，生地黄 5g。

（2）操作：将五味子和酸枣仁砸碎，将其他的药切成小碎块，同时置入茶杯内，倒入刚沸的开水盖严杯盖，约隔 15~20 分钟即可服用。徐徐饮用，边饮边加开水。每日上午和晚上各泡服一剂。

（3）功效：补养心神。适用于阴亏血少，心神失养的神经衰弱。症见心悸，怔忡，失眠，健忘，梦多，易醒。

❧ 龙眼洋参糖茶 ❧

（1）材料：龙眼肉 3g，西洋参 1g，冰糖适量。

（2）操作：将西洋参切成小碎块，与其他药一起置入茶杯内，倒入刚沸的开水，盖严杯盖，隔 20 分钟左右即可服用。饮用时，先用汤匙搅拌药液，使冰糖完全溶化后再徐徐饮用，最后将药渣嚼烂，用药茶送服。每日上午和晚上各泡服一剂。

（3）功效：补心益脾。适用于产后、大病之后、老年体衰导致气血虚弱，心脾失养引起的心悸，气短，口干，乏力，神疲，易感冒等。

五、验案举隅

高某，男，52 岁。1987 年 10 月 20 日就诊。病史：患者自觉心慌、胸闷、心前区疼痛，呈阵发性发作已年余。每遇工作紧张、心情不悦而加重。自感心跳不规则，脉有间歇，每天发作数十次。胸闷、心前区刺痛，每天发作 3~5 次，口含硝酸甘油片后痛减。曾查心电图：室性早搏、慢性冠状动脉供血不足。伴手足冷凉，头晕，纳差，小便清长，大便溏薄，每日 1~2 次。检查：面色萎黄，消瘦，形寒肢冷，血压 130/96mmHg，舌淡，苔白润，脉细，且有结代，每分钟 7~8 次。查心电图示：多发性室性早搏，慢性冠状动脉供血不足。查血胆固醇 6.46mmol/L。证属心阳不振，瘀血阻于心络。治以温通心阳，益气活血通络为法。取心俞（双）、膻中、内关（双），每穴温和灸 5 分钟，每日灸 2 次，6 天为

110

1 个疗程。治疗 2 个疗程后，胸闷、心慌、心前区疼痛减轻，脉间歇减少。继以上法治疗 1 个月后，诸症明显减轻，脉间歇消失。复查心电图，早搏消失，供血不足亦有改善。复查胆固醇，有所改善。继续治疗 2 个疗程，诸症消失，复查心电图、胆固醇均正常，嘱出院休养。

六、预防养护

艾灸治疗心悸有一定的效果，尤其对功能性病变所致者效果更好。但在器质性心脏病出现心衰倾向时，则应及时采用综合治疗措施，以免延误病情。在治疗的同时，注意保持心情愉快，精神乐观，情绪稳定，避免情志刺激以及思虑过度。居住环境宜安静，避免噪声、突然性声响等不良刺激。室内空气宜清新，温度适宜，避免外邪侵袭。心悸轻者可适当参加锻炼，调畅气机，怡神养心。久病或心阳虚弱者以休息为主，避免过劳耗伤心气。虚证患者饮食方面需注意加强营养，补益气血。实证患者则需根据病情有所忌食。如痰浊盛者，忌食肥甘、辛辣、酒醴等；伴有水肿者当限制水量和低盐等。病势缠绵者应坚持长期治疗，增强抗病能力。

第九节　咳嗽

一、概述

咳嗽是指肺失宣肃，肺气上逆，以发出咳声或咳吐痰液为主症的病证。"咳"指有声无痰；"嗽"指有痰无声，临床一般多声痰并见，故并称咳嗽。

本病病位在肺，基本病机是肺失宣降。其病因可分为外感、内伤两类。外感咳嗽指六淫之邪（风、寒、暑、湿、燥、火）侵袭肺系所致，而六淫外邪中，常以风邪为先导，夹杂其他外邪共同致病。外邪多从口鼻或皮毛而入，因肺合皮毛，开窍于鼻，肺卫受邪，肺气壅塞不宣，清肃功能失常，影响肺气出入，而致咳嗽。内伤咳嗽，多因脏腑功能失调，如肺阴亏损，失于清润；或脾虚失运，聚湿生痰，上渍于肺，肺气不宣；或肝气郁结，气郁化火，火盛灼肺，或阻碍清肃；或肾虚而摄纳无权，肺气上逆，均可导致咳嗽。

西医学中的急性支气管炎、慢性支气管炎、咳嗽变异性哮喘等以咳嗽为主症者，均可参照本节辨证论治。

二、辨证

主症：咳逆有声，或伴咳痰。若起病急骤，病程较短，伴肺卫表证者多为外感咳嗽；起病缓慢，反复发作，病程较长，伴肺、肝、脾等脏功能失调或虚损证者多为内伤咳嗽。

兼见咽喉作痒，咳痰稀薄色白，鼻塞流涕，头痛，肢体酸楚，或恶寒发热，无汗。舌淡，苔薄白，脉浮紧，为风寒束肺。兼见痰多，质黏腻或稠厚成块，晨起或食后则咳甚痰多，胸闷脘痞，呕恶纳呆。舌淡，苔白腻，脉濡滑，为痰湿蕴肺。

三、艾灸治疗

❧ 风寒束肺 ❧

（1）**治则**：疏风散寒，宣肺止咳。

（2）**主穴**：肺俞、列缺、合谷、风门。（图 5-81~5-84）

（3）**配穴**：鼻塞声重较甚者加迎香。

视频 15
风寒束肺咳嗽

（4）**操作方法**：施艾条温和灸，每穴施灸 5~15 分钟，每日治疗 1 次，5 次为 1 个疗程；艾条雀啄灸，每穴 10~15 分钟，每日 1 次，症状消失后再施灸 1~2 次即可停止。亦可施隔姜灸，每穴灸 3~5 壮，每天 2~3 次。

（5）**取穴依据**："肺为华盖"，容易受风寒外邪侵袭，使肺气宣发不利，出现咳嗽、气喘等症。肺俞为肺气所注之处，位邻肺脏，可调理肺脏气机，使其清肃有权，该穴泻之宣肺、补之益肺，无论虚实及外感内伤咳嗽，均可使用；列缺为手太阴肺经络穴，通行表里阴阳之气，具有疏风解表，宣肺理气，止咳平喘之效；合谷为大肠之原穴，与列缺配合共奏宣肺解表、止咳之功。风门具有宣肺止咳之效；四穴合用，以加强宣肺解表的作用。使外邪得解，肺气通调，宣肃有权，肺之功能得到恢复，而咳嗽自愈。

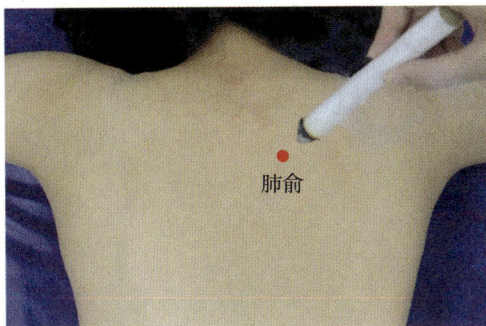

图 5-81

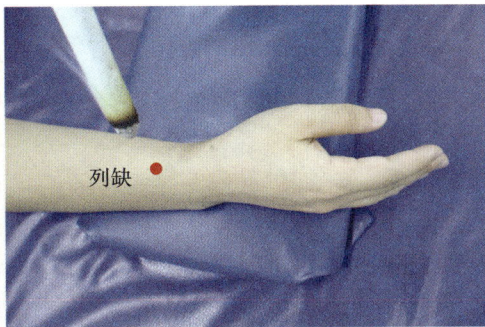

图 5-82

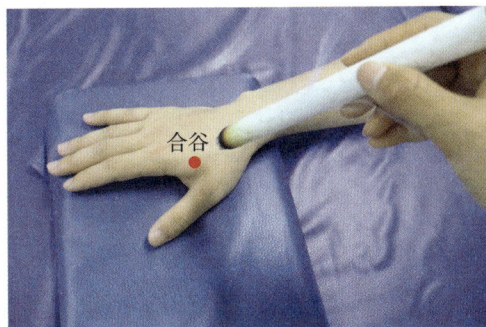

图 5-83

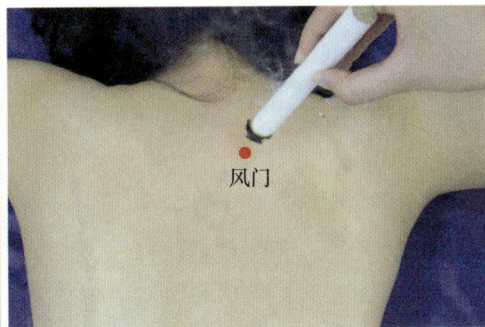

图 5-84

❧ 痰湿蕴肺 ❧

（1）**治则：** 燥湿化痰，理气止咳。

（2）**主穴：** 太渊、脾俞、肺俞、中府、丰隆、三阴交。（图 5-85～5-90）

（3）**配穴：** 久病脾虚，神疲加足三里。

（4）**操作方法：** 温和灸，每次选用 3~4 个穴位，每穴灸 10~15

视频 16
痰湿蕴肺咳嗽

分钟，以灸至局部皮肤红润温热舒适为度，每日或隔日灸 1 次，5~10 次为 1 个疗程，每个疗程间隔 7 天。艾炷灸：每次选用 3~4 个穴位，每穴灸 3~5 壮，艾炷如麦粒大，每日灸 1 次。隔姜灸：每次选用 3~5 个穴位，每穴灸 3~5 壮，每日或隔日灸 1 次，7~10 次为 1 个疗程，每个疗程间隔 5~7 天。

（5）**取穴依据：** 手太阴肺经原穴太渊，为本脏真气所注，配肺俞、脾俞合以健脾化湿，补益肺气，标本同治；中府为肺的募穴，与肺俞相配为俞募配穴法，可调肺止咳；太渊为肺之原穴，本脏真气所注，可肃理肺气；三阴交为肝脾肾三经之交会穴，可疏肝健脾，使肝脾共调，肺气肃降，痰清咳平。

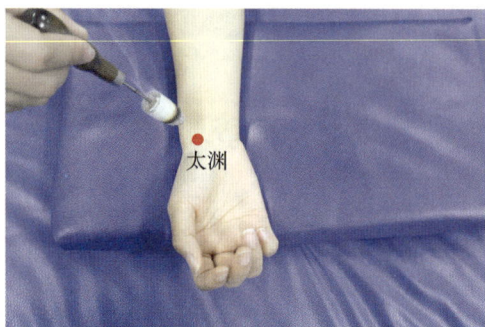

图 5-85

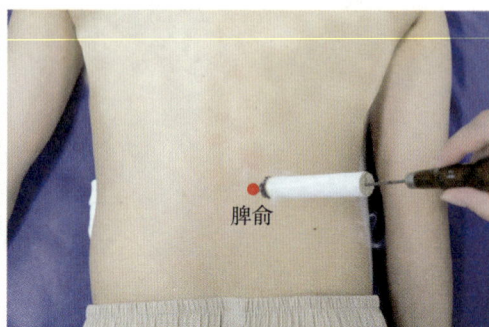

图 5-86

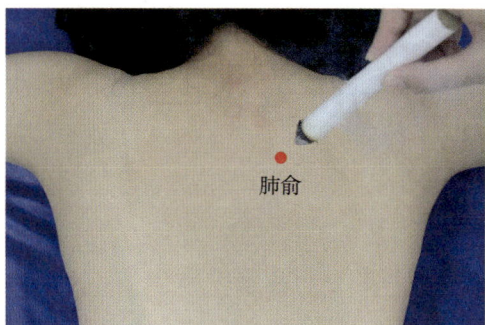

图 5-87

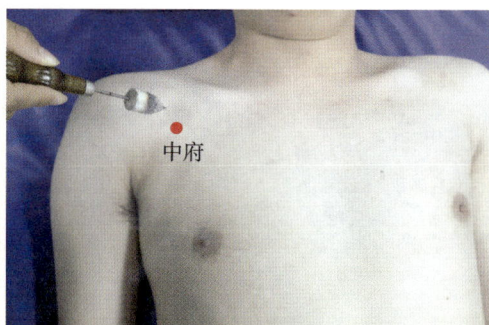

图 5-88

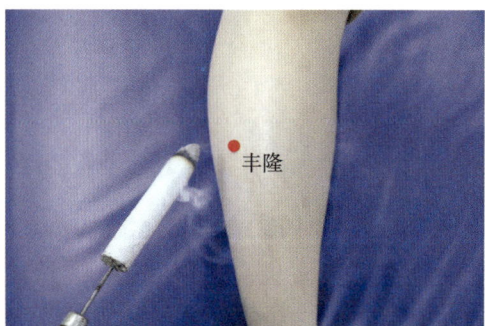

图 5-89

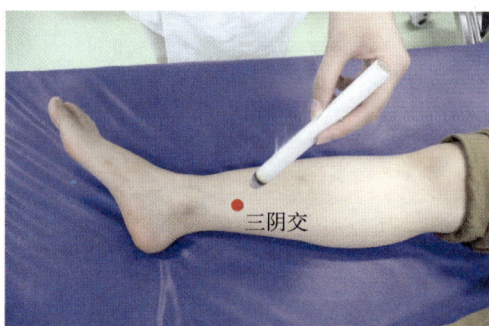

图 5-90

四、其他疗法

（一）中药贴敷

❀ 寒咳散 ❀

（1）**主治**：肺寒咳嗽。

（2）**处方**：白芥子 3g，半夏 3g，公丁香 0.5g，麻黄 5g，细辛 2g，麝香少许。

（3）**用法**：将以上药研细为末，神阙常规消毒后，取药粉适量填满脐中，鲜姜 1 片（厚约 0.3cm，用针扎数孔），盖于药粉上，上置大艾炷施灸，每日 1 次，每次灸 3~5 壮。

❀ 麻黄饼 ❀

（1）**主治**：用于素体阳虚、感受风寒之久咳不愈者。

（2）**处方**：麻黄 20g，细辛、芫花、肉桂各 10g，白芥子、杏仁各 30g。

（3）**用法**：将以上药研末，装瓶密封备用。用时以酒调为药饼，如铜钱大小，烘热贴敷肺俞、天突，每晚 1 次，10 日为 1 个疗程。

（二）养生疗法

❀ 治咳止嗽酒 ❀

（1）**材料**：全紫苏 25g，杏仁、桔梗、白前、枇杷叶各 6g，蔻仁 3g，枳壳、半夏、茯苓各 6g，陈皮 12g，细辛、五味子各 3g，干姜 6g，桑白皮、全瓜蒌、浙贝母、百部各 6g，甘草 3g。

（2）**操作**：上药用 1000ml 白酒浸泡，封口。10 天后过滤去渣，口服，每次 20ml，早晚各 1 次。

（3）**功效**：辛温宣肺，止咳化痰。用于寒痰咳嗽，症见咳嗽气促，咳痰清稀，色白量多，畏寒肢冷，口淡不渴。

❀ 橘红酒 ❀

（1）**材料**：橘红 30~50g。

（2）**操作**：上药洗净，切碎成小块，装纱布袋内，用米酒 500ml 浸泡，密封容器，1 周后去药袋取浸出液，并将药袋压榨取液，过滤后一并倒入浸出液中，口服，每晚临睡前饮一小盅。

（3）功效：燥湿化痰，行气健脾。用于痰湿咳嗽，症见咳嗽痰多，痰白黏稠，胸闷腹胀，苔白腻，脉濡滑等。

五、验案举隅

孔某，女，54 岁。咳嗽 6 年，每年冬季均发作加重。近半月因受凉，咳嗽加剧，夜间尤甚，咳白色泡沫样黏痰，胸闷气短。在外院服用消炎、止咳药病情不减。体温 36.2℃，血压 120/80mmHg，脉搏 88 次 / 分，肺部听诊呼吸音粗糙。胸部 X 线片示：两肺纹理增多、粗乱。舌苔白厚腻，脉象弦滑。辨证：痰湿咳嗽。拟用艾条温和灸法，灸肺俞、脾俞、丰隆、太渊各 20 分钟，每日灸 1 次。灸 3 次后咳嗽减轻，痰量减少。续灸 10 次，临床症状消失。

六、预防养护

艾灸对本病发作期或初发期疗效较满意。若出现高热、咳吐脓痰、胸闷喘促气短等重症时，应采取综合治疗措施。咳嗽痰多者应尽量鼓励患者将痰排出。咳而无力者，可翻身拍背以助痰排出。内伤咳嗽多呈慢性反复发作，病程较长，应当坚持长期治疗，注意起居有度，合理饮食。

第十节　哮喘

一、概述

哮喘是以反复发作的呼吸急促，喉间哮鸣，甚则张口抬肩，不能半卧为主症的病证。哮以呼吸急促，喉间有哮鸣音为特征；喘以呼吸困难，甚则张口抬肩为特征。临床上哮必兼喘，喘未必兼哮。本病可发于任何年龄和季节，尤以寒冷季节和气候骤变时多发。

本病之基本病因为痰饮伏肺，由外邪侵袭、饮食不当、情志刺激、体虚劳倦等诱发。本病病位在肺，与肾、脾、心等密切相关。基本病机是痰饮阻塞气道，肺气宣降失常。发作期多表现为邪实证；缓解期多见虚象。

西医学中的支气管哮喘、喘息性支气管炎、嗜酸粒细胞增多症（或其他急性肺部过敏性疾患）引起的哮喘等属本病范畴，可参照本节辨证论治。

二、辨证

主症：呼吸急促，喉中哮鸣，甚则张口抬肩，鼻翼扇动，不能平卧。病程短，或当发作期，表现为哮喘声高气粗，呼吸深长有余，呼出为快，体质较强，脉象有力，为实证。病程长，反复发作或当缓解期，表现为哮喘声低气怯，气息短促，深吸为快，体质虚弱，脉弱无力，为虚证。

兼见喉中哮鸣如水鸡声，痰多，色白，稀薄或多泡沫，常伴风寒表证，苔薄白而滑，脉浮紧，为风寒外袭；喉中痰鸣如吼，胸高气粗，痰黄或白，黏着稠厚，伴口渴，便秘，舌红，苔黄腻，脉滑数，为痰热阻肺。

三、艾灸治疗

❧ 风寒外袭 ❧

（1）治则：宣肺散寒，豁痰平喘。

（2）主穴：肺俞、中府、太渊、定喘、膻中。（图 5-91~5-95）

（3）配穴：喘甚配天突、孔最。

（4）操作方法：艾条温和灸，每次选用 3~4 个穴位，每穴灸 5~10 分钟，每日或隔日灸 1 次，5 日为 1 个疗程。艾炷灸，每次选用 2~4 个穴位，每穴灸 3~5 壮，间日灸 1 次，5 次为 1 个疗程。隔姜灸，每次选用 3~5 个穴位，每穴灸 5~7 壮，每日或隔日灸 1 次，必要时每日灸 2 次，5~7 次为 1 个疗程。

视频 17
风寒外袭哮喘

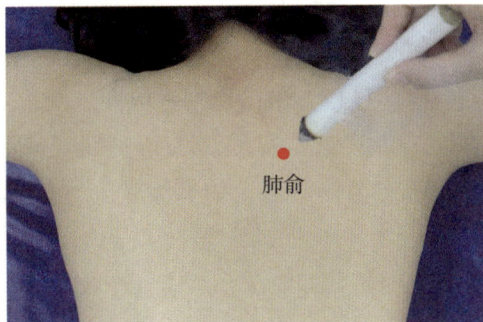

（5）取穴依据：本病病位在肺，肺俞、中府乃肺之俞、募穴，俞募配穴可调理肺脏、止哮平喘，虚实之证皆可用之；太渊为肺之原穴，与肺俞、中府相伍，可加强肃肺止哮平喘之功；定喘是止哮平喘的经验效穴；膻中为气会，可宽胸理气，止哮平喘。

图 5-91

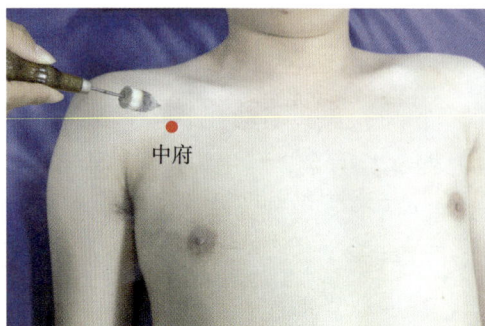

图 5-92

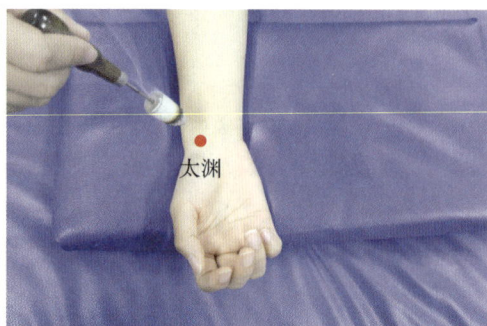

图 5-93

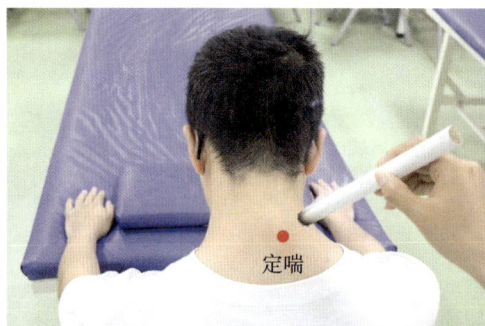

图 5-94

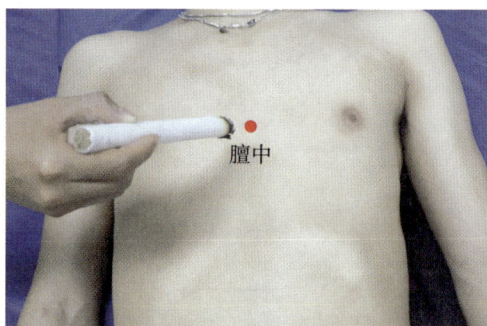

图 5-95

❧ 痰热阻肺 ❧

（1）**治则**：祛邪肃肺，化痰平喘。

（2）**主穴**：列缺、尺泽、肺俞、中府、定喘。（图 5-96~5-100）

（3）**配穴**：痰多配中脘、丰隆。

（4）**操作方法**：受术者取仰卧位，在距离上述穴位皮肤 2~3cm 处施灸，使局部有温热感而无灼痛为宜。一般每穴灸 10~15 分钟，至皮肤红晕为度。每日或隔日 1 次，5 次为 1 个疗程。

（5）**取穴依据**：手太阴经络穴列缺可宣通肺气，祛邪外出，合穴尺泽肃肺化痰，降逆平喘；肺俞、中府乃肺之俞、募穴，调理肺脏、宣肺祛

视频 18
痰热阻肺哮喘

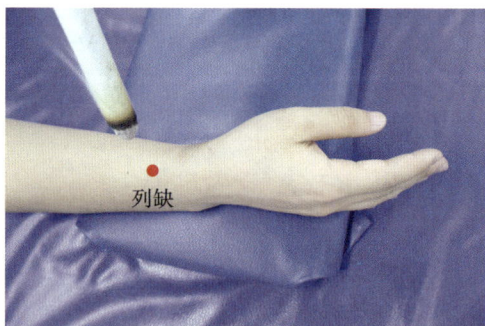

图 5-96

118

痰、止哮平喘，虚实之证皆可用之；定喘为止哮平喘的经验效穴。

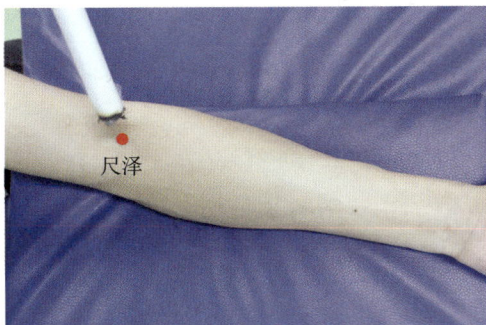

图 5-97

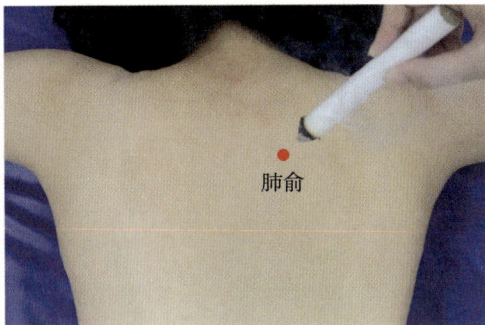

图 5-98

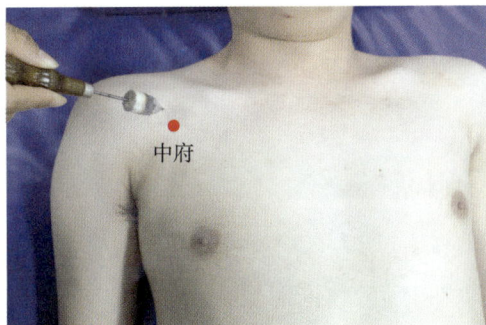

图 5-99

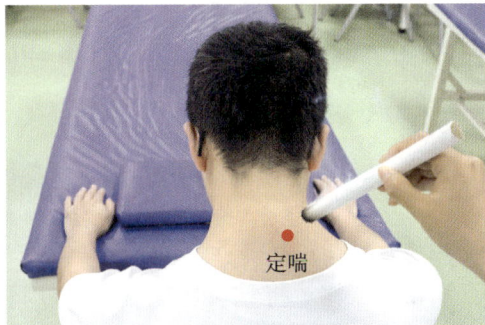

图 5-100

四、其他疗法

（一）中药贴敷

❧ 复方麻黄散 ❧

（1）**主治**：哮喘，症见胸闷气紧，咳嗽，吐清稀白色痰，喉间痰鸣，伴恶寒，舌淡，苔薄白，脉浮滑。

（2）**处方**：麻黄 15g，细辛 4g，苍耳子 4g，延胡索 4g（醋炒），公丁香 3g，吴茱萸 3g，白芥子 3g，肉桂 3g。

（3）**用法**：诸药共研为细末，取药末适量，用脱脂药棉薄裹如小球，塞入患者脐孔内，以手压紧使其陷牢，外以胶布贴紧。隔 2 日换药 1 次，10 日为 1

个疗程。一般贴药 1~2 个疗程可痊愈。如贴药未满 1 日，脐孔灼热发痒时，应立即揭下贴药，待过 1~2 日，脐孔不痒时再换药球续贴之。

❀ 复方炙白芥子膏 ❀

（1）**主治**：哮喘发作期或缓解期的治疗。

（2）**处方**：炙白芥子 21g，延胡索 21g，甘遂 12g，细辛 12g。

（3）**用法**：将以上药共研细末，制成散剂，装塑料袋备用。以上为 1 人 1 次用药量，在夏季三伏天使用。使用时每次用上药 1/3 的药面，加生姜汁调成稠糊状，并加麝香少许，分别摊在 6 块直径约 5cm 的油纸（或塑料布）上，贴敷于肺俞、心俞、膈俞处，最后用胶布固定。一般贴敷 4~6 小时，如果敷后局部有烧灼疼痛感，可提前取下，如果敷后局部有发痒、发热舒适感，也可多贴敷几个小时，等药物干燥后再揭下。每隔 10 日敷灸 1 次，即初伏、中伏、末伏各 1 次，共敷灸 3 次。可用于哮喘发作期或缓解期的治疗，一般连续贴敷 3 年。

（二）养生疗法

❀ 人参胡桃养肺茶 ❀

（1）**材料**：党参 5g，核桃仁 5g。

（2）**操作**：将党参切成小碎块，将核桃仁砸碎，同时置入茶杯内，倒入刚沸的开水，盖严杯盖，约隔 15~20 分钟即可服用。1 剂泡 1 次，徐徐饮用，最后将药渣嚼烂，同药茶送服。每日上午和晚上各泡服 1 剂。饮用时，可将口鼻对着杯口深呼吸，让药液的蒸汽充分进入肺中，则能更好地发挥药效。

（3）**功效**：益气养肺，纳气定喘。适用于肺肾两虚，肺气不降，肾气不纳的老年性支气管哮喘。症见哮喘多年，时好时发，喘促胸闷，面色萎黄，腰膝酸软。

❀ 冬花茶 ❀

（1）**材料**：茶叶 6g，款冬花、紫苑各 3g。

（2）**操作**：将以上料放入杯中冲泡，每日代茶饮用。

（3）**功效**：祛痰，止咳，平喘。适用于支气管炎、哮喘。

五、验案举隅

李某，女，52 岁。1980 年 9 月 24 日初诊。病史：患支气管哮喘 8 年余，逢劳累及受寒即发作，呼吸困难，不能平卧休息，伴咳嗽、吐白痰，腰膝酸软，畏寒肢冷，眩晕耳鸣，尿频。曾服中西药物效果不显。检查：哮喘发作，喘息抬肩，不能平卧，喉中如水鸡声，气息短促，下肢微肿。舌质淡，舌体胖，有齿痕，苔稍腻，脉沉细。诊断：哮喘（脾肾阳虚）。治宜温脾益肾，降逆平喘。取穴：照海（双）、公孙（双）、气海。先针照海、公孙、气海 3 穴，进针行补法后加艾灸，留针 15 分钟，起针后按摩针孔 1 分钟，间日 1 次。依上法共治疗 7 次，哮喘平息。入冬之后未再复发，精神爽健，并能整日操持家务。

六、预防养护

对于喘证的预防，平时要慎风寒，适寒温，顺应季节气候的变化。节饮食，少食黏腻和辛热刺激之品，以免助湿生痰动火。畅情志，保持情绪乐观稳定，使机体气机调畅。喘证患者应注意早期治疗，力求根治，平素尤需防寒保暖，防止受邪而诱发加重病情。忌烟酒，远房事，调情志，饮食清淡而富有营养。加强体育锻炼，增强体质，提高机体的抗病能力，应锻炼有度，避免过度疲劳。

第十一节　呕吐

一、概述

呕吐是以胃气上逆，胃内容物从口中吐出为主症的病证。常以有物有声谓之呕，有物无声谓之吐，无物有声谓之干呕。临床上呕与吐常同时出现，故并称为"呕吐"。呕吐的发生常与外邪犯胃、饮食停滞、情志失调、病后体虚等因素有关。本病病位在胃，与肝、脾关系密切，虚证多涉及脾，实证多因于肝。基本病机是胃失和降、胃气上逆。无论是胃腑本身病变还是其他脏腑的病变影响到胃腑，使胃失和降、胃气上逆，均可导致呕吐。

西医学中，呕吐多见于胃神经官能症、急慢性胃炎、幽门痉挛（或梗阻）、胃黏膜脱垂症、十二指肠壅积症、功能性消化不良、胆囊炎、胰腺炎等疾病中。

二、辨证

主症：发病急，呕吐量多，吐出物多酸臭味，或伴寒热。

兼见呕吐清水或痰涎，食入乃吐，大便溏薄，头身疼痛，胸脘痞闷，喜暖畏寒，苔白，脉迟，为寒邪客胃；呕吐清水痰涎，脘闷纳差，头眩心悸，苔白腻，脉滑，为痰饮内阻；饮食稍多即欲呕吐，时作时止，吐出物清冷，无酸腐气，胃纳不佳，食入难化，胸脘痞闷，口干而不欲多饮，面白少华，倦怠乏力，喜暖恶寒，甚则四肢不温，大便溏薄，舌质淡，苔薄白，脉象细弱，为脾胃虚寒。

三、艾灸治疗

❧ 寒邪客胃 ❧

（1）治则：疏解表邪，和胃降逆。

（2）主穴：合谷、大椎、间使、内关、足三里、中脘、胃俞。（图5-101~5-107）

视频19
寒邪客胃呕吐

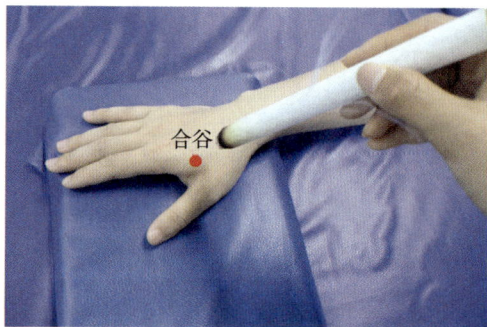

（3）配穴：气机阻滞，脘闷腹胀者，加公孙、膻中、气海。

（4）操作方法：艾条温和灸：每次选用3~5个穴位，每穴灸10~20分钟，每日灸1~2次，5次为1个疗程。艾条回旋灸：选用穴位、灸治时间同艾条温和灸。无瘢痕灸：每次选用1~3个穴位，每穴灸5~20壮，艾炷如麦粒大，每日或隔日灸1次。隔姜灸：每次选用2~4个穴位，每穴灸5~7壮，艾炷如枣核大，每日灸1~2次，3~5次为1个疗程。

（5）取穴依据：合谷、大椎治恶寒发热，间使治呕吐，内关为手厥阴经络穴，宽胸利气，降逆止呕；足三里为足阳明经合穴、胃之下合穴，疏理胃肠气机，通降胃气。中脘乃胃之募穴，胃俞为胃之背俞穴，二穴俞募相配理气和胃止呕；合而共奏疏解表邪、和胃降逆之效。

图 5-101

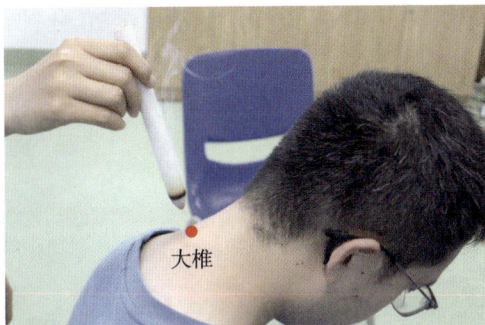

图 5-102

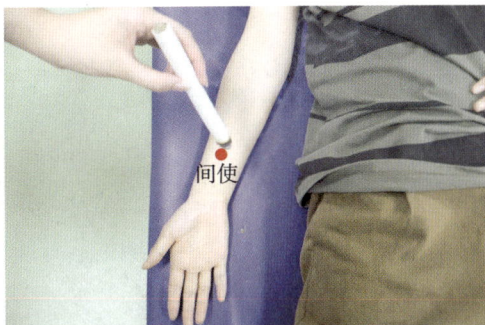

图 5-103

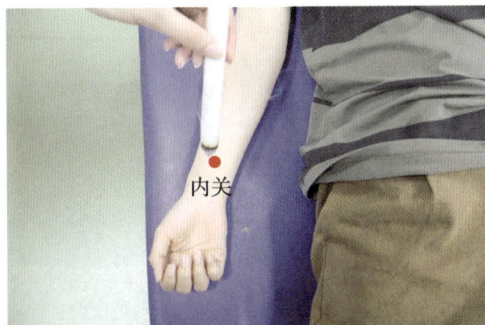

图 5-104

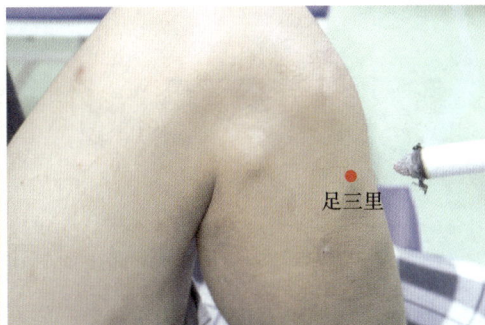

图 5-105

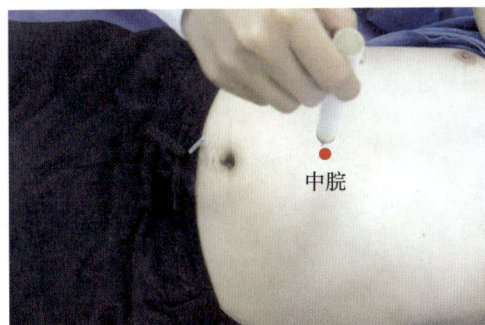

图 5-106

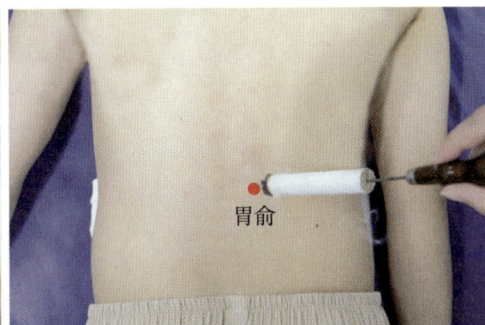

图 5-107

❧ 痰饮内阻 ❧

（1）治则：温化痰饮，和胃降逆。

（2）主穴：章门、公孙、中脘、脾俞、丰隆。（图 5-108~5-112）

（3）配穴：胸膈烦闷，口苦，心烦不寐者，加期门、太冲。

视频 20
痰饮内阻呕吐

123

（4）操作方法：艾条温和灸：每次选用 3~5 个穴位，每穴灸 10~20 分钟，每日灸 1 次，5~10 次为 1 个疗程，每个疗程间隔 3~5 天。隔姜灸：每次选用 2~4 个穴位，每穴灸 5~7 壮，艾炷如枣核大，每日灸 1 次，5~7 次为 1 个疗程。

（5）取穴依据：脾募章门，配公孙健脾蠲饮；胃募中脘，配丰隆和胃化痰；脾俞健脾化湿，理气和中，以杜生痰之源。

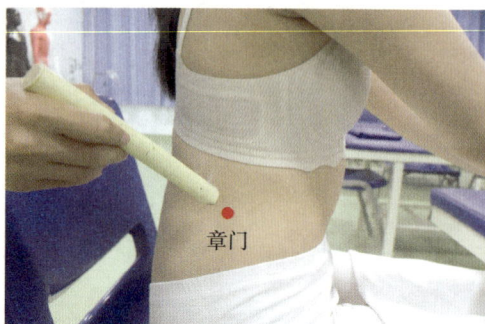

图 5-108

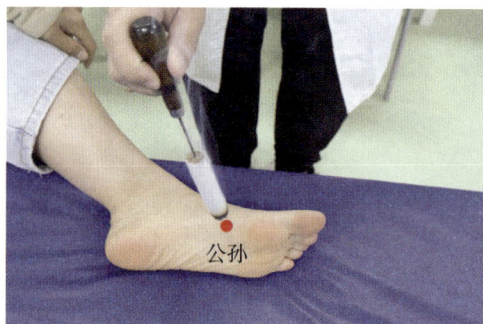

图 5-109

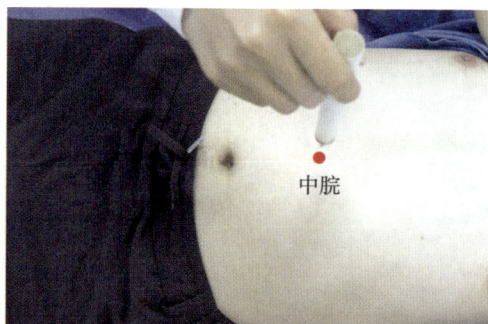

图 5-110

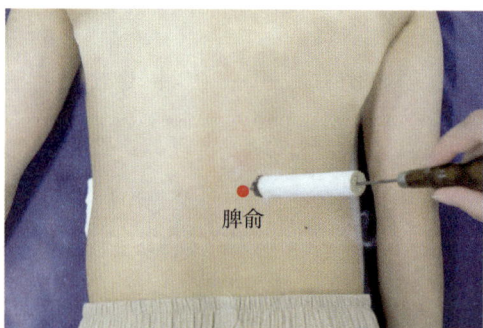

图 5-111

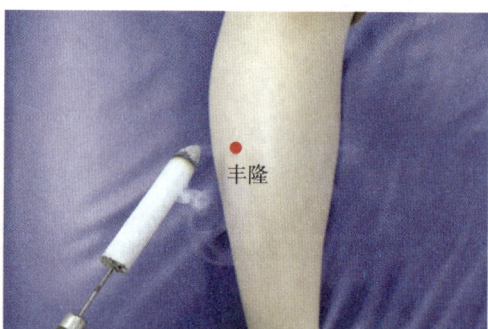

图 5-112

❧ 脾胃虚寒 ❧

（1）治则：温中健脾，和胃降逆。

（2）主穴：内关、中脘、脾俞、神阙。（图 5–113~1–116）

（3）配穴：四肢清冷者，加足三里、三阴交。

视频 21
脾胃虚寒呕吐

（4）操作方法：艾条回旋灸：每次选用 3~4 个穴位，每穴灸 10~20 分钟，每日灸 1 次，5~7 次为 1 个疗程，每个疗程间隔 3~5 天。隔姜灸：每次选用 2~4 个穴位，每穴灸 5~7 壮，艾炷如枣核大，每日灸 1 次，5~7 次为 1 个疗程。隔盐灸：每次灸 1~5 壮，腹部有较明显的温热感向腹中扩散。无瘢痕灸：每次选用 1~3 个穴位，每穴灸 5~20 壮，艾炷如麦粒大，隔日灸 1 次。

（5）取穴依据：内关温中和胃，中脘通降胃腑之气，隐白、脾俞健脾温胃、和中止呕，神阙温阳、补益脾胃。

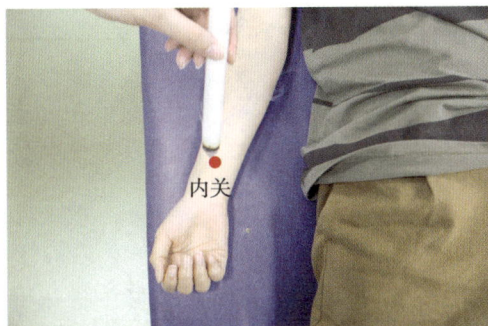

图 5–113

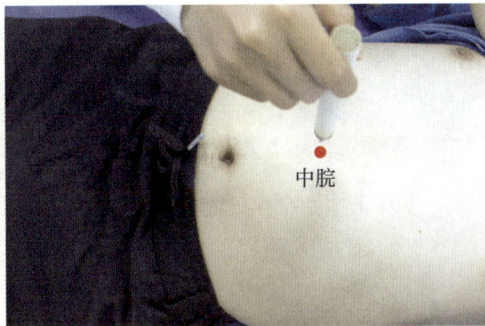

图 5–114

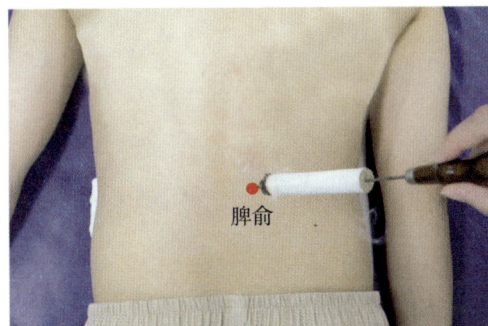

图 5–115

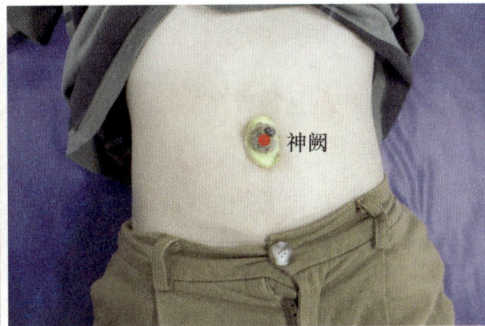

图 5–116

四、其他疗法

（一）中药贴敷

❧ 丁香胡椒膏 ❧

（1）**主治**：胃寒呕吐。

（2）**处方**：丁香 5g，胡椒 5g，酒曲 3 个，生姜汁适量。

（3）**用法**：诸药混合捣烂如膏备用，用时取药膏加黄酒适量炒热，贴于脐孔上，覆以纱布，胶布固定。每日 1 换。

❧ 莱倍樱子膏 ❧

（1）**主治**：呕吐。

（2）**处方**：莱菔子、五倍子各 12g，金樱子 21g，葱白、生姜各适量。

（3）**用法**：将方中前 3 味药物混合共碾成细末，与生姜和葱白共捣烂如膏状，敷于脐上，外以纱布覆盖，胶布固定。每日换药 1 次。

❧ 复方附姜熨 ❧

（1）**主治**：脾胃虚寒型呕吐。

（2）**处方**：附片、炮姜、厚朴、半夏、陈皮、当归、川椒各 3g。

（3）**用法**：将以上诸药混合共碾成细末。在锅内炒热，用布包裹，趁热熨于脐上，药冷则再炒再熨，持续 40 分钟，每日 2~3 次。

（二）养生疗法

❧ 陈皮姜糖饮 ❧

（1）**材料**：陈皮 10g，生姜 3g，红糖适量。

（2）**操作**：将陈皮、生姜煎汤，去渣过滤，加红糖稍煎即可。

（3）**功效**：润肺止咳，健胃止吐。适宜于胃酸、呕吐、咳嗽痰多患者饮用。

❧ 枇杷桃仁茶 ❧

（1）**材料**：枇杷叶 9g，桃仁 5 粒。

（2）**操作**：先将枇杷去毛，然后与桃仁一同加水煎汤，去渣取汁。代茶饮。

（3）**功效**：化痰和胃降逆。主治百日咳痉咳期、痰多、呕吐者。

❧ 粟米姜汁饮 ❧

（1）材料：粟米 30g，姜汁 10ml。

（2）操作：将粟米加水适量，用文火水煎取汁，与姜汁拌匀。温服，每日 1 次，连饮 2~3 日。

（3）功效：益脾和胃。适宜于胃虚呕吐患者饮用。

五、验案举隅

韦某，男，28 岁，干部。病史：患者嗳气、呕吐清水已 5 年。因长期饥饱不均，逐渐感觉上腹饱满，痞闷不适，隐隐微痛，嗳气，进食吐食，饮水吐水，遇风寒冷气亦吐，吐尽为止，无物则干呕，朝夕如是。服中西药无效。某医院诊为"胃神经官能症"。检查：体瘦，精神萎靡，表情淡漠，少气懒言，声低气短，脉象细微而缓，舌淡，苔薄白。诊断：呕吐。治疗：扶阳益气，降逆和胃。处方：①足三里、中脘、脾俞、期门、关元。②上脘、气海、内关、公孙、日月。③巨阙、胃俞、间使、章门、天枢。3 组处方，轮换使用，每日针灸 1 次，多灸少针，均用补法。治疗 3 次后症状大为减轻，20 次后呕吐停止，饮食增进，体力逐渐旺盛，停针灸，嘱其注意饮食起居，调养 1 个月而愈。后经随访，未再复发。

六、预防养护

艾灸治疗呕吐效果良好，因妊娠或药物反应引起的呕吐，亦可参照本节治疗。但上消化道严重梗阻、癌肿引起的呕吐以及脑源性呕吐，有时只能做对症处理，应重视原发病的治疗。平时宜注意饮食调理，忌暴饮暴食，忌食不洁、肥甘、生冷、辛辣食物，以免戕害胃气。

第十二节 反胃

一、概述

反胃又名"翻胃"，是以脘腹痞胀，宿食不化，朝食暮吐，暮食朝吐为主要临床表现的一种病证。多由饮食不节，酒色过度，或长期忧思郁怒，使脾胃之气损伤，以致气滞、血瘀、痰凝而成。

二、辨证

主症：食入即吐，朝食暮吐，暮食朝吐，吐尽方舒。

兼有食后脘腹胀满，朝食暮吐，暮食朝吐，吐出不化宿食及清稀水液，吐尽始觉舒适，大便溏少，神疲乏力，面色清白，舌质淡，苔白，脉象细弱；重者可见面色㿠白，手足不温，眩晕耳鸣，腰酸膝软，精神萎靡，舌质淡白，苔白滑，脉沉细无力；均为脾胃虚寒。

三、艾灸治疗

❧ 脾胃虚寒 ❧

（1）**治则**：温运脾肾，和胃降逆。

（2）**主穴**：胃俞、脾俞、中脘、关元、足三里、肾俞。（图5-117~5-122）

视频22
脾胃虚寒反胃

（3）**操作方法**：艾条温和灸：每次选用2~5个穴位，每穴灸10~30分钟，每日灸1次。隔姜灸：每次选用2~4个穴位，每穴灸5~7壮，艾炷如枣核大，每日灸1次。温盒灸：每次取2~4个穴位，每次灸15~20分钟，每日灸1次，5次为1个疗程。复方吴茱萸敷灸：每次敷灸3~6小时，每日1次。

（4）**取穴依据**：脾俞、胃俞、中脘、足三里健脾化湿、和胃降逆，肾俞、关元益肾气、温肾壮阳。

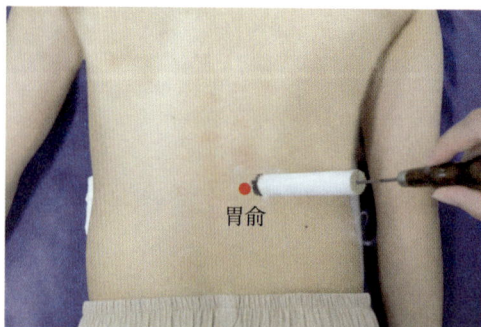

图 5-117

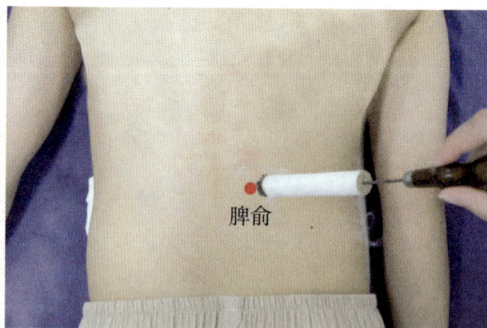

图 5-118

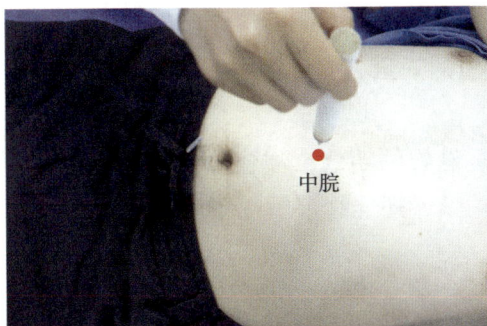

图 5-119

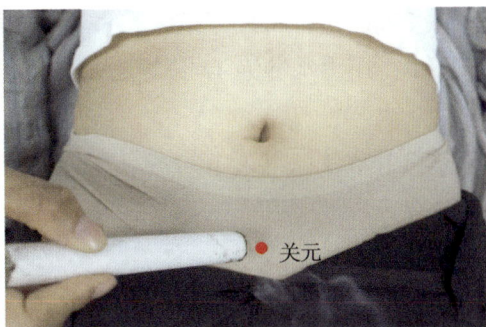

图 5-120

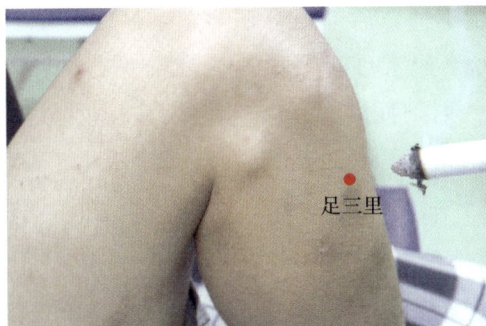

图 5-121

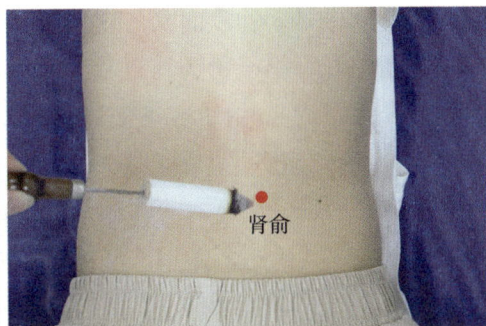

图 5-122

四、其他疗法

（一）中药贴敷

❧ 五膈方 ❧

（1）**主治**：噎膈反胃。

（2）**处方**：杏仁去皮尖，香豉熬曲，干姜、吴茱萸、川椒各等份。

（3）**用法**：将以上药份炒去汁，共研为细末，炼蜜和丸，用以擦敷胸口，每日数次。

（二）养生疗法

❧ 豆蔻藿香茶 ❧

（1）**材料**：藿香 10g、陈皮 10g、白豆蔻 6g、生姜 2 片、蜂蜜适量。

（2）操作：将白豆蔻、藿香、陈皮研成粗末。将生姜切丝，与药末一同放入杯中，用沸水冲泡 15 分钟后，加入适量的蜂蜜，即可饮用。每日 1 剂，不拘时代茶饮。

（3）功效：本茶中的白豆蔻具有芳香健胃的功效；藿香化湿和中；陈皮开胃健脾、理气化痰；生姜具有除痰湿的功效，还能缓解胃气不降而引起的打嗝不止及呕吐。

五、验案举隅

王某，女，24 岁。1981 年 2 月 23 日初诊。病史：患者述饮食哽塞不畅 1 年，夜间呕吐 4 个月。初发时每于进食感胸脘不适，后渐感吞咽哽塞不畅。近 4 个月来夜间呕吐，呕吐物为所进食物和清水。经 X 线钡餐检查，诊断为"中期食道贲门失弛缓症"，给予理气化痰中药，注射阿托品等，疗效不显著。现吞咽时仍感哽塞不畅，夜间呕吐，伴神疲乏力，形体消瘦，大便溏泄，畏寒肢冷。检查：消瘦，面色少华，舌淡胖，苔薄白，脉细无力。

诊断：反胃（贲门失弛缓症）。

治宜温中健脾，理气宽中降逆。取穴内关、中脘、期门、足三里、膈俞、胃俞、脾俞，每次选用 4 穴，针刺施以补法，加艾灸，每日治疗 1 次。针灸 3 次后，患者自觉吞咽哽塞感减轻，仍夜间呕吐食物及清水，又配耳针，取膈、胃、食道、贲门反应点，用 0.5 分毫针，留针 30 分钟，每日 1 次，左右交替取穴。治疗 1 次后，当晚进食时，哽塞感明显减轻，连续治疗 2 次后呕吐止。共治疗 15 次，诸症消失。

六、预防养护

养成良好的饮食习惯，保持愉快的心情，有助于预防噎膈。应注意不过快进食，不吃过烫、辛辣、变质、发霉食物，忌饮烈性酒。多吃新鲜蔬菜、水果，如卷心菜、紫甘蓝、香菇、胡萝卜等。噎膈患者应进食营养丰富的食物，进食固体食物困难者，可进食牛奶、羊奶、肉汁、蜂蜜、藕汁、梨汁等流质饮食，时刻以顾护胃气为念。做好心理护理工作，帮助患者克服悲观、紧张、恐惧等不良情绪，积极配合治疗。鼓励患者适当锻炼身体，增强体质。

第十三节　胃痛

一、概述

胃痛是以上腹胃脘部近心窝处发生疼痛为主症的疾病，又称"胃脘痛"。胃痛的发生，主要由外邪侵袭、饮食不节、情志失调、体虚久病及药物损害等，致使脾胃虚弱，不荣则痛，或胃气郁滞，失于和降，不通则痛。胃痛的基本病机是胃气失和、胃络不通或胃失温养。病变部位在胃，与肝、脾密切相关。

西医学中胃痉挛、胃肠功能紊乱、急慢性胃炎、胃及十二指肠溃疡、胃黏膜脱垂等多可归属本病范围，可参照本节辨证论治。

二、辨证

主症：上腹胃脘部暴痛，痛势较剧，痛处拒按，饥时痛减，纳后痛增为实证；上腹胃脘部疼痛隐隐，痛处喜按，空腹痛甚，纳后痛减为虚证。

实证兼见脘腹得温痛减，遇寒痛增，恶寒喜暖，口不渴，喜热饮，或伴恶寒，苔薄白，脉弦紧，为寒邪犯胃；虚证兼见泛吐清水，喜暖，大便溏薄，神疲乏力，或手足不温，舌淡苔薄，脉虚弱或迟缓，为脾胃虚寒。

三、艾灸治疗

❧ 寒凝气滞 ❧

（1）治则：温胃散寒，行气止痛。

（2）主穴：中脘、足三里、内关、公孙、梁门。（图5-123~5-127）

（3）操作方法：艾条温和灸：每次选用3~5个穴位，每穴灸10~20分钟，每日灸1~2次，5~10次为1个疗程，每个疗程间隔3~5天。隔姜灸：每次选用2~4个穴位，每穴灸5~7壮，艾炷如枣核大，每日灸1~2次，5~10次为1个疗程。无瘢痕灸：每次选用1~3个穴位，每穴灸5~20壮，艾炷如麦粒大，每日或隔日灸1次。

视频23
寒凝气滞胃痛

（4）取穴依据：胃之募穴中脘，配胃的合穴足三里，能疏通胃气，消滞止

痛；内关配公孙是八脉交会配穴法，能宽胸解郁，可治胸胃疼痛；梁门健脾益胃，消积化滞，主治胃痛。

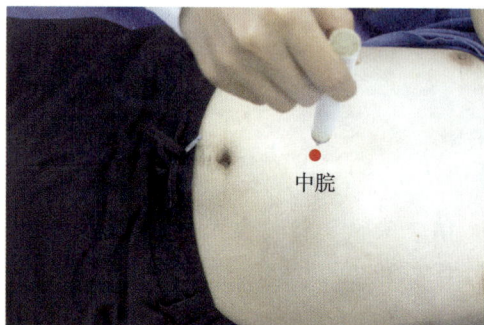

图 5-123

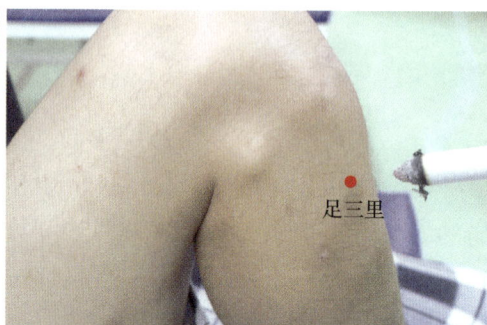

图 5-124

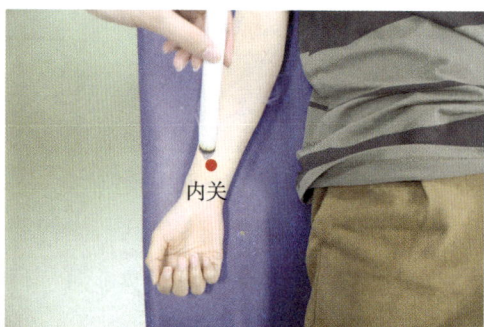

图 5-125

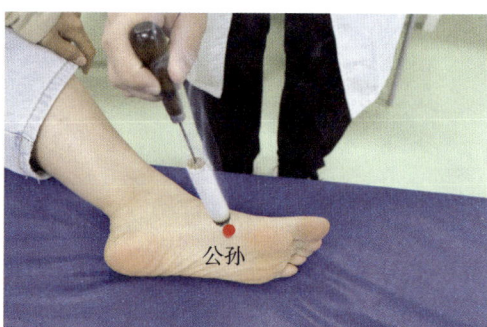

图 5-126

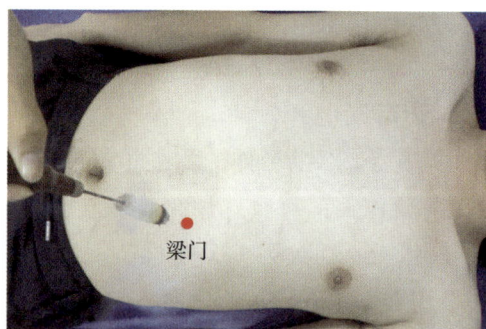

图 5-127

❦ 脾胃虚寒 ❧

（1）治则：温阳益气健中。

（2）主穴：中脘、胃俞、脾俞、足三里、神阙。（图 5-128~
5-132）

视频 24
脾胃虚寒胃痛

（3）操作方法：艾条温和灸：每次选用3~4个穴位，每穴灸
10~20分钟，每日灸1次，5~10次为1
个疗程，每个疗程间隔3~5天。神阙
穴隔盐灸：每次灸1~5壮，脐部有较
明显的温热感向腹中扩散为宜。瘢痕
灸：每次选用2~4个穴位，每穴灸3~5
壮，艾炷如半粒枣核大，3日灸1次。

（4）取穴依据：选脾胃的俞募穴
配足三里，灸之以温中散寒，补脾和
胃，神阙温阳，补益脾胃。

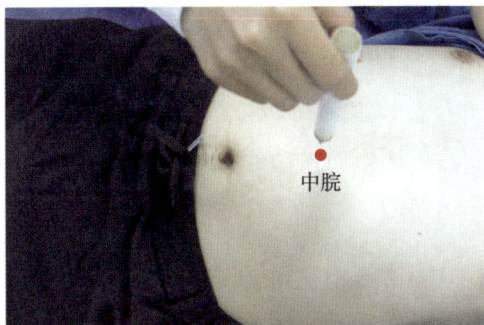

图 5-128

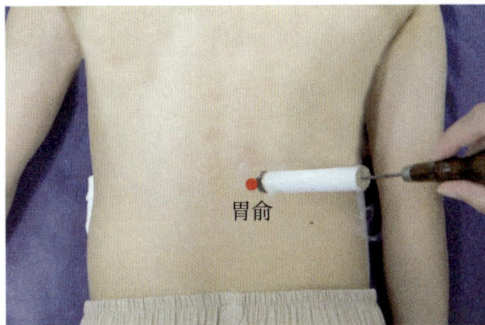

图 5-129

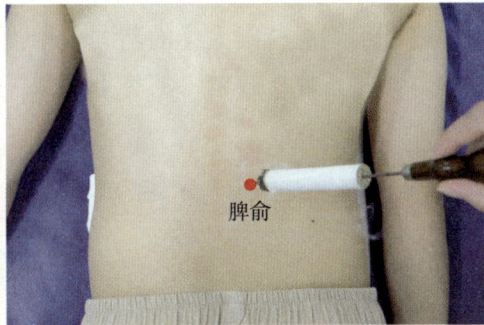

图 5-130

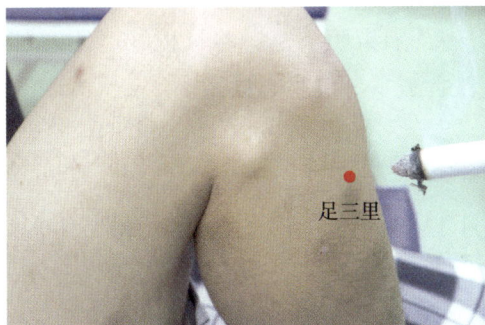

图 5-131

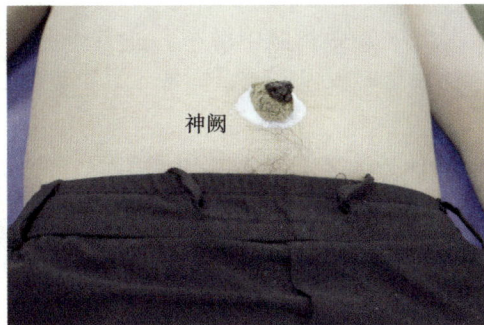

图 5-132

133

四、其他疗法

（一）中药贴敷

❀ 萸桂姜陈散 ❀

（1）**主治**：寒性胃痛。

（2）**处方**：吴茱萸 24g，肉桂、高良姜各 20g，陈皮 15g，金仙膏 1 贴。

（3）**用法**：将前 4 味药混合共碾成细末，贮瓶密封备用。用时取药末适量，加入温开水调和如膏状，敷于脐上，外用金仙膏封贴。每 2~3 日换药 1 次。金仙膏可用普通膏药代替。

❀ 温胃丸 ❀

（1）**主治**：胃脘寒痛。

（2）**处方**：附子、肉桂、炮姜、小茴香、丁香、木香、香附、吴茱萸各 2g，麝香 0.3g，生姜汁适量。

（3）**用法**：除麝香（另研末）外，其余药物共研成细粉末，加入姜汁调和成厚膏状，制成桂圆大小的药丸备用。临用时，先取麝香少许（约 0.1g）填入脐中，再将药丸压碎纳入麝香上面，外以胶布贴紧。每日换药 1 次，10 日为 1 个疗程。

（二）养生疗法

❀ 姜糖茶 ❀

（1）**材料**：老姜 250g、红糖 250g。

（2）**操作**：将生姜捣汁去渣，隔水蒸 10 沸，将红糖溶入收膏。以 4 天服完，每日早、晚各 1 次。代茶饮用。

（3）**功效**：温中散寒。适宜于寒积胃痛，因胃阴不足、冷饮内伤、阴寒郁结所致胃脘疼痛、遇寒加重、手足逆冷、饮食减少等症患者饮用。

五、验案举隅

柴某，女，22 岁，学生。1977 年 10 月 13 日初诊。主诉：胃痛泛酸 1 年多。病史：于 1 年前，因饥饱不匀，渐感上腹部隐隐作痛，饭后胀满，嘈杂，嗳气，泛酸。近半年来疼痛加重，食欲不振。身体日渐消瘦，疲乏无力。胃肠钡餐透视，诊断为"慢性胃炎"。查体：面黄，消瘦，口唇、舌质、眼睑苍白。舟状腹，肝于肋缘下可触及，质软，边缘光滑，脾未触及。中脘、脐左侧压痛，但喜按。舌苔白，厚腻，脉沉细。辨证：脾阳虚、胃寒证。治则：温中散寒，健脾和胃。选穴：中脘、梁门、足三里、胃俞。方义：方用任脉腑会穴中脘，配足阳明胃经腧穴梁门，温中散寒，理气止痛。足三里配胃俞，健脾和胃，助消化。先针足三里，次针中脘、梁门，均用补法，留针10分钟。针胃俞，用补法，留针10分钟。起针后用艾条熨灸以上各穴，均为15分钟。每晚睡前用艾条熨灸上脘、中脘、下脘及足三里穴，各10分钟。坚持治疗，疼痛、泛酸等症状消除。

六、预防养护

本病的饮食调摄十分重要。要养成良好的饮食规律和习惯，忌暴饮暴食，饥饱无常；忌长期饮食生冷、醇酒、炙煿等物；忌过用苦寒、燥热伤胃的药物。患病后饮食以少食多餐、清淡易于消化为宜，避免进食浓茶、咖啡和辛辣食物，必要时进流质或半流质饮食。保持精神愉快，性情开朗，避免忧思恼怒等情志内伤。要劳逸结合，起居有常，避免外邪内侵。

第十四节　腹痛

一、概述

腹痛是以胃脘以下、耻骨毛际以上部位发生疼痛为主症的病证。其发生常由于感受外邪、饮食不节、情志不畅、劳倦体虚等。腹痛的基本病机是腹部脏腑经脉气机阻滞不通，或脏腑经脉失养。本病病位在腹，与肝、胆、脾、肾、膀胱、大小肠等多个脏腑相关。西医学中急慢性肠炎、肠痉挛、肠易激综合征等疾病可参照本节辨证论治。

二、辨证

主症：胃脘以下、耻骨毛际以上部位疼痛。发病急骤，痛势剧烈，痛时拒按，属急性腹痛，多为实证；病程较长，痛势绵绵，痛时喜按，属慢性腹痛，多为虚证，或虚实夹杂证。

　　兼见腹痛较剧，腹部喜温怕冷，大便溏薄或泄泻，腹中雷鸣，小便清白，四肢欠温，口不渴，舌苔白腻，脉象沉紧，为寒邪内积；腹痛隐隐，时作时止，痛时腹部喜按，大便溏泄，面色少华，精神疲乏，腰膝酸沉怯寒，舌质淡胖，舌边有齿痕，舌苔白，脉沉细而迟，为脾阳不振。

三、艾灸治疗

❧ 寒邪腹痛 ❧

　　（1）**治法**：温里散寒，理气止痛。

　　（2）**主穴**：中脘、足三里、天枢、神阙、合谷。（图 5-133~5-137）

　　（3）**操作方法**：艾条温和灸：每次选用 3~4 穴，每穴灸 5~10 分钟，每日灸 1~2 次。艾炷灸：每次选用 3~5 个穴位，每穴灸 3~5 壮，每日1~2 次。隔盐灸：于神阙穴按隔盐灸法操作，用中艾炷灸 5~10 壮，每日灸 1 次。

视频 25
寒邪腹痛

　　（4）**取穴依据**：中脘、足三里温中理气，天枢调理肠胃，神阙温下元以散积寒，佐以手阳明经的原穴合谷，发汗解表，调整传导功能。诸穴共灸，以奏散寒止痛之效。

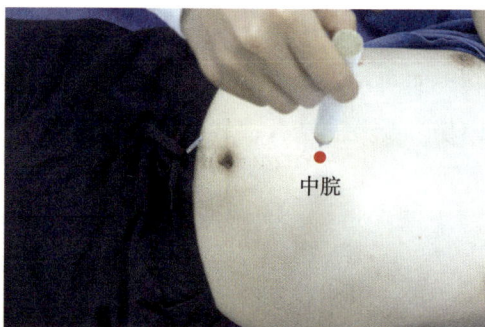

图 5-133

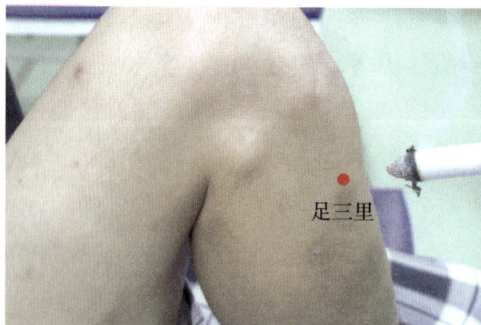

图 5-134

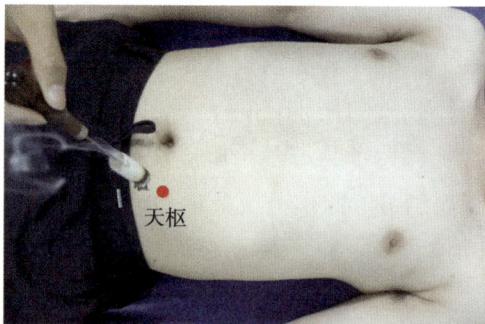

图 5-135

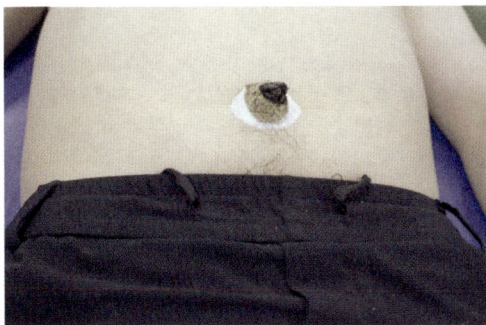

图 5-136

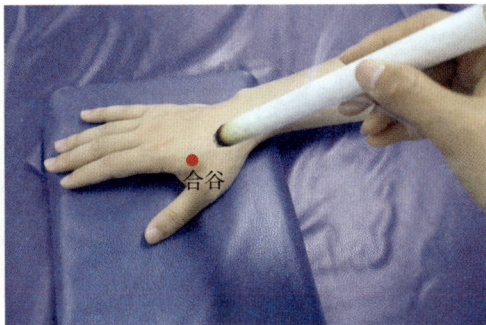

图 5-137

❀ 阳虚腹痛 ❀

（1）**治法**：温肾益脾，缓急止痛。

（2）**主穴**：脾俞、肾俞、关元、足三里、三阴交。（图 5-138~5-142）

（3）**操作方法**：艾条温和灸：每次选用 3~5 个穴位，每穴灸 10~20 分钟，每日灸 1 次。艾炷灸，每次选用 2~4 个穴位，每穴灸 3~5 壮，选用麦粒大艾炷，每日灸 1 次。温盒灸：每次选用 2~4 个穴位，每穴灸 15~20 分钟，每日灸 1 次。

（4）**取穴依据**：肾俞、关元补肾壮阳以祛寒，脾俞、足三里健脾补气以生血，三阴交健脾止泻。气血温煦濡润，经脉通利，脏腑得到温养，则腹痛可除。

视频 26
阳虚腹痛

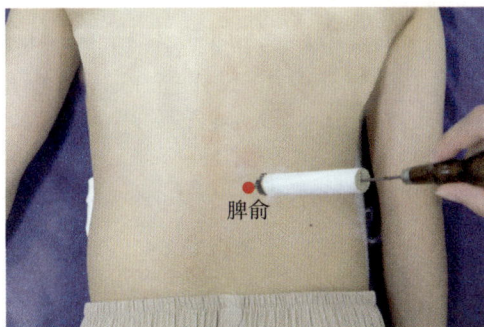

图 5-138

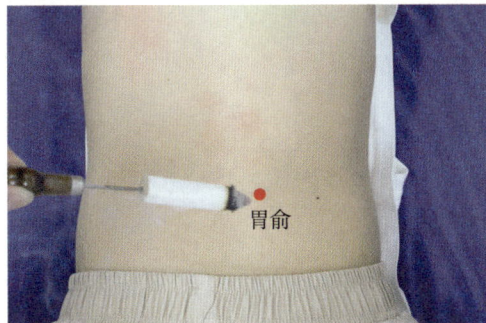

图 5-139

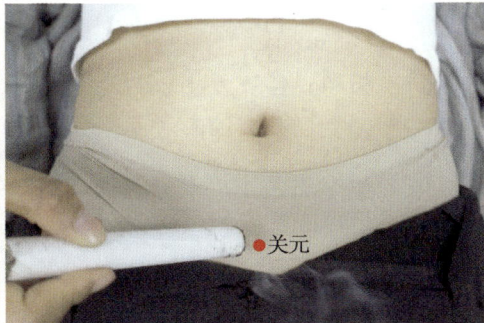

图 5-140

137

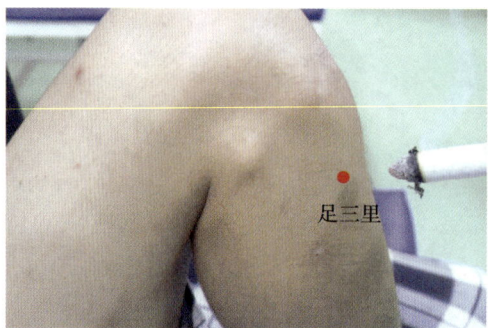

图 5-141

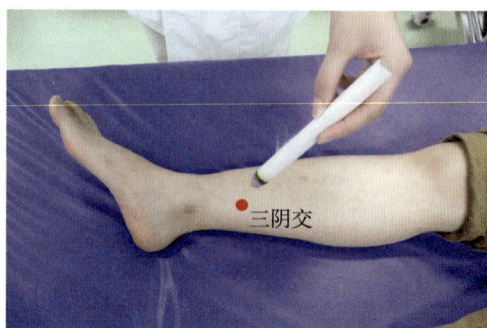

图 5-142

四、其他疗法

（一）中药贴敷

❧ 大八香散 ❧

（1）**主治**：寒凝腹痛。

（2）**处方**：当归 120g，白芷 120g，小茴香 120g，木香 60g，大茴香 120g，香附 120g，乳香 30g，没药 30g，母丁香 30g，肉桂 30g，沉香 30g，麝香 4.5g。

（3）**用法**：上药共研末。以水调少许贴肚脐、天枢、中脘及关元。

❧ 椒茴熨 ❧

（1）**主治**：虚寒腹痛。

（2）**处方**：花椒、茴香、盐各 30g。

（3）**用法**：上药共捣碎，以醋炒热，装入布袋敷熨脐部。

（二）养生疗法

❧ 桂皮红糖汤 ❧

（1）**材料**：桂皮 5~10g，红糖 20g。

（2）**操作**：水温煎服。

（3）**功效**：温中散寒。适宜于寒积腹痛，因寒邪内积所致腹部疼痛、遇寒加重、手足逆冷等症的患者饮用。

❧ 红糖姜饮 ❧

（1）材料：红糖 100g，鲜生姜 10g。

（2）操作：水煎服。

（3）功效：温中止痛。

五、验案举隅

刘某，男，42 岁。急性菌痢后腹痛 3 年。腹痛时好时发，发作时大便微稀而不爽，在脐两旁约 4 横指处腹痛隐隐，或左或右，时有胀气。服抗生素能控制症状，但易于复发，口服抗生素无效。辨证：虚寒腹痛。治则：温中散寒止痛。

选穴：天枢、脾俞、上巨虚、气海。方义：证属痢后余邪未清又见腹痛隐隐、大便微稀；针用泻法祛其余邪，针后加艾条温和灸大肠经募穴天枢、脾经背俞穴、大肠经下合穴上巨虚及气海，灸 10 分钟，每日 1 次，计 20 次。

六、预防养护

艾灸治疗寒性腹痛具有较好的治疗效果，但引起腹痛的原因多且复杂，在缓解腹痛的同时，需明确诊断，积极治疗原发病。患者需注意饮食规律，避免生冷、刺激性食物和饮食不节。保持情志开畅，避免忧思恼怒等情志内伤。起居有常，不妄作劳，避免外邪内侵。

第十五节　呃逆

一、概述

呃逆是以喉间呃呃连声，声短而频，难以自止为主症的病症。偶然发生者居多，为时短暂，多能自愈；屡屡发生者可持续数天、数月，甚至数年。呃逆的主要致病因素有饮食不当、情志不畅、正气亏虚，基本病机为气逆动膈。本病病位在膈，病变脏腑主要为胃，涉及肺、肝、肾。

呃逆可见于西医学中的单纯性膈肌痉挛、胃肠神经官能症、胃炎、胃癌、肝硬化晚期、脑血管病、尿毒症，以及胸腹部手术后。

二、辨证

主症：喉间呃呃连声，声音短促，频频发出，不能自制。

兼见呃声沉缓有力，胸膈及胃脘不舒，得热则减，遇寒更甚，进食减少，恶食生冷，喜饮热汤，口淡不渴，舌苔白，脉迟缓，为胃寒积滞；呃声低长无力，气不得续，泛吐清水，脘腹不舒，喜温喜按，面色㿠白，手足不温，食少乏力，大便溏薄，舌质淡，苔薄白，脉细弱，为脾肾阳虚。

三、艾灸治疗

❧ 胃寒积滞 ❧

（1）治法：温中祛寒，降逆止呃。

（2）主穴：中脘、足三里、膈俞、梁门、内关。（图5-143~5-147）

（3）操作方法：艾条雀啄灸：每次选用3~5个穴位，每穴灸10~20分钟，重者每日可灸2次，3~6次为1个疗程。隔姜灸：每次选用2~4个穴位，每穴灸5~10壮，艾炷如黄豆大，每日灸1~2次，3次为1个疗程。针上加灸：每次选用2~4个穴位，每穴灸2~3壮，每日灸1次，3次为1个疗程。

（4）取穴依据：胃的募穴中脘与胃的合穴足三里温中降气，膈俞利膈镇逆，梁门祛胃寒，内关利气和中。诸穴灸之温中祛寒、降逆止呃。

视频27
胃寒积滞呃逆

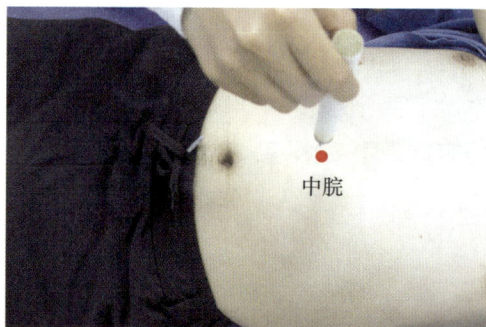

图5-143

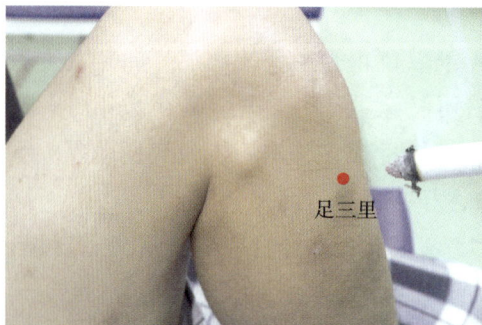

图5-144

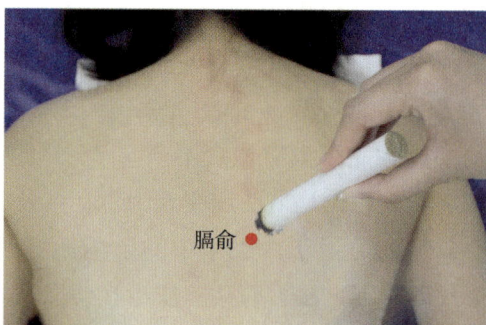

图5-145

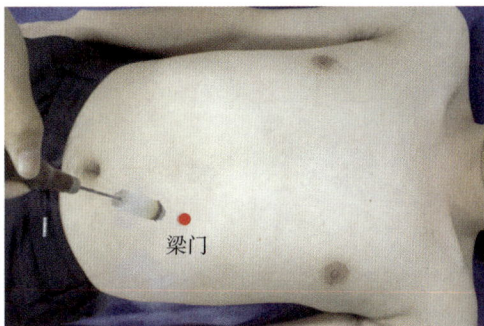

梁门

图 5-146

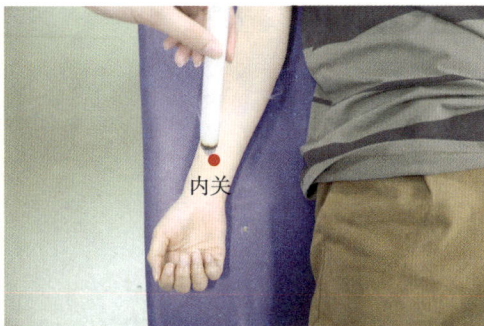

内关

图 5-147

❀ 脾肾阳虚 ❀

（1）**治法**：温补脾肾，和胃降逆。

（2）**主穴**：膈俞、足三里、气海、关元。（图 5-148~5-151）

视频 28
脾肾阳虚呃逆

（3）**操作方法**：艾条雀啄灸：每次选用 3~5 个穴位，每穴灸
10~20 分钟，重者每日可灸 2 次，3~6 次为 1 个疗程。虚呃散敷灸：
取乌附子、小茴香、广木香、羌活、干姜、母丁香、食盐各等份，上药共研细
末，和匀贮瓶备用。敷灸时取药粉 15g，撒于 5cm² 胶布中央。照上法制作 3 张
带药胶布，分别敷贴于穴位上，上盖净布 1 块，用布包炒热的麦麸，轮换敷灸
穴位。每日敷灸 1 次，每次熨敷灸 30~40 分钟。丁香散敷灸：取母丁香、广木
香各等份，研为细末，密贮备用。敷灸时，先取药粉适量，再取姜汁、蜂蜜各
等量，与上药混合调如糊膏状，摊于 4cm×5cm 的油纸中央，然后敷于穴位上，
胶布固定即可。每次选用 2~3 个穴位，每日敷灸 1 次。

（4）**取穴依据**：膈俞利膈镇逆，足三里健脾和胃化湿，气海、关元温阳
补肾。

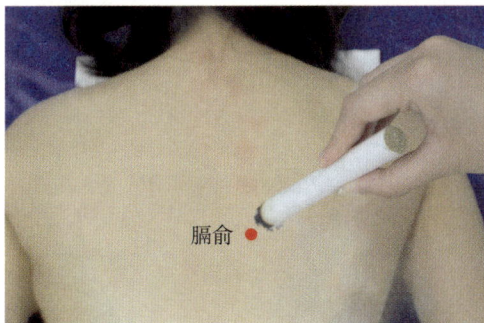

膈俞

图 5-148

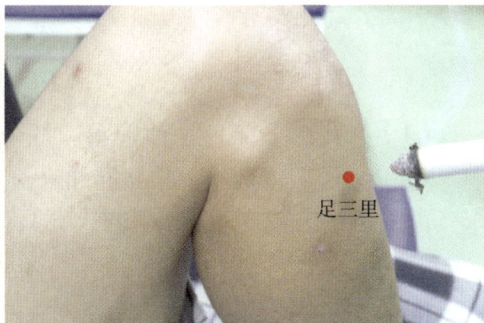

足三里

图 5-149

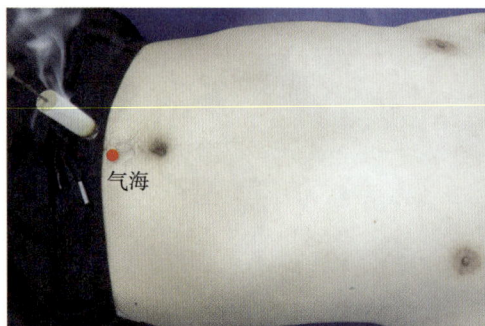

图 5-150

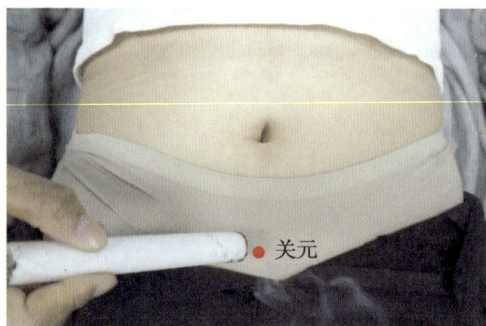

图 5-151

四、其他疗法

（一）中药贴敷

❧ 丁柿韭积散 ❧

（1）**主治**：胃寒呃逆。

（2）**处方**：丁香、柿蒂、韭菜子、枳壳各等量。

（3）**用法**：上药共压粉。取药粉 10g，以醋调为膏涂脐。

❧ 丁香姜附散 ❧

（1）**主治**：虚寒呃逆。

（2）**处方**：丁香、木香、干姜、附片、羌活、茴香各 12g，食盐适量。

（3）**用法**：将前 6 味药混合共碾成细末，贮瓶密封备用。用时取药末适量，以温开水调成糊状，敷于脐孔上，盖以纱布，胶布固定。再将食盐炒热，用布包裹，趁热熨于脐上，冷则再炒再熨，持续 40 分钟。每日 2~3 次。

（二）养生疗法

❧ 丁香柿蒂茶 ❧

（1）**材料**：丁香 3g，柿蒂 6g，红茶 1g。

（2）**操作**：将上述 3 味共同加水煎煮，取汁代茶饮服，每日 1 剂。

（3）**功效**：温中降逆止呃。

❧ 生姜和胃茶 ❧

（1）材料：生姜、红茶各 3g。

（2）操作：将生姜切成片与红茶同放入茶杯内，冲入开水，加盖闷泡 5 分钟，代茶饮用。

（3）功效：温中和胃，降逆止呃。

五、验案举隅

郭某，男，40 岁，干部。病史：患者素体健壮，于 1980 年 10 月中旬突然发生呃逆，呃声低微，间隔 3~5 分钟呃逆 1 次，昼夜不息，影响讲话和睡眠，淋雨或受寒后加剧。X 线检查示：胃与十二指肠无异常病变。经某医院治疗 3 个月未效，转另一医院，诊断为"膈肌痉挛""神经性呃逆"，给予阿托品穴位注射等治疗，仍无效。1982 年 2 月 14 日来针灸科治疗。检查：呃逆频作，呃声低微。辨证：呃逆（脾胃虚弱，胃气上逆）。治则：温中健脾，降逆止呃。选穴：中脘、胃俞、章门、脾俞、足三里。方义：中脘穴为胃之募穴、八会穴之腑会，章门为脾经募穴，足三里为胃之下合穴且具有强壮保健的功效，常用温灸法。采用脾胃"俞募配穴法"，并加以艾灸，有调理脾胃之功，胃气舒则呃逆除。

六、预防养护

灸法对于实寒、虚寒性呃逆具有很好的疗效，尤其对单纯性膈肌痉挛；对于反复发作的慢性、顽固性呃逆，应当积极查明并治疗原发病。患者平时应当戒除烟酒，同时避免冷空气的刺激，脾胃虚寒者应少食寒凉食物，减少对脾胃的刺激。

第十六节　泄泻

一、概述

泄泻是以大便次数增多、便质稀溏或完谷不化，甚至如水样为主要表现的病症，也称"腹泻"。大便溏薄者为"泄"，大便如水注者为"泻"。本病常见于夏秋两季，其发生与饮食不节、感受外邪、情志失调、脾胃虚弱、年老体弱、久病体虚等致病因素相关。基本病机是脾虚湿盛，肠道分清泌浊、传化功能失常，脾失健运为关键。本病病位在肠，与脾、胃、肝、肾等脏腑密切相关。

泄泻可见于西医学中功能性腹泻、急慢性肠炎、过敏性肠炎、溃疡性结肠炎、小肠吸收不良、肠易激综合征等疾病。

二、辨证

主症：大便次数增多，便质稀溏或完谷不化，甚至如水样。其中发病势急，病程短，大便次数多，小便减少，属急性泄泻，多为实证；起病势缓，病程长，便泻次数较少，属慢性泄泻，多为虚证或虚实夹杂证。

兼见大便清稀，水谷相杂，肠鸣胀痛，口不渴，身寒喜温，舌淡，苔白滑，脉迟，为寒湿内盛；大便溏薄，完谷不化，反复发作，稍进油腻食物则大便次数增多，面色萎黄，神疲，不思饮食，喜暖畏寒，舌淡，苔白，脉濡缓无力，为脾胃虚弱；黎明之前，腹部作痛，肠鸣即泻，泻后痛减，腹部畏寒，腰酸腿软，消瘦，面色黧黑，舌淡，苔白，脉沉细，为肾阳虚衰。

三、艾灸治疗

❧ 寒湿内盛 ❧

（1）治法：散寒化湿止泻。

（2）主穴：天枢、足三里、上巨虚、阴陵泉、合谷。（图5-152~5-156）

（3）操作方法：艾条温和灸：每次选用3~5个穴位，每穴灸10~15分钟，每日灸1次，重者可每日灸2次，3~6次为1个疗程。温盒灸，每次选用2~4个穴位，每次灸15~30分钟，每日灸1~2次，4~7次为1个疗程。隔姜灸：每次选用2~4个穴位，每穴灸3~7壮，艾炷如枣核大，每日灸1次，5次为1个疗程。针上加灸：每次选用3~4个穴位，每穴灸10~15分

视频29
寒湿内盛泄泻

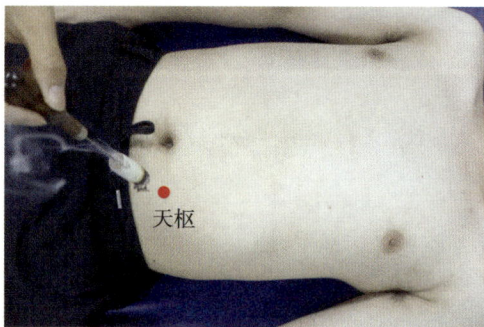

天枢

图5-152

钟，每日灸1次，5次为1个疗程。

（4）**取穴依据**：大肠之募穴天枢，调理肠胃、理气化湿，胃之合穴足三里，健脾化湿、疏风，大肠的下合穴上巨虚，理脾和胃、通腑调气，足太阴经之合穴阴陵泉健脾利湿，大肠之原穴合谷，疏表散寒。诸穴同用，调理肠胃功能以止泻。如肢冷脉伏，可加神阙隔姜灸。

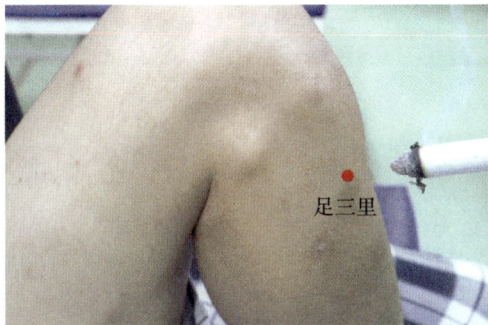

图 5-153

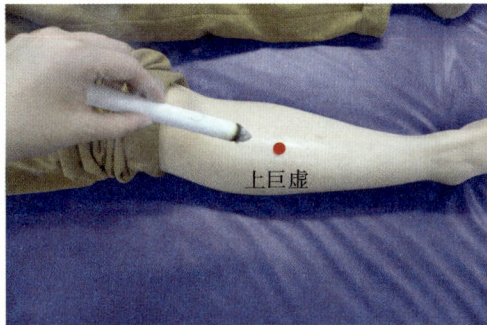

图 5-154

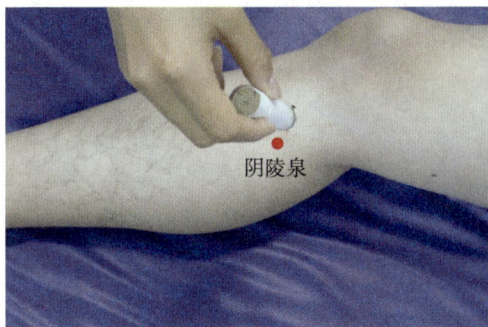

图 5-155

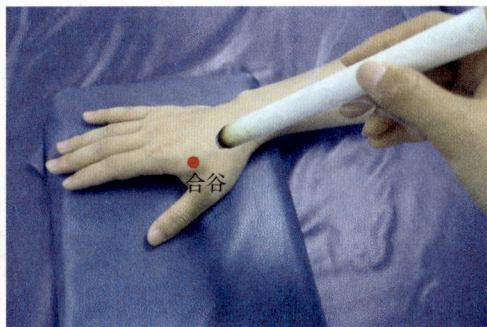

图 5-156

❁ 脾胃虚弱 ❁

（1）**治法**：健脾益气止泻。

（2）**主穴**：脾俞、关元俞、中脘、天枢、足三里。（图 5-157~
5-161）

视频 30
脾胃虚弱泄泻

（3）**操作方法**：艾条温和灸：每次选用 3~5 个穴位，每穴灸
10~20 分钟，每日灸1次，5~7 次为1个疗程。隔姜灸：每次选用
2~5 个穴位，每穴用黄豆大艾炷灸 3~7 壮，每日或隔日灸1次，5~7 次为1个疗

程，每个疗程间隔3天。隔胡椒饼灸：
每次选用2~4个穴位，每穴灸3~5壮，
每日灸1次，5~7次为1个疗程。

（4）选穴依据：脾俞、关元俞健
脾化湿、利水止泻，中脘、天枢、足
三里调整肠胃机能、消胀止泻。诸穴
合用，共奏健脾止泻之效。

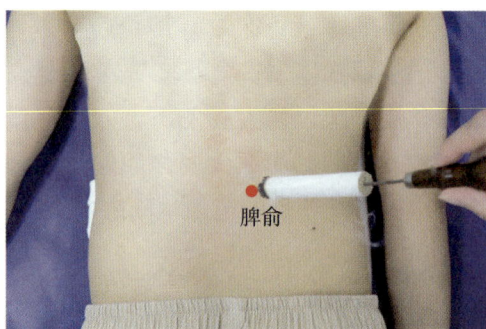

图 5-157

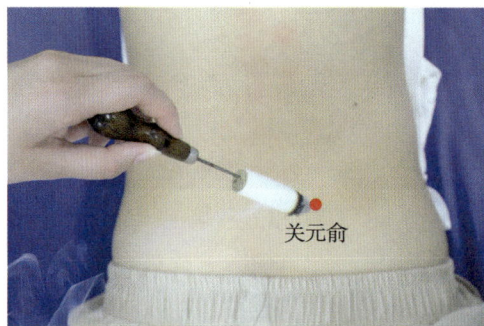

图 5-158

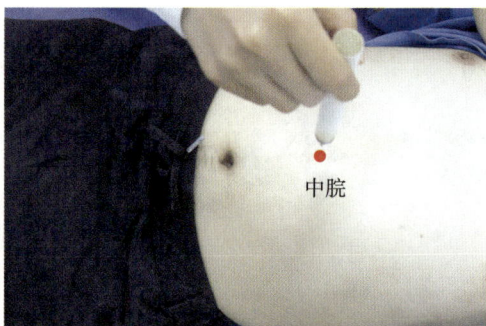

图 5-159

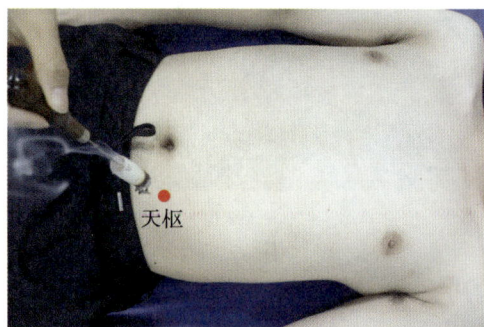

图 5-160

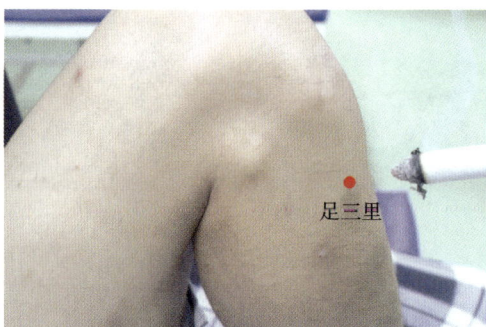

图 5-161

❧ 肾阳虚衰 ❧

（1）治法：温补脾肾，固涩止泻。

（2）主穴：肾俞、命门、中脘、天枢、足三里。（图5-162~5-166）

（3）操作方法：隔姜灸：每次选用2~5个穴位，每穴灸3~7壮，

视频 31
肾阳虚衰泄泻

艾炷如枣核大，间日灸 1 次，5~7 次
为 1 个疗程。隔附子饼灸，每次选用
2~4 个穴位，每穴灸 3~7 壮，隔日灸
1 次，5~7 次为 1 个疗程。

（4）选穴依据：肾俞、命门温
肾壮阳，中脘、足三里、天枢健脾化
湿、调理肠胃气机。诸穴合用，共奏
温补脾肾，固涩止泻之效。

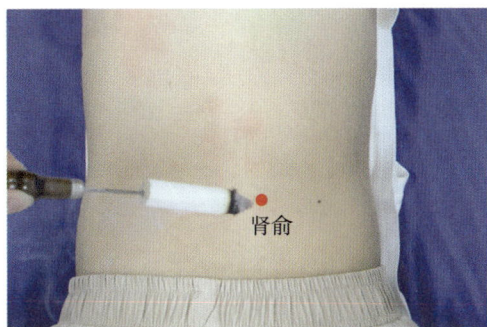
图 5-162

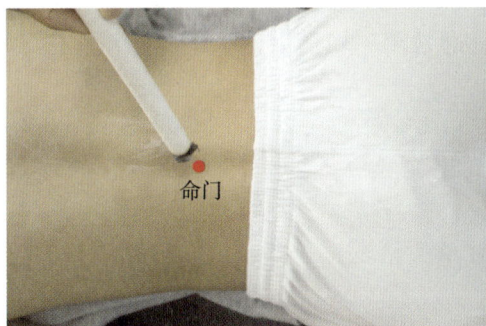
图 5-163

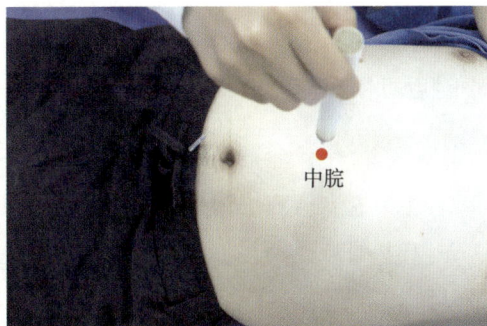
图 5-164

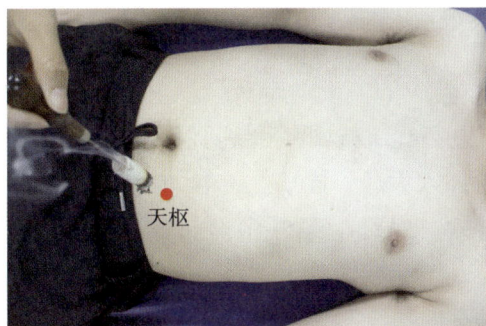
图 5-165

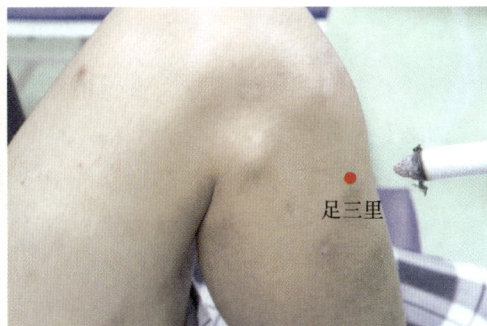
图 5-166

四、其他疗法

（一）中药贴敷

❧ 寒泻散 ❧

（1）**主治**：寒湿泄泻。

（2）**处方**：白胡椒6粒，炮干姜1g，炒雄黄粉1g，肉桂1g，吴茱萸1g。

（3）**用法**：将药物共碾碎为极细粉末，以脱脂棉薄裹如小球状，用时将药棉球填入脐中，以手按紧，使药球紧贴脐孔后壁，外加胶布覆盖贴紧。贴后用手指在胶布上对准脐孔按下，使之贴牢。通常上午填药后，下午即止泻。过24小时后可揭掉药物。

❧ 胃苓散 ❧

（1）**主治**：脾虚泄泻。

（2）**处方**：苍术、陈皮、厚朴、炙甘草、猪苓、云苓、白术、泽泻、肉桂各15g。

（3）**用法**：将以上各药混合共研成细末，在锅内炒热，用布包裹，趁热敷于脐上，外用绷带包裹固定。每日换药1次。

❧ 久泻晨泄熨 ❧

（1）**主治**：久泻不止，五更泄泻等。

（2）**处方**：大葱适量，肉桂20g，干姜45g，破故纸、吴茱萸各15g。

（3）**用法**：先将后4药研为细末，再加入大葱一同捣烂，和匀后装入药袋，置于神阙、关元、气海以及肾俞、脾俞等穴。以熨斗熨5~10分钟，再用热水袋温熨10分钟以上，每晚1次。

（二）养生疗法

❧ 干姜粥 ❧

（1）**材料**：干姜5g，红枣3~5枚，粳米100g。

（2）**操作**：干姜煎取汁，与红枣、粳米煮粥。日服1次，当早餐食。

（3）**功效**：散寒化湿止泻。

❧ 八珍膏 ❧

（1）**材料**：薏苡仁、芡实、扁豆、莲子、山药各 90g，党参、茯苓各 60g，白术 30g，白糖 240g。

（2）**操作**：共研细末。同白米粉适量混匀，加水和匀，蒸熟为糕。随意食用。

（3）**功效**：健脾止泻。

❧ 附子茯苓粥 ❧

（1）**材料**：制附子 6g，茯苓 20g，粳米 60g。

（2）**操作**：先将附子煎煮 30~50 分钟，取汁，加入茯苓、粳米煮粥。分早、晚餐食用。

（3）**功效**：温阳止泻。

五、验案举隅

王某，女，64 岁，教师。1979 年 4 月 2 日初诊。主诉：腹泻已 2 天。病史：2 天前出现腹鸣，大便稀溏，每日泻 4~5 次。昨晚大便呈稀黄色水样。查体：体温 36.9℃，腹平软，肝、脾未触及，腹部无明显压痛，舌苔厚腻而滑润，脉象沉缓。便常规：红细胞、白细胞少许。辨证：脾虚泄泻。治则：健脾利湿，固涩止泻。选穴：足三里、天枢。方义：方用足三里，健中渗湿，增强小肠之泌别功能，配天枢，固涩止泻。二穴均属足阳明胃经，有调理胃肠功能的作用。先针足三里，用补法，使针感向腹部传导。次针天枢，行针得气后，留针 30 分钟。留针期间，用药艾条熨灸各穴，均为 15 分钟。针后泻止，因患者消化功能不好，身体虚弱，用药艾条熨灸足三里、气海，每次各灸 15 分钟，每周灸 1~2 次。

六、预防养护

若施灸后泄泻不能控制，水分丢失多，应及时前往医院治疗，防止体内电解质紊乱。施灸期间注意保暖，避风寒，防止风寒内侵加重病情。饮食尽量清淡，多吃软面条、稀粥等，多喝温开水，忌食酸辣等刺激性及煎炸食物。

第十七节　便秘

一、概述

便秘是以大便秘结不通，便质干燥、坚硬，排便周期或时间延长，常常数日一行，或虽有便意但排便不畅为主症的病证。便秘的发生常与饮食不节、情志失调和年老体虚等因素相关，其基本病机是脏腑功能失调，肠腑壅塞不通或肠失滋润，大肠传导不利。病位在大肠，与脾、胃、肺、肝、肾等脏腑有关。

便秘可见于西医学的功能性便秘，肠易激综合征，药物性便秘，内分泌及代谢性疾病、直肠及肛门疾病所致的便秘。

二、辨证

主症：大便秘结不通，排便艰涩难解。

兼见小腹不舒，虽有便意而努责乏力，气短疲惫，多汗心悸，头晕眼花，无力排出大便，粪质松散如糟粕，舌淡白，脉象细弱无力为虚秘。大便艰涩不易排出，甚则脱肛，腹中冷痛，尿清白频数，四肢欠温，面色白，腰冷酸软，舌质淡，苔白，脉象沉迟为冷秘。

三、艾灸治疗

❧ 虚秘 ❧

（1）治法：补气养血。

（2）主穴：脾俞、胃俞、大肠俞、三阴交、足三里、天枢、支沟。（图5-167~5-173）

视频32
虚秘

（3）操作方法：艾条温和灸：每次选用4~6个穴位，每穴灸10~15分钟，每日灸1次，5~10次为1个疗程，每个疗程间隔3~5天。隔蒜灸：每次选用3~5个穴位，每穴用中、小艾炷灸3~5壮，每日灸1次，3~5次为1个疗程，每个疗程间隔3天。

（4）选穴依据：脾俞、三阴交配胃俞、足三里，为脏腑经络表里配穴法，

旨在鼓舞中气，培补生化之源，中焦健旺，气血生焉，大肠俞与大肠募穴天枢，调理肠胃腑气以通便，三焦经穴支沟，宣通三焦气机。

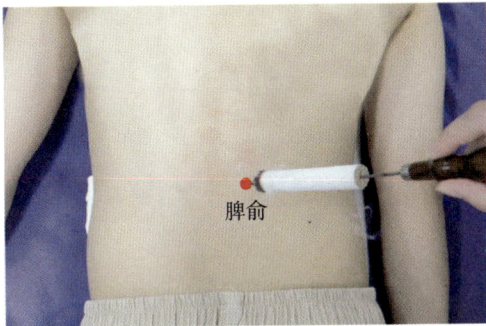

图 5-167

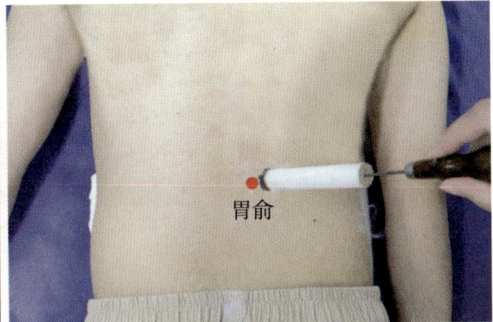

图 5-168

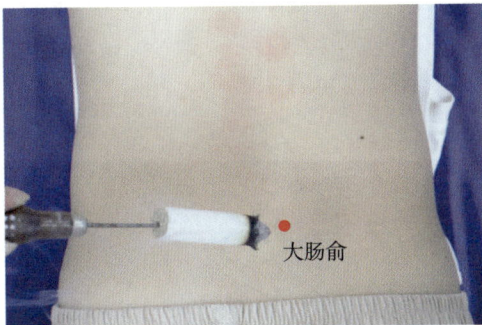

图 5-169

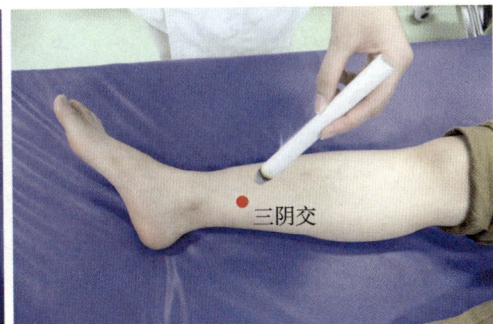

图 5-170

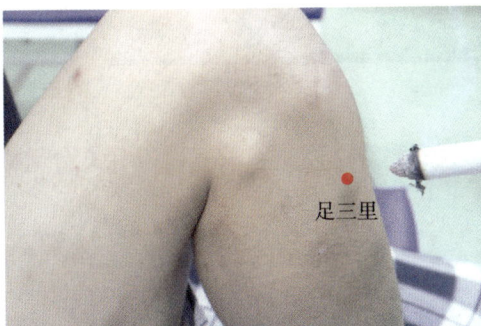

图 5-171

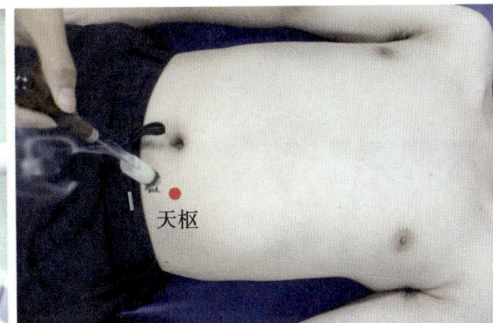

图 5-172

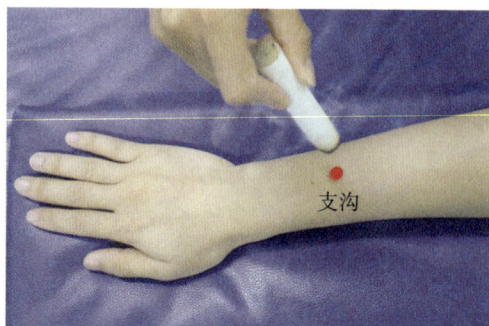

图 5-173

❧ 冷秘 ❧

（1）**治法**：补肾助阳，温润通便。

（2）**主穴**：气海、神阙、肾俞、关元俞、大肠俞。（图 5-174-1-178）

（3）**操作方法**：艾条温和灸：每次选 3~5 个穴位，每穴灸 10~20 分钟，每日灸 1 次，5~10 次为 1 个疗程，每个疗程间隔 3~5 天。隔姜灸：在神阙置 0.3cm 厚的姜片，在姜片上置枣核大的艾炷，点燃施灸，连续灸 5~10 壮，至皮肤潮红为度。每日或隔日灸 1 次，5~7 次为 1 个疗程，每个疗程间隔 3~5 天。

视频 33
冷秘

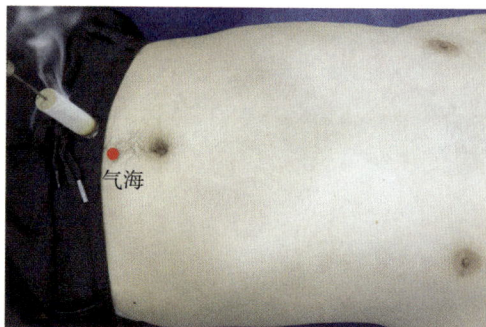

（4）**选穴依据**：气海、神阙温阳祛寒，温煦下元以散阴结；肾俞、关元俞补益肾气；大肠俞能助排便传送之力。

图 5-174

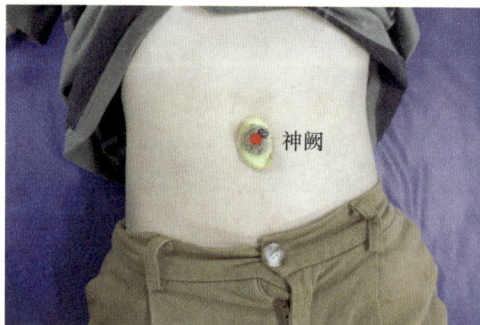

图 5-175

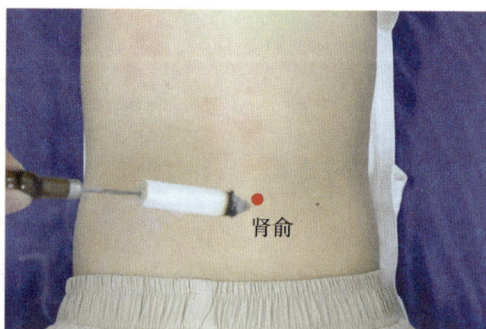

图 5-176

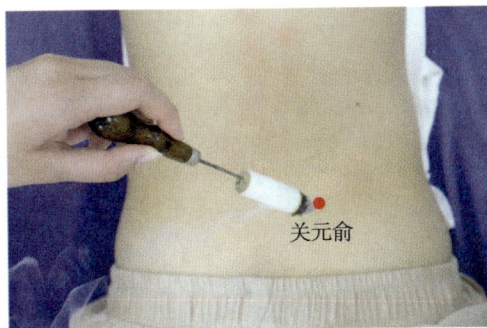
图 5-177

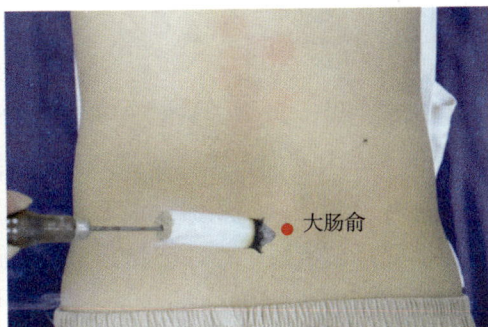
图 5-178

四、其他疗法

（一）中药贴敷

❧ 皂松倍豉膏 ❧

（1）**主治**：虚秘。

（2）**处方**：皂角刺 12g，松子仁 9g，五倍子 6g，淡豆豉 6g，葱白适量。

（3）**用法**：将前 4 味药混合共碾成细末，加入葱白共捣烂如膏状，敷于脐上，外盖纱布，胶布固定。每日换药 1 次。

❧ 紫苏熨法 ❧

（1）**主治**：伤寒积滞。

（2）**处方**：紫苏一大把（100~200g）。

（3）**用法**：煎滚热汤，将手巾在汤内泡热，榨干。摊于病人脐腹及小肚上，令人以手在手巾上盘旋摩擦，冷则随换，如此数次。

（二）养生疗法

❧ 人参蜂蜜粥 ❧

（1）**材料**：人参 3g，蜂蜜 50g，生姜 5g，韭菜 5g，蓬莱米 100g。

（2）**操作**：将人参放入清水中泡 10 小时，生姜切片，韭菜切末。将泡好的人参连同泡参水，与洗净的蓬莱米一起放入砂锅中，中火煨粥。待粥将熟的时候放入蜂蜜、生姜、韭菜末调匀，再煮片刻即可。

（3）**功效**：调中补气，清肠通便。适用于由气血两虚而导致的大便秘结。

五、验案举隅

刘某，男，79岁。1987年6月4日就诊。病史：患者自述大便秘结25年，开始每3~5天排便1次，艰涩不利，后逐渐加重，近几年每8~10天1次，伴腹胀、轻度腹痛，临厕时，虽有便意而努责难下，乏力，短气，时有头晕，全身皮肤瘙痒。屡服中西医药物，只能缓解一时，而停服药物，症状如故。检查：精神尚可，血压160/100mmHg，心肺未见明显异常，腹平软，肝脾未触及，左下腹轻度压痛，无反跳痛，舌淡，苔薄白，脉象细弱。辨证：顽固性便秘（虚秘）。治疗：补气通便。取穴：天枢、足三里、上巨虚、气海、关元。方义：上巨虚与大肠募穴天枢，调理肠胃腑气以通便，足三里、气海、关元补气助运。针刺施以补法，留针20分钟，气海、关元交替针刺，并加艾条灸，每次15分钟，每日1次。配合耳穴压王不留行籽治疗，取大肠、直肠下段、便秘点，配皮质下、交感等反应点，双耳交替，每5天轮换1次。

六、预防养护

患者需注意多饮水，适当配合饮食和运动，饮食方面不必过于精细，多摄入纤维素含量比较高的蔬菜和水果，不要过多摄入生冷的食物，必要时也可以做按摩腹部的运动，以及推腹的办法，增加胃肠道的蠕动功能，从而促进大便的排出。

第十八节　黄疸

一、概述

黄疸是因胆汁外溢所致，以目黄、身黄、小便黄为主症的病证。其中，目睛黄染为本病的主要特征。黄疸的发生常与感受外邪、饮食不节、脾胃虚弱等因素有关。本病病位在胆，与肝、脾、胃关系密切。

基本病机是湿浊阻滞，胆汁不循常道而上泛于目，外溢肌肤，下渗膀胱。黄疸分为阳黄和阴黄两大类，其中阳黄以湿热为主，阴黄以寒湿为主。

西医学中，黄疸多见于肝细胞性黄疸、阻塞性黄疸、溶血性黄疸，可见于急慢性肝炎、肝硬化、胆囊炎、胆结石、钩端螺旋体病、蚕豆病、某些消化系统肿瘤等疾病中。

二、辨证

主症：目黄、身黄、小便黄，尤以眼睛巩膜发黄最为明显。

阳黄：巩膜和皮肤黄色鲜明如橘色，口干发热，小便短赤，大便秘结。苔黄腻，脉滑数。

阴黄：巩膜和皮肤黄色晦暗，或如烟熏，脘闷腹胀，畏寒神疲，口淡不渴。舌淡，苔白腻，脉濡缓或沉迟。

三、艾灸治疗

❦ 阳黄 ❦

（1）治则：疏利肝胆，清热退黄。

（2）主穴：至阳、阴陵泉、阳陵泉、胆俞、太冲。（图 5-179~5-183）

视频 34
阳黄

（3）配穴：腹胀纳呆，加中脘；小腹满，加关元；脘腹痞闷，加足三里；便秘，加天枢；呕吐，加内关。

（4）操作方法：①灯火灸：采用阴灯灼灸法，每天灸 1 次，每穴 1 壮，连灸至黄疸消退为止。②艾炷灸：每穴 3 壮，每日 1~2 次，10 天为 1 个疗程。

（5）取穴依据：黄疸是由湿邪熏蒸、胆汁外溢而成，故取胆的背俞穴胆俞及其下合穴阳陵泉以疏调胆腑，胆腑功能正常则胆汁自循常道；阴陵泉健脾利湿，令湿邪从小便而出；至阳为治疗黄疸的经验穴，可宣通阳气以化湿退黄。

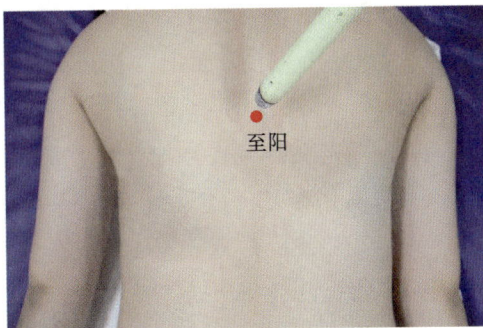

至阳

图 5-179

155

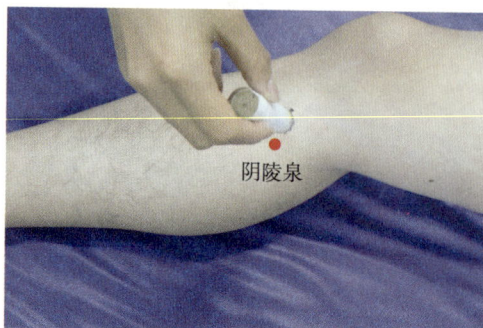

阴陵泉

图 5-180

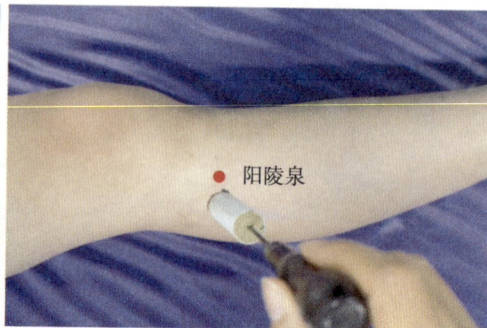

阳陵泉

图 5-181

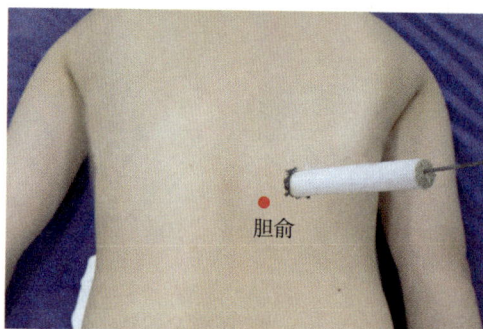

胆俞

图 5-182

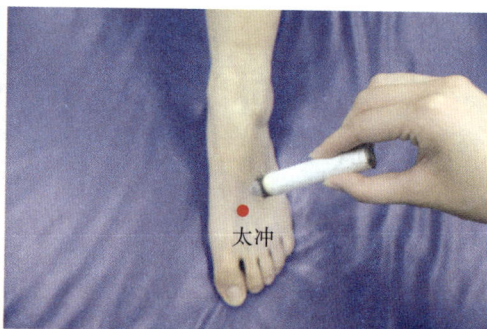

太冲

图 5-183

❧ 阴黄 ❧

（1）治则：温化寒湿，健脾利胆。

（2）主穴：脾俞、至阳、中脘、关元、足三里、三阴交。（图5-184~
5-189）

视频35
阴黄

（3）配穴：神疲畏寒加气海、命门。

（4）操作方法：①艾炷灸：每穴3~5壮，每日1次，10次为1
个疗程。②艾条灸：每穴灸10~15分钟，每日1次，10次为1个疗程。③灯火灸：
采用明灯爆灸法，每天灸1次，每穴灸1壮，7~15天为1个疗程。

（5）取穴依据：阴黄以寒湿为重，治应温阳健脾，故取脾俞健脾化湿，至
阳宣发督脉经气，疏通阳气。中脘为腑会，配足三里健运中阳。关元温补经气，
三阴交导湿下行。诸穴共奏温化寒湿，利胆退黄作用。神疲畏寒加气海、命门。

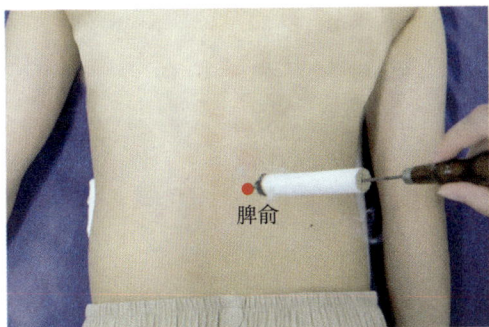

图 5-184

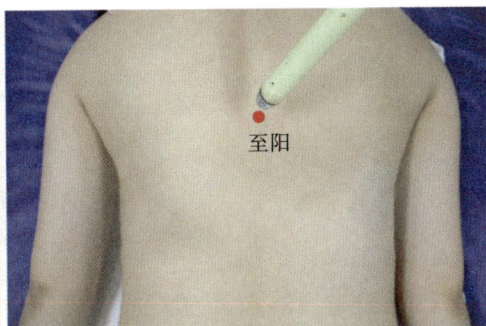

图 5-185

脾俞

至阳

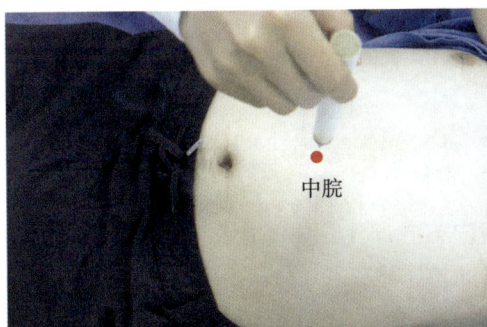

图 5-186

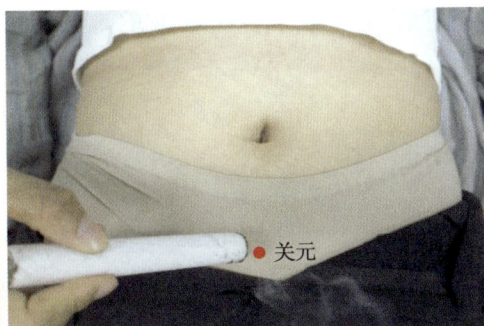

图 5-187

中脘

关元

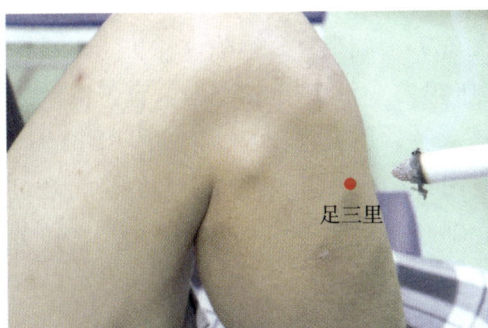

图 5-188

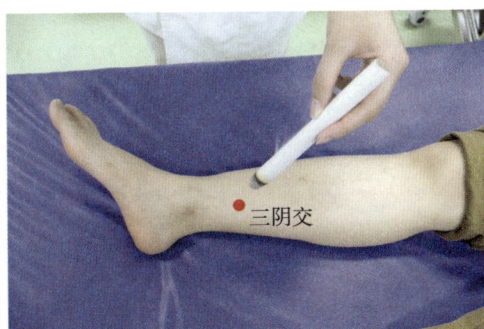

图 5-189

足三里

三阴交

四、其他疗法

（一）中药贴敷

❀ 茵陈三黄平胃散 ❀

（1）**主治**：阳黄。

（2）**处方**：醋大黄 60g，茵陈 30g，黄连、黄芩各 12g，陈皮、厚朴、苍术、甘草各 18g，姜汁适量。

（3）**用法**：上药除姜汁共碾成细末，贮瓶备用，用时取药末适量，以姜汁调和如膏状，敷于脐眼下，盖以纱布，胶布固定。每日换药 1 次。

❀ 南星散 ❀

（1）**主治**：阴黄。

（2）**处方**：胆南星 30g。

（3）**用法**：将胆南星捣碎，放于茶杯内，扣脐上，3~5 小时去药，脐部皮肤起泡，用消毒过的针挑破，让泡中水流尽即可。

（二）养生疗法

❀ 黄疸肝炎茶 ❀

（1）**材料**：柴胡 10g，赤芍 12g，生大黄 7g，制半夏、炒陈皮各 9g。

（2）**操作**：原方用量加大 20 倍，共研粗末。每次用 40~50g，置于保温瓶中，冲入沸水适量，盖闷 15 分钟后，代茶频频饮用。每日 1 剂，连服 7~10 天。

（3）**功效**：疏肝通腑，和胃退黄。适用于病毒性肝炎或郁胆型肝炎，身目俱黄，黄色鲜明，胁肋及腹部胀痛，恶心呕吐，小便短赤，大便干结，舌苔黄腻，脉弦滑数。

❀ 黑矾茶 ❀

（1）**材料**：茶叶 120g，黑矾 120g。

（2）**操作**：共研末，枣肉为丸，每丸 9g，日服 3 丸。

（3）**功效**：治疗周身黄疸。

五、验案举隅

刘某，男，41 岁，上海青浦人，经商。诉去年 7 月发生右上腹间歇性疼痛，经注射青霉素痊愈，但以后每隔数月仍有疼痛发作，每次发作均服止痛药而疼痛消失。自今年 8 月以来，疼痛发作频繁，腹胀，并有恶心，皮肤发黄，饮食减少，大便失常，某医院诊断为胆囊病，须行手术治疗，因有顾虑，而未就治。

体检：体温 37.3℃，脉搏 86 次 / 分，皮肤、巩膜均呈轻度黄染，肝于肋下两横指可触及，有压痛，肠鸣音增强。实验室检查：白细胞 11.4×10^9/ 升，中性粒细胞比率 0.74，黄疸指数 15mg/dL。

治疗经过：取肝俞、胆俞、章门、京门、上脘、涌泉，轮换针治，每日 1 次，并于针入后以艾条灸各穴 10 分钟，12 次后，腹胀、恶心消失，疼痛大减，皮肤巩膜黄染亦消退，20 次后，肝脏未于肋下扪及，此后专以灸治疗 10 次，实验室检查正常，停针数月，未曾复发。

六、预防养护

饮食宜清淡新鲜，不宜过食肥腻甘甜，忌饮酒和辛辣刺激食物。注意休息，避免劳累，避免熬夜，保证充足的睡眠，密切观察病情变化，还要积极地进行治疗和随诊。

第十九节　鼓胀

一、概述

鼓胀是指以腹部胀大如鼓为主症的疾病。临床以腹大胀满，绷急如鼓，皮色苍黄，脉络暴露为特征，故名鼓胀。又名"单腹胀""臌""蜘蛛蛊"。

鼓胀病因复杂，主要是由酒食不节、虫毒感染、他病继发转化、情志刺激等因素引发，致肝脾肾俱损或功能失调，气血搏结，水湿内停。其基本病机主要是肝、脾、肾三脏受损，气滞、血瘀、水停于腹中。病变脏腑先在肝脾，久则及肾。因肝主疏泄，为藏血之官，肝病则疏泄失职，气滞血瘀，进而横逆犯脾；脾主运化，脾病则运化失司，水湿内聚，进而土壅木郁，以致肝脾俱病。

疾病日久，累及于肾，肾主水，司开阖，水湿不化，则胀满愈甚。病理因素无外乎气滞、血瘀、水液停聚。

西医学中因病毒性肝炎、血吸虫病等多种原因所致的肝硬化腹水，结核性腹膜炎、腹腔内恶性肿瘤、肾病综合征、丝虫病、慢性缩窄性心包炎等疾病导致的腹水，属于本病范畴，可参照本节辨证论治。

二、辨证

主症：腹部胀大，面色苍黄，甚则腹壁青筋暴露，四肢不肿或微肿。

兼见腹部胀满膨隆，肤色不变，按之凹陷随指而起，恼怒后肿势加剧，叩之如鼓，脘胁痞满，嗳噫或得矢气则舒，小便黄短，大便不爽或秘结，舌苔薄白，脉象弦细，为气鼓；兼见腹部膨胀如蛙，皮肤光亮，按之凹陷，移时方起，或有下肢水肿，脘腹胀，面色滞晦，怯寒，神疲，小便不利，大便溏薄，舌苔白腻，脉象沉缓，为水鼓；兼见腹部胀大坚硬，脐周青筋暴露，腹有块，痛如针刺，皮肤甲错，面色黄滞晦暗，或见赤丝缕缕，头颈胸臂可出现血痣，潮热，口干不欲饮，或大便暗黑，舌质紫暗或有瘀斑，脉象弦细或涩，为血鼓。

三、艾灸治疗

❧ 气鼓 ❧

（1）治则：疏肝和胃，行气消胀。

（2）主穴：足三里、太冲、大肠俞、气海、中脘。（图5-190~5-194）

视频36
气鼓

（3）配穴：尿黄、尿少，加阴陵泉；便秘，加大横、支沟；胸闷气短，加膻中。

（4）操作方法：温和灸：每穴灸10~15分钟，每日灸2次，10日为1个疗程。艾炷灸：每穴灸5~7壮，每日灸1次，10日为1个疗程。温针灸：留针20~30分钟，每日针灸2次，10日为1个疗程。

（5）取穴依据：气鼓因气滞而成。

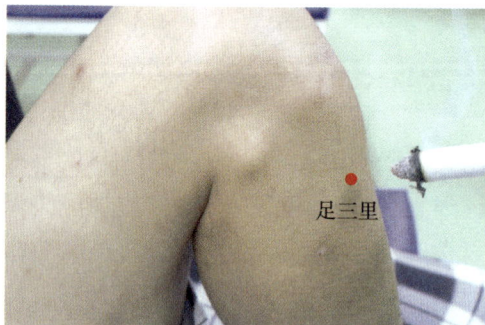

足三里

图5-190

肝郁则气滞，肝气不舒又导致脾气郁结，故本方取中脘、气海调理中下焦气机，行气消胀，又取肝经原穴太冲配胃经合穴足三里疏肝和胃，再取大肠俞行气导滞消胀，五穴相配，共奏行气消胀之效。

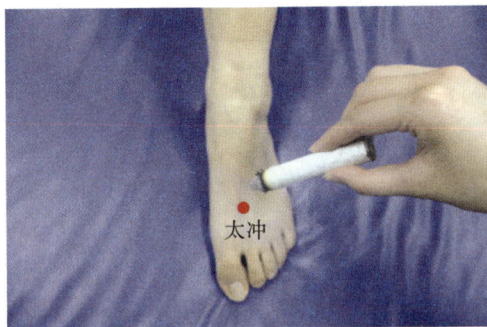

图 5-191

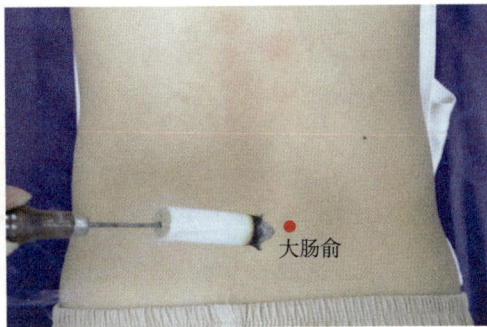

图 5-192

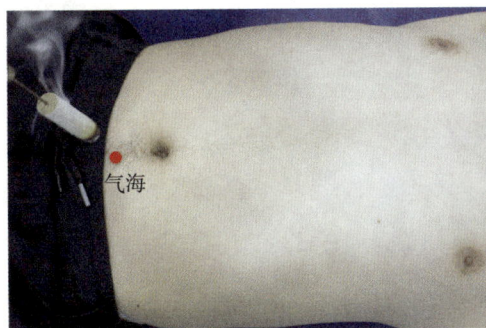

图 5-193

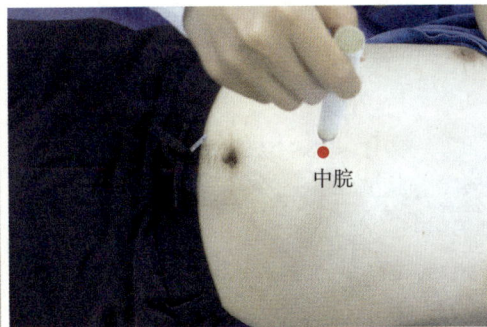

图 5-194

❧ 水鼓 ❧

（1）治则：补益脾肾，化湿利水。

（2）主穴：脾俞、肾俞、阴陵泉、水分、复溜。（图 5-195~5-199）

（3）配穴：畏寒，加命门、关元；腹胀甚，加大肠俞、小肠俞、上髎、次髎（以艾条同时灸此四穴）。

视频 37
水鼓

（4）操作方法：温和灸：每穴灸 20 分钟，每日灸 1~2 次，10 日为 1 个疗程。艾炷灸：每穴灸 3~9 壮，每日灸 1 次，10 日为 1 个疗程。温针灸：留针 20~30 分钟，每日针灸 2 次，10 日为 1 个疗程。

（5）取穴依据：脾主运化水湿，肾主开阖水道，故本方取脾俞、肾俞补脾益肾，复溜温补肾气以开水道。脾肾健旺则水湿得化，腹水渐消。阴陵泉化湿，水分为消腹水要穴，二穴相配化湿利水，以加强消除腹水的作用。

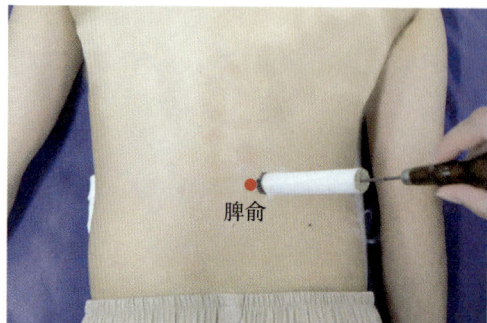

图 5-195

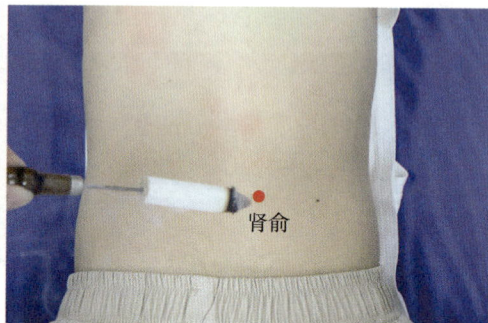

图 5-196

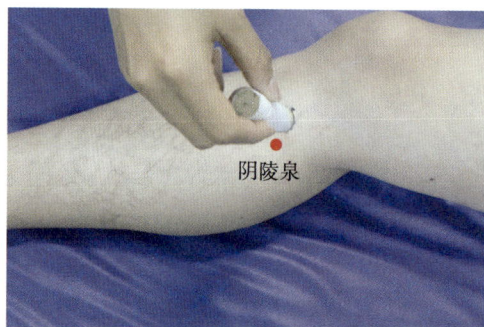

图 5-197

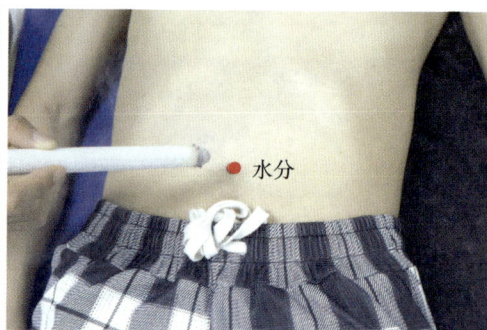

图 5-198

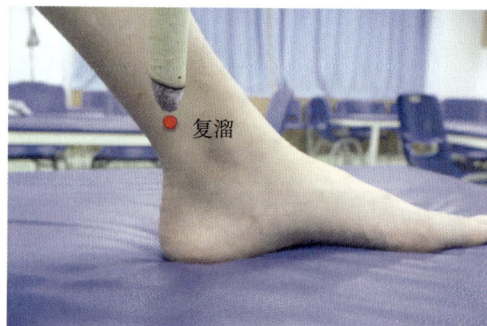

图 5-199

❧ 血鼓 ❧

（1）**治则**：活血化瘀，通络散结。

（2）**主穴**：期门、章门、石门、痞根、三阴交。（图 5-200~5-204）

（3）**配穴**：胀加梁门、中脘；便稀加神阙、大横。

视频 38
血鼓

（4）**操作方法**：温和灸：每穴灸 20 分钟，每日灸 1~2 次，10 日为 1 个疗程。隔姜灸：每穴灸 3~9 壮，每日灸 1 次，10 日为 1 个疗程。瘢痕灸：每次选 1~2 个穴位，每穴灸 5~9 壮，每日灸 1 次，5 日为 1 个疗程，艾炷如豌豆大或枣核大。温针灸：留针 20~30 分钟，每日针灸 1 次，10 日为 1 个疗程。

（5）**取穴依据**：血鼓因肝脾疾患所致的痞块而成，故取肝募期门、脾募章门疏通二脏的气血。石门配痞根活血化瘀，通络散结。腹部为三阴经所主，三阴交为三阴经的交会穴，循经治疗，直达病所。

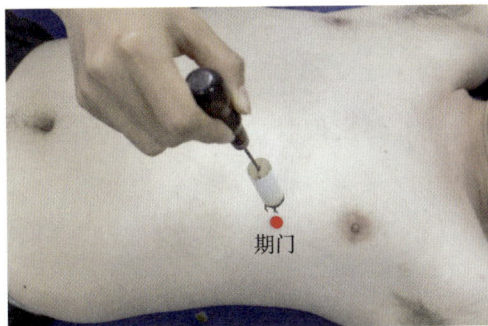

图 5-200

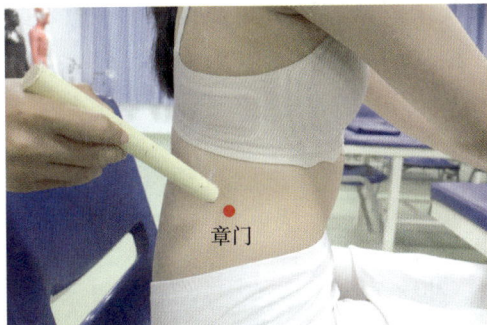

图 5-201

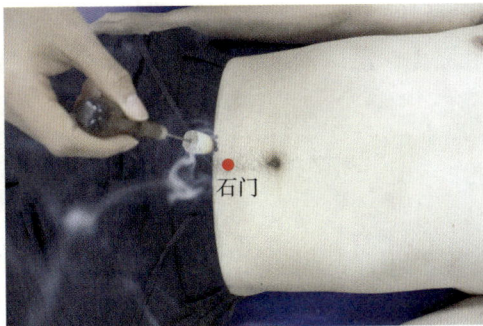

图 5-202

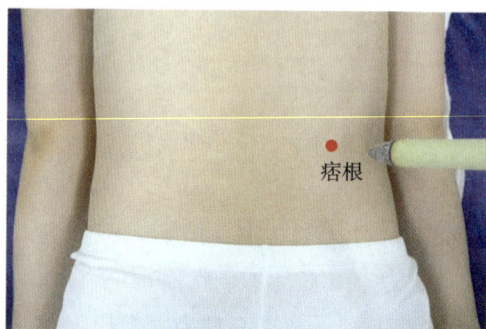

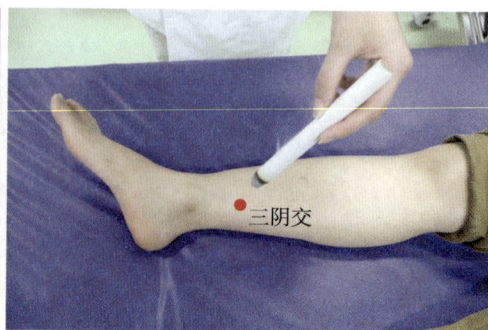

图 5-203　　　　　　　　　　　图 5-204

四、其他疗法

（一）中药贴敷

❧ 甘遂散 ❧

（1）**主治**：肝硬化腹水。

（2）**处方**：甘遂粉 20g。

（3）**用法**：研末备用。每次取甘遂粉 2g 填脐内，外贴胶布固定。一般贴12~24 小时去药。

❧ 鼓胀膏 ❧

（1）**主治**：鼓胀。

（2）**处方**：鸡内金、陈香橼各 10g，砂仁、沉香各 3g，生姜 30g，大蒜 27g，葱白 1 根，猪肚适量。

（3）**用法**：将前 4 味药研为细末，与其余药物共捣烂如膏状，敷于患者的肚脐上，盖以油纸及敷料，胶布固定。每 2 日换药 1 次，8 次为 1 个疗程。

（二）养生疗法

❧ 芪术茶 ❧

（1）**材料**：黄芪 5g，白术 3g，花茶 3g。

（2）**操作**：用 250ml 开水冲泡后饮用，冲饮至味淡。

（3）**功效**：补气健脾利水。

五、验案举隅

田某，男，53 岁，江苏阜宁人，搬运工人。病史：今年 2 月间有轻度发热，腹部不适，恶心呕吐，继而腹部逐日胀大，呼吸困难，在某医院诊断为早期肝病，腹水，经药物治疗及数次手术放水无效。出院后在某诊所注射利尿剂 30 余针，除当时小便较多外，症状未减。后又服中药治疗，频服汤药、丸药，亦未奏效。饮食大减，二便不利，坐卧不安。

体检：脉沉细，心率缓慢，两肺呼吸音弱，腹部膨满，有静脉曲张，肝脾未扪及，脐突，侧卧时腹水随之移动，叩诊呈浊音，两下肢重度凹陷性水肿。

治疗经过：第一次针水沟、阴陵泉、三阴交，灸肝俞、肾俞、膀胱俞、水分、章门、中脘、关元。复诊时，自诉针灸后大便 1 次，小便较多，腹部稍觉轻松，唯两腿沉重，于是除仍按前取各穴针灸外，又加灸足三里。三诊时，下肢水肿见消，仍按前取各穴每日针灸 1 次，病情逐日好转，小便频解，饮食睡眠亦好。不久，双下肢水肿全消，脐亦现原状，休息 3 日后，又续针灸 2 次，各种症状消失。停诊后嘱忌盐。3 个月后追访 1 次，未发病。后得知某年夏天因气喘病故。

六、预防养护

1.增强体质：平时应增强体质，使机体足以抵抗邪气入侵，同时避免与血吸虫疫水接触，免受邪毒侵袭。

2.保护胃气：注重保护胃气，避免饮酒、食用生冷寒凉伤胃之品。

3.调畅情志：舒缓情志，保持身心愉悦，免受精神刺激，使气机调畅，百脉和调。

4.注意起居：起居上，做到起居有常，不妄劳作，顺应四时，以养身心。

第二十节　胁痛

一、概述

胁痛是指以一侧或两侧胁肋部疼痛为主症的疾病。胁，指侧胸部，为腋以下至第十二肋骨部的总称。

胁痛的发生主要由情志不遂、饮食不节、跌仆损伤、久病体虚等因素，引起肝络失和，或肝络不通，或络脉失养所致。肝脉布胁肋，足少阳经循胁里，过季胁，胁肋部为肝胆经络所过之处，故本病病位在胁肋，病变脏腑主要在肝、胆，与脾、胃、肾等脏腑有关。基本病机是肝胆脉络不通或脉络失养。

西医学中的急慢性肝炎、胆囊炎、胆系结石、胆道蛔虫、肋间神经痛等疾病过程中以胁痛为主要表现者，可参照本节辨证论治。

二、辨证

胁肋疼痛，兼见恶心，呕吐，口苦，舌红，苔黄腻，脉弦滑数，为肝胆湿热。

三、艾灸治疗

❧ 湿热胁痛 ❧

（1）**治则**：疏肝利胆，健脾利湿。

（2）**主穴**：阳陵泉、期门、足三里、阴陵泉。（图 5-205~5-208）

（3）**配穴**：恶心加内关；腹胀加中脘。

视频 39
湿热胁痛

（4）**操作方法**：采用艾条灸。每穴灸 5~10 分钟，每日灸 1 次，5 次为 1 个疗程。

（5）**取穴依据**：阳陵泉为少阳胆经之合穴，期门为肝经之募穴，肝胆相表里，同布于胁肋，二穴相配能疏肝利胆，更取足三里调和胃气，阴陵泉健脾利湿，四穴合用能达到湿热除、痞满消、胁痛止的效果。

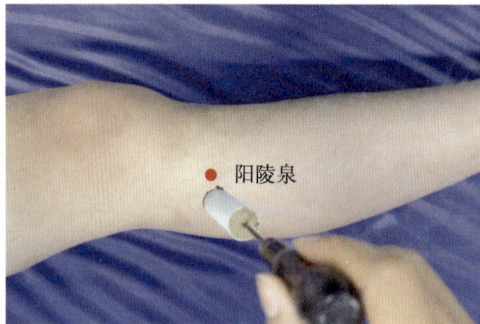

图 5-205

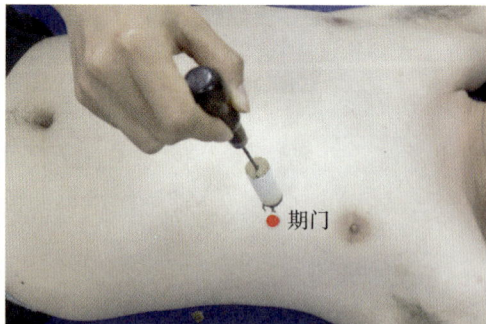

图 5-206

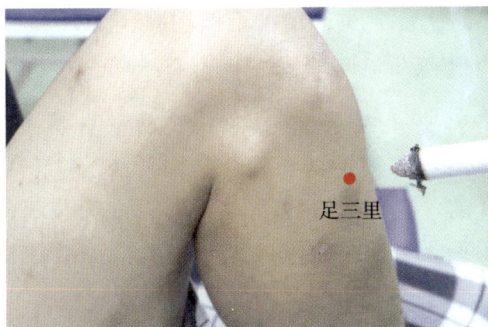

图 5-207

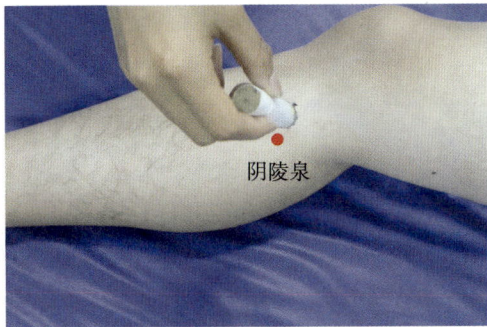

图 5-208

四、其他疗法

（一）中药贴敷

❧ 连翘龙栀散 ❧

（1）主治：湿热型胁痛。

（2）处方：连翘、龙胆草、栀子各等量，清阳膏1贴。

（3）用法：将连翘、龙胆草和栀子共碾成细末，以水调成膏状，涂于脐孔内，外用清阳膏封固。每2日换药1次。

（二）养生疗法

❧ 枸杞菊花茶 ❧

（1）材料：枸杞、杭菊花各30g。

（2）操作：将枸杞和杭菊花适量，放入瓷杯中，加入沸水冲泡，加盖温浸10分钟，代茶饮用。

（3）功效：对于不寐兼有心烦易怒、头胀、目赤、口苦、胁痛和小便黄、大便秘结，舌红苔白腻或淡黄，脉沉弦有力或弦细者适用。

五、验案举隅

宗某，男，20岁，学生，浙江人。咳嗽，左侧胸痛，深呼吸时加剧，已经月余。去年夏天也有干咳、胸胁胀痛等症状，当时经医生检查未发现特殊病变，休息1周而愈。近半年来，有时阵发性胁痛牵引至左上腹部，数分钟即消失。

近来胸痛经常性发作，以致患侧不能着床，饮食大减，精神不佳，服药无效。

体检：体温 37.3℃，脉搏 84 次 / 分，肺部听诊呼吸音减低，有干啰音少许，心脏查体（−）。胸透：左侧外缘影像模糊。血常规：正常，血沉 37mm/h，痰液结核菌检查（−）。

治疗：隔日取大椎、风门、肺俞、肝俞、期门、曲池、足三里，针灸并施，3 次后疼痛减轻，7 次后咳嗽亦轻，深呼吸时亦无胁肋疼痛现象，患部能着床，睡眠良好。针灸 15 次停诊，血沉 7mm/h，症状完全消失，以后亦未复发。

六、预防养护

预防胁痛，当注意保持情绪稳定，避免过怒、过悲、过劳及过度紧张；同时注意饮食清淡，切忌过度饮酒或嗜食辛辣肥甘，以防湿热内生。动静有度，避免外伤引起胁痛。对胁痛患者要注意通过安慰、鼓励等方式稳定情绪，可缓解和消除躯体疼痛感，减少因疼痛所带来的情绪波动。注意劳逸结合，起居有常，顺应四时变化。适当参加体育活动，如散步、打太极拳等，有利于气血运行，恢复正气。

第二十一节　痰饮

一、概述

痰饮是指体内水液输布、运化失常，停积于某些部位为主症的疾病。痰，古通"淡"，是指水一类可以"淡荡流动"的物质。饮也指水液，作为致病因素，则指病理性质的液体。为此，古代所称的"淡饮""流饮"，实均指痰饮而言。

痰饮有广义和狭义之分，广义痰饮包括痰饮、悬饮、溢饮、支饮四类，是诸饮的总称。饮停胃肠则为狭义的痰饮；饮流胁下则为悬饮；饮溢肢体则为溢饮；饮撑胸肺则为支饮。痰饮所涉及的临床病种广泛，表现复杂。

西医学中的慢性支气管炎、支气管哮喘、渗出性胸膜炎、慢性胃炎、心力衰竭、肾炎水肿等出现痰饮表现者属本病范畴，可参照本节辨证论治。

二、辨证

主症：身体素盛，暴然消瘦，肠间水声辘辘等。痰饮水性，游走不守，或雍肺，或凌心，或困脾，病位不同，症状各异。

兼有咳嗽多痰，白滑易咳，四肢沉重无力，眩晕嗜卧，面虚浮，脘闷纳呆，便溏，口甜黏，舌体胖大，有齿痕，色晦暗，苔白腻，脉象滑或缓，为痰饮雍肺。兼有心悸动不安，胸满，头目眩晕，小便短涩，舌质淡，苔水滑，脉象沉弦，为痰饮凌心。兼有脘腹胀满痞闷，四肢沉重，口中黏腻，不欲饮食，恶心呕吐，大便溏泄，舌苔白厚腻，脉象缓或滑，为痰湿中阻。

三、艾灸治疗

✿ 痰饮雍肺 ✿

（1）**治则**：宣肺化痰。

（2）**主穴**：定喘、风门、肺俞、合谷、中脘、丰隆。（图 5-209~5-214）

视频 40
痰饮雍肺

（3）**操作方法**：①温和灸：每次选用 3~4 个穴位，每穴灸 10~15 分钟，以灸至局部皮肤红润温热舒适为度，每日灸 1 次。②隔蒜灸：每次选用 2~4 个穴位，每穴灸 5~7 壮，每月灸 1 次。

（4）**取穴依据**：定喘理气宣肺，风门宣肺通络，肺俞宣肺利气，合谷开窍通经活络，足阳明胃经募穴中脘健脾和胃，降逆和中，理气化饮，丰隆和胃气，化痰浊。诸穴合用，共奏宣肺化痰之效。

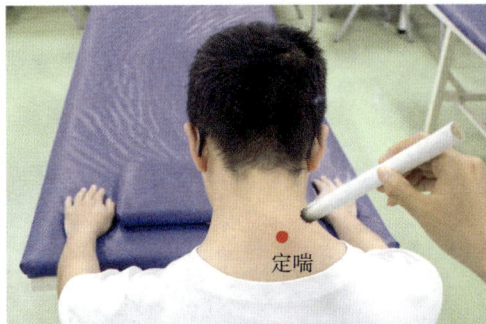

图 5-209

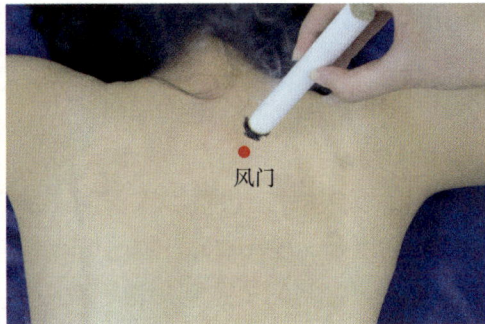

图 5-210

169

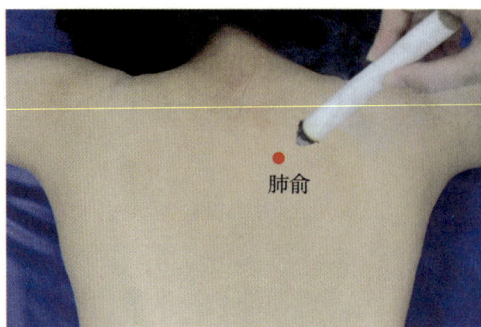

图 5-211

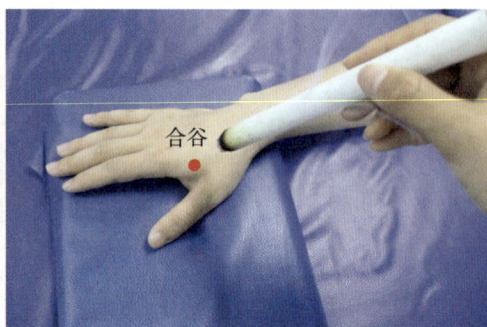

图 5-212

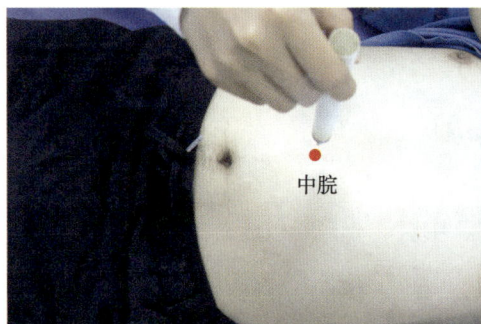

图 5-213

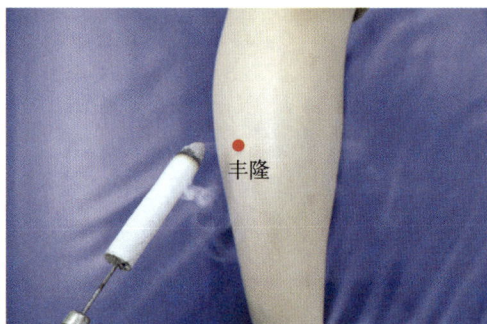

图 5-214

❧ 痰饮凌心 ❧

（1）**治则**：培补心脾。

（2）**主穴**：内关、间使、少府、中脘、足三里。（图 5-215~5-219）

（3）**操作方法**：温和灸或回旋灸：每次选用 3~4 个穴位，每穴灸 10~15 分钟，以灸至局部皮肤红润温热舒适为度，每日灸 1 次。无瘢痕灸：每次选用 3~5 个穴位，每穴灸 3~5 壮，每日灸 1 次。

（4）**取穴依据**：手厥阴经之络穴内关宽胸宁心，理气和胃，降逆止呕，手厥阴经之经穴间使宽胸化痰，益心宁神，手少阴经之荥穴少府宽胸宁心，中脘健脾益胃，化痰消饮，足三里健

视频 41
痰饮凌心

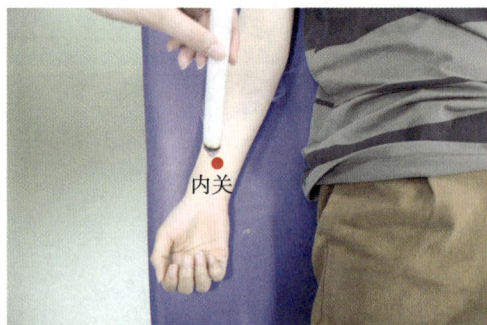

图 5-215

脾化饮。诸穴合用，共奏补脾益心，化湿降饮之效。

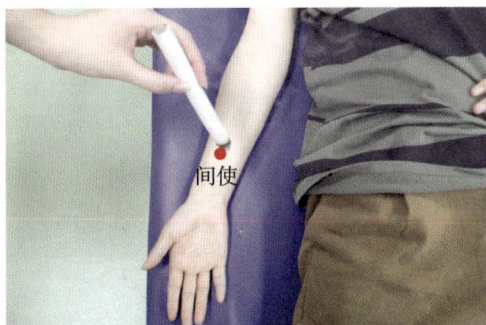
图 5-216

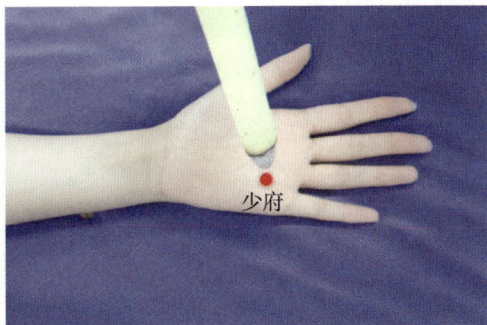
图 5-217

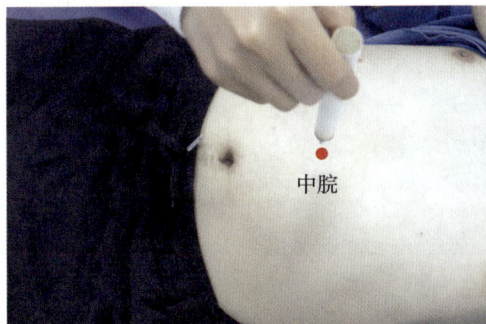
图 5-218

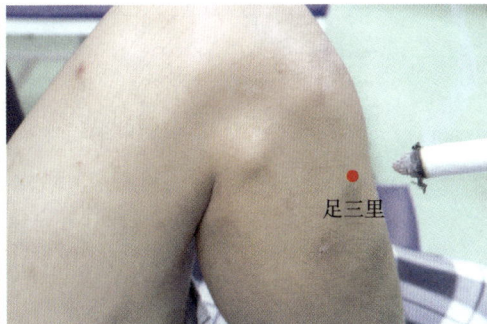
图 5-219

❧ 痰湿中阻 ❧

（1）**治则**：健脾化痰。

（2）**主穴**：中脘、内关、足三里、丰隆、隐白、三阴交、脾俞、胃俞。（图 5-220~5-227）

（3）**操作方法**：温和灸：每次选用 4~6 个穴位，每穴灸 10~15 分钟。每日或隔日灸 1 次，5~10 次为 1 个疗程，每个疗程间隔 5 天。隔姜灸：每次选用 3~6 个穴位，每穴灸 3~5 壮，每日或隔日灸 1 次，7~10 次为 1 个疗程，每个疗程间隔 3~5 天。

视频 42
痰湿中阻

（4）**取穴依据**：胃之募穴中脘健脾化湿；内关和胃降逆止呕；胃之合穴足三里健脾和胃化湿；丰隆和胃气，化痰浊；隐白益脾；三阴交补脾胃，助运化；脾俞健脾化湿；胃俞调中和胃。诸穴合而共奏健脾和中化痰之效。

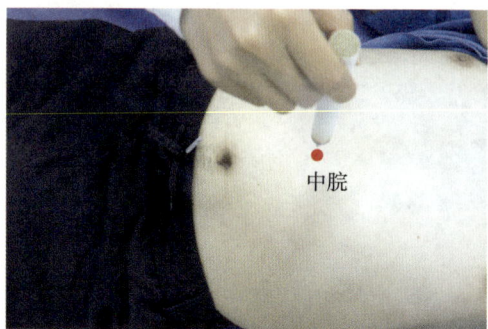

图 5-220

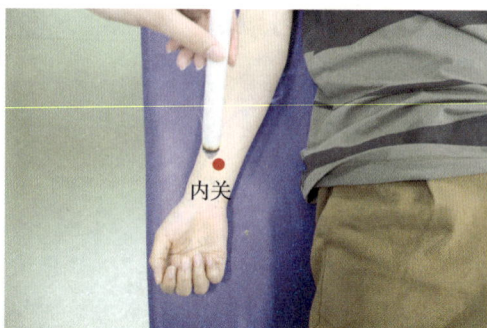

图 5-221

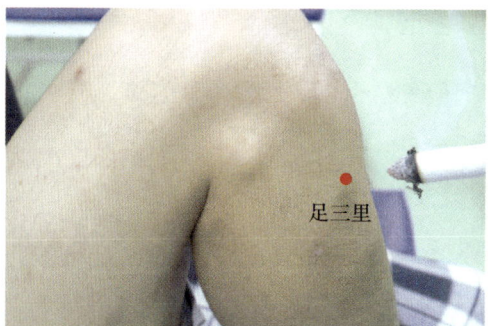

图 5-222

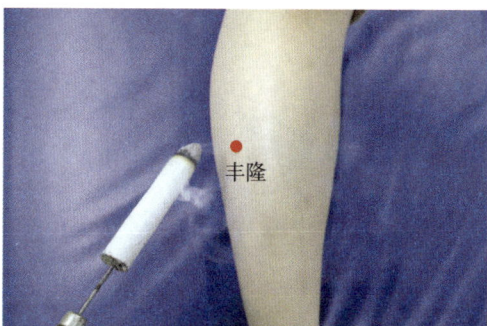

图 5-223

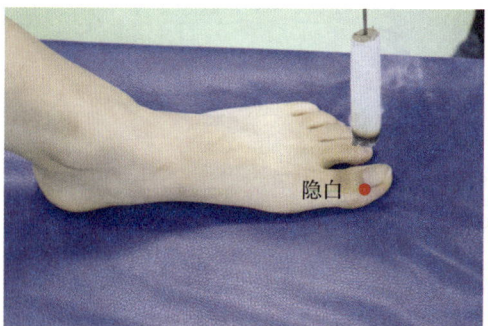

图 5-224

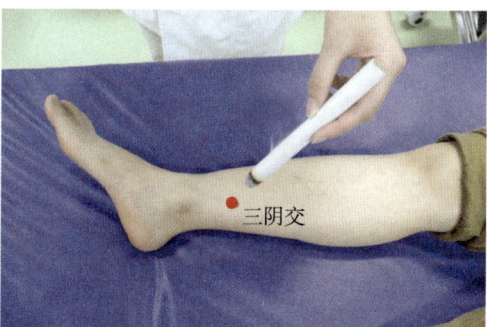

图 5-225

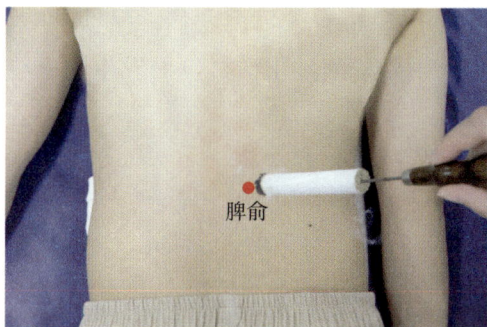

图 5-226

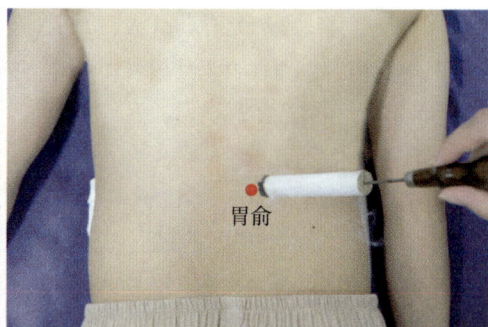

图 5-227

四、其他疗法

（一）中药贴敷

❧ 痰饮糊 ❧

（1）**主治**：痰饮壅肺，痰饮积于胸膈，吐不出，咽不下，时时呛咳，食欲不振，胸闷不舒。

（2）**处方**：葱白 10~20 茎。

（3）**用法**：捣融放锅内，加温炒热。取葱糊一团，趁热贴于膻中、上脘，30 分钟后，积痰徐徐自下，胸膈舒适。

❧ 芥子咳喘膏 ❧

（1）**主治**：痰饮壅肺。

（2）**处方**：炒白芥子 22.5g、生姜 50g、延胡索 22.5g、细辛 2.1g、甘遂 2.3g、冰片 0.5g。

（3）**用法**：穴位贴敷，取双侧肺俞、膏肓、定喘穴；喘重可加膻中穴或天突穴，一日更换一次。

（二）养生疗法

❧ 桂枝酒 ❧

（1）**材料**：桂枝 60g，米酒 500ml。

（2）**操作**：用酒煎桂枝，煎至 250ml，滤汁备用；每次 50ml，每日 3 次，温服。

（3）**功效**：发汗解肌，温经通阳。主治风寒感冒，风湿痹痛，痰饮咳嗽，痛经，闭经，脱阳（即因热性病汗出过多，或男子因性生活过度而发生的虚脱现象）。

❀ 葶苈子酒 ❀

（1）**材料**：葶苈子 200g，米酒 5000ml。

（2）**操作**：先将葶苈子用微火炒，研碎，用绢袋装，放入干净酒坛中，倒入米酒，封口浸泡 7 日即成。每次约 50ml，每日 3 次，口服。若病急者，不必待浸满 7 日亦可饮用。

（3）**功效**：下气行水，宣肺平喘。主治肺壅喘急，痰饮咳嗽，水肿胀满，单面肿，足肿。

五、验案举隅

王某，男，59 岁。主诉：心慌、气短、咳嗽，咳痰带血丝已 6 年。病史：平素体质差，冬天咳嗽，气短，咳泡沫样痰。6 年前重感冒后病情加重。近年来心慌，心悸，全身浮肿，腹胀纳呆，憋气，不能平卧，京、津等地医院诊为"肺心病"。患者每年大部分时间住院，后改用针灸疗法。

查体：面色蜡黄，慢性病容，精神萎靡，少气无力，舌质淡红，苔黄厚而腻，脉濡滑而数。

辨证：痰饮证，水气凌心。

治则：行气利痰，健脾逐湿。

选穴：双侧肺俞、双侧俞府、膻中、大椎、身柱。

方义：方用俞募配穴法之意，取肺俞与俞府前后呼应，配膻中调气、行气、宽胸利膈，大椎乃诸阳之会穴，有总督通调诸阳经气的作用，身柱疗虚劳咳嗽。

针法：取半卧仰靠位，四肢伸展，先刺俞府穴，针入八分，捻转行针，使针感向局部放散。次针膻中穴，使上胸部均有针感。留针 20 分钟。起针后，取伏卧位或正坐伏案位，针肺俞穴，使经气循经向头项、肩背部放散。大椎、身柱穴，顺序进针，务必使针感向咽部、气管、前胸部传导。

复诊：上次针后气喘好转，咳嗽、咳痰均减轻，浮肿消退，平卧已不气短，唯登高或多行路仍气喘。遵前法，选俞府、肺俞，并加配手太阴肺经合穴尺泽，以行气、理肺、豁痰，背俞穴心俞以强心、安神、止悸。行针得气后，留针 20

分钟。起针后，艾条灸肺俞、心俞各15分钟。

三诊：咳嗽、气喘明显好转，脘腹满已消，纳增眠好，走路约20分钟亦不感疲乏。针双侧百劳、肺俞、心俞、身柱、大椎，行针得气后，用补法。针感满意后，留针20分钟。起针后，于百劳、肺俞穴左右两侧共四个部位，用麝香灸。

灸法：于针孔涂放麝香少许，上面覆盖鲜生姜片，约硬币厚，姜片中央用针穿以小孔，将艾绒捏成麦粒大的艾炷，放置于姜片之上点燃。燃烧至火将尽时，用酒精棉签压按艾炷，让患者吸气，目的是使热力、药力透过表皮进入体内。每次灸10壮。灸后不要拿掉姜片与麝香，用纱布覆盖，胶布固定。若起水疱，也不要动。用纱布覆盖保持局部清洁，待其水分吸收，干燥结痂后，再将姜片等物一起拿掉。

上述方案，每隔7天行1次，连续4次，咳嗽、喘息已平息，全身肿胀消退，并能坚持半日工作。

六、预防养护

痰饮的病机常表现为脾病及肺、脾病及肾、肺病及肾。若肾虚开阖不利，痰饮也可凌心、射肺、犯脾。此外，痰饮多为慢性病，病程日久，常有寒热虚实之间的相互转化。而且饮积可以生痰，痰瘀互结，证情更加缠绵。故应注意对本病的早期治疗，久病者应痰瘀并治。

预防本病应在平时避免风寒湿冷，注意劳逸适度，增强体质，饮食宜清淡，忌肥甘、生冷，戒烟、酒。既病之后，尤其要注意防寒保暖，调畅情志，加强护理，避免病情反复或迁延，耗伤正气。

第二十二节　水肿

一、概述

水肿是因体内水液潴留，泛溢肌肤，以头面、眼睑、四肢、腹背甚至全身浮肿为主症的一类病证，严重者还可伴有胸水、腹水。水肿的发生常与风邪袭表、外感水湿、饮食不节、禀赋不足、久病劳倦等因素有关。

本病病变脏腑主要在肺、脾、肾三脏，与膀胱、三焦关系密切。水肿分阴水、阳水两大类，阳水属实，病在肺、脾；阴水属虚或虚实夹杂，病在脾、肾。基本病机是肺失通调，脾失转输，肾失开阖，三焦气化不利。

西医学中，水肿多见于急慢性肾炎、慢性充血性心力衰竭、肝硬化、贫血、内分泌失调和营养障碍等疾病中。

二、辨证

主症：头面、眼睑、四肢、腹背或全身浮肿。

起病较急，初起面目微肿，继则遍及全身，肿势以腰部以上为主，皮肤光泽，按之凹陷易复，胸中烦闷，甚则呼吸急促，小便短少而黄。苔白滑或腻，脉浮滑或滑数，为阳水；起病较缓，初起足跗微肿，继则腹、背、面部等逐渐浮肿，肿势时起时消，按之凹陷难复，气色晦暗，小便清利或短涩。舌淡，苔白，脉沉细或迟，为阴水。

三、艾灸治疗

❧ 阳水 ❧

（1）**治则**：发散利水。

（2）**主穴**：肺俞、三焦俞、阴陵泉、水分。（图5-228~5-231）

（3）**配穴**：胸中烦闷，加内关；小便不利，加三阴交。

（4）**操作方法**：艾条灸：每穴灸15~20分钟，每日灸1次，10次为1个疗程。艾炷灸：每穴施灸3~5壮，每日1次，10次为1个疗程。灯火灸：阳水用明灯爆灸法，每日灸1次，每穴灸1壮，连续灸至病愈。

视频43
阳水

（5）**取穴依据**：阳水属表证，肺主皮毛，足太阳主一身之表，故本方取肺俞宣通肺气与足太阳经气。三焦司决渎而通水道，若三焦气化失职，则气阻水聚发为水肿，故取三焦俞调整气化功能，使水道畅通；阴陵泉可疏调足太阴经气，以取健脾利水之效，再配水分分利水邪。四穴相配，表里分消，水肿可愈。

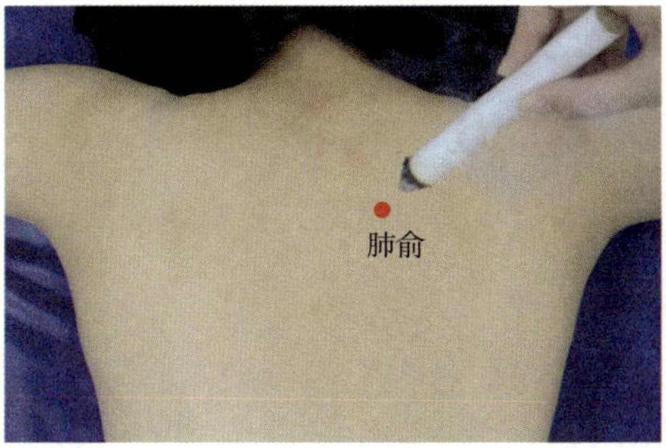

图 5-228

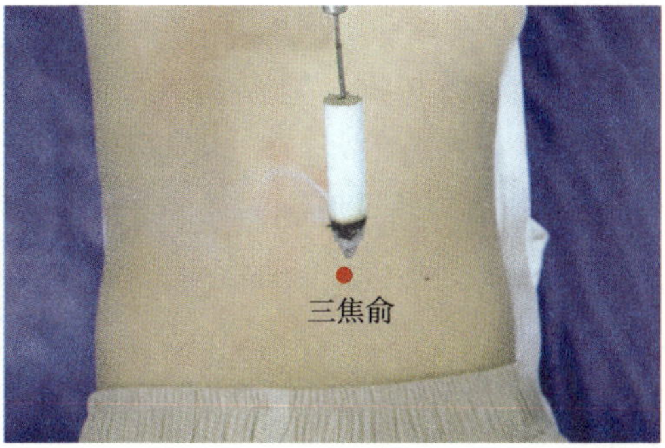

图 5-229

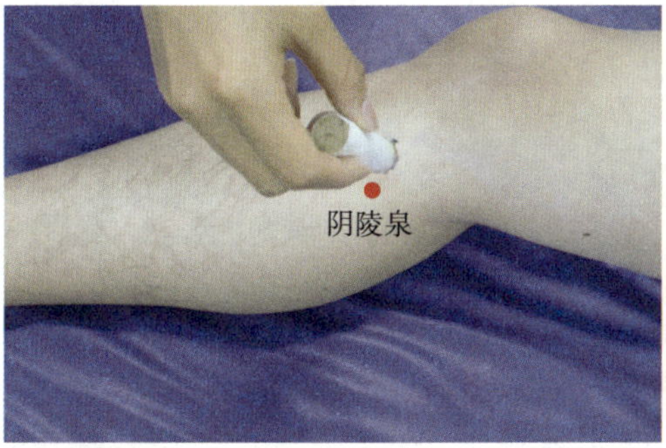

图 5-230

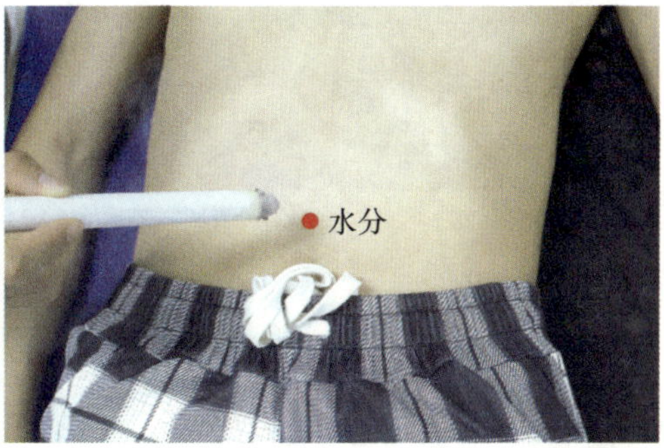

图 5-231

阴水

（1）**治则**：健脾化湿，温肾利水。

（2）**主穴**：脾俞、足三里、肾俞、命门、水分、气海、复溜。（图 5-232~5-238）

视频 44 阴水

（3）**配穴**：恶心，加内关；脘痞，加中脘；尿少，加阴陵泉、膀胱俞。

（4）**操作方法**：艾条灸：每穴灸 15~20 分钟，每日灸 2 次，10 天为 1 个疗程。艾炷灸：每穴灸 5~7 壮，每日灸 1 次，10 次为 1 个疗程。温针灸：留针 20~30 分钟，每日针灸 1 次，10 次为 1 个疗程。灯火灸：阴水用灼灸法，每日灸 1 次，每穴灸 1 壮，连续

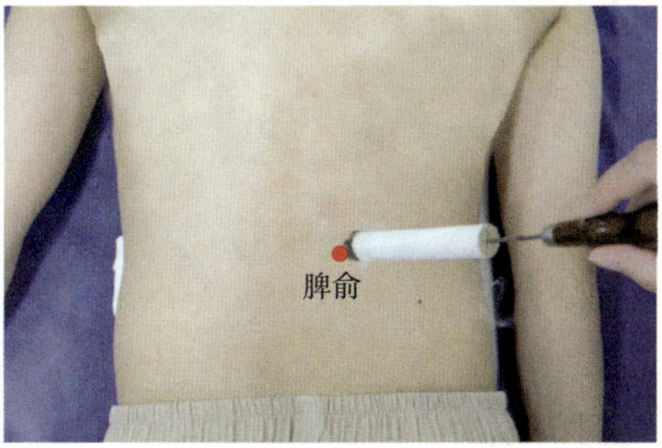

图 5-232

灸至病愈。

（5）**取穴依据**：肾主水，肾阳不足则水失所主，脾主运化，脾阳虚弱则水湿停滞，故本方取肾俞配命门温补肾阳，脾俞配足三里健脾化湿，使肾阳温煦，气化畅利，阴霾一散则寒水自消。水分为利水要穴，配复溜分利水邪，重灸气海助气行水，气行则水行，水行则肿消。

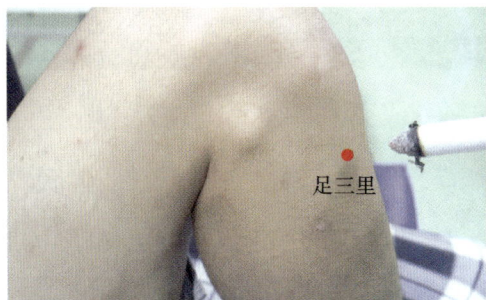

图 5-233

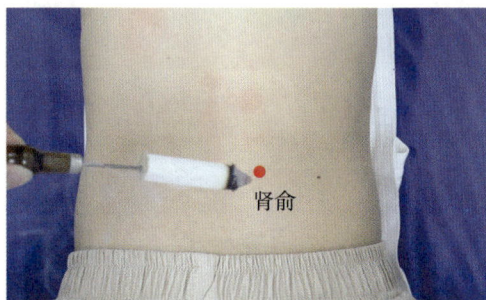

图 5-234

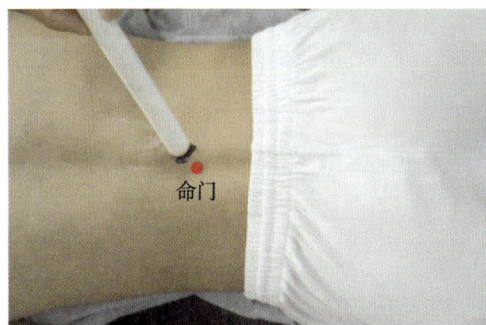

图 5-235

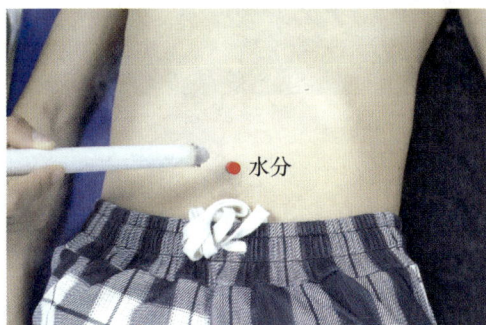

图 5-236

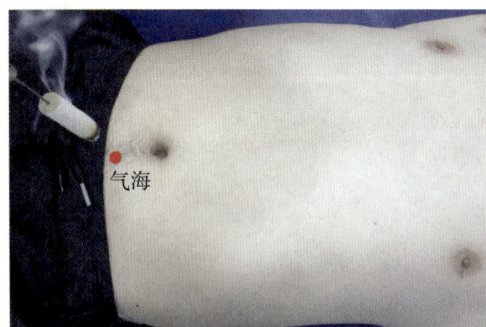

图 5-237

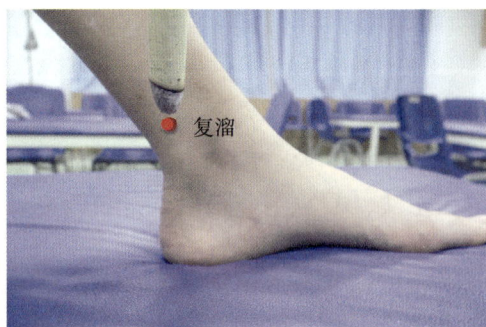

图 5-238

四、其他疗法

（一）中药贴敷

❀ 利水方 ❀

（1）**主治**：全身浮肿，肝硬化腹水，肾炎腹水。

（2）**处方**：大戟、芫花、甘遂、海藻各等量。

（3）**用法**：前3味药醋制，烘干，研为细末，用酒调成膏。将药膏敷神阙，以纱布、胶布固定。每日换药1次。

❀ 温阳利水散 ❀

（1）**主治**：脾肾阳虚型水肿，腰以下肿甚。

（2）**处方**：桂枝、干姜、党参、白术、硫黄、白芍、白矾各等量。

（3）**用法**：上药共研细末，每次取药粉0.5~1g纳脐中，胶布贴固。1周更换1次。

❀ 利水兜 ❀

（1）**主治**：水肿，阴水。

（2）**处方**：白术、厚朴、独活、吴茱萸、官桂、木香、茴香、川椒、肉蔻仁、陈皮、槟榔各3g，附子、泽泻各9g。

（3）**用法**：上药共研细末，撒在薄棉布上，缝制成药兜，令患者系缚于脐腹。

（二）养生疗法

❀ 双冬酒 ❀

（1）**材料**：天门冬、麦门冬、熟地、生地、山药、莲肉、红枣各30g，白酒2500ml。

（2）**操作**：将以上各药切成碎块，与白酒共置容器中，密封浸泡。每日振摇1次，15日后即可服用。每日早、晚各1次，每次20~30ml。

（3）**功效**：补肾养心，益脾和胃。适宜于中老年人肝肾阴亏、心血不足、脾胃虚弱所表现的精神萎靡、头昏目眩或胀痛、视物不清、心悸健忘、失眠多梦、食欲不振、口淡无味、须发早白等患者饮食。阳虚内寒、症见怕冷、肢冷泄泻、水肿、舌淡、苔白、脉沉微者忌用。

五、验案举隅

周某，30岁。患水肿，腹胀如鼓，胸闷不舒，四肢麻木，脉象迟濡，舌苔薄而腻，口有甜味。灸水分、气海，针水沟、足三里、三阴交、绝骨、内庭。

次日来诊，肿胀全退，胸亦舒，口甜已消，四肢亦不麻木，续灸下脘、水分、气海，针足三里、三阴交、绝骨、太冲而愈。

六、预防养护

水肿常因感受外邪而发病或加重，故应注意适寒温，防外感；注意调摄饮食，平素宜清淡；劳逸结合，调畅情志。素体气虚，卫阳不固，自汗易感者，可服用玉屏风散以补气固表，适当参加体育锻炼，提高机体抗病能力。水肿患者应注意低盐饮食，进食清淡、易消化、营养充足的食物。其中低盐饮食尤其重要。因营养障碍而致水肿者，应注意适当补充富含优质蛋白质的食物。水肿而尿少者，每日记录液体出入量。高度水肿患者，要保持皮肤干燥，勤翻身，以免褥疮的发生。

第二十三节　淋证

一、概述

淋证是以小便频数短涩，滴沥刺痛，欲出未尽，小腹拘急，或痛引腰腹为主要特征的病证。根据症状和病因病机，一般分为热淋、石淋、血淋、气淋、膏淋、劳淋。

淋证的发生常与饮食不节、年老体弱、房事过度、情志不舒等因素有关。本病病位在肾和膀胱，与肝、脾关系密切。基本病机是湿热蕴结下焦，膀胱气化不利。病初多为实证，若病延日久，则病证从实转虚，而见虚实夹杂。

西医学中，淋证多见于尿路感染、结石、结核、肿瘤和急慢性前列腺炎、乳糜尿等疾病。

二、辨证

主症：小便频数，淋沥刺痛，欲出未尽，小腹拘急，或痛引腰腹为主症的疾病。

症见尿频溲清，滞涩不甚，余沥难尽，小腹坠胀，空痛喜按，不耐劳累，面色㿠白，少气懒言，舌质淡，脉虚细无力，为气淋虚证。因肾气虚弱，复感寒邪，膀胱虚冷，气化失司，导致冷淋。症状表现除淋证的一般症状外，尚有口鼻气冷，喜饮热汤，肢厥喜温，先寒栗而后溲便等虚寒症状。

三、艾灸治疗

❦ 气淋虚证 ❦

（1）治则：补中健脾，益气升陷。

（2）主穴：气海、脾俞、水道、膀胱俞、阴陵泉。（图 5-239~5-243）

视频 45
气淋虚证

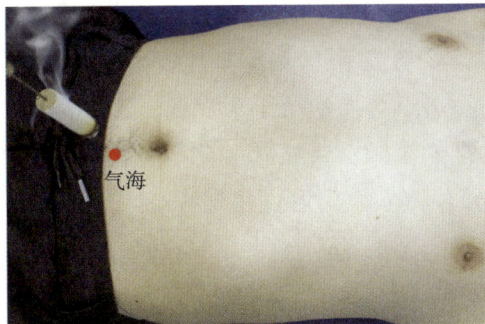

（3）操作方法：温和灸：每次选用 2~5 穴，每穴灸 10~15 分钟，每日灸 1 次，5~10 次为 1 个疗程。隔补中益气丸灸：将补中益气丸切成 0.3cm 之薄片，中间用针扎数孔，置于施灸穴位上，上置半个枣核大艾炷施灸。每次选用 3~5 个穴位，每穴灸 5~7 壮，每日或隔日灸 1 次，7~15 次为 1 个疗程。

（4）取穴依据：气海益气，与水道相配，治气虚排尿乏力，脾俞、阴陵泉健脾，膀胱俞调膀胱，利水液。

图 5-239

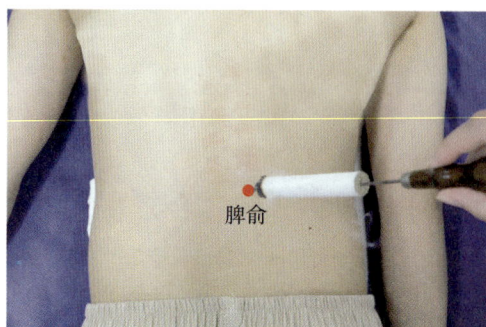

图 5-240

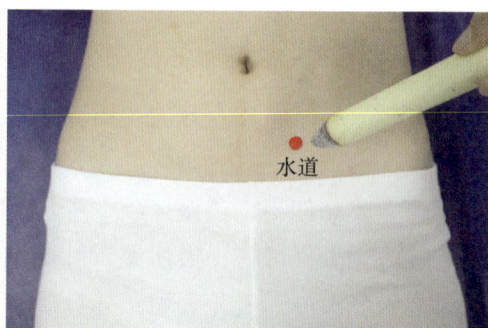

图 5-241

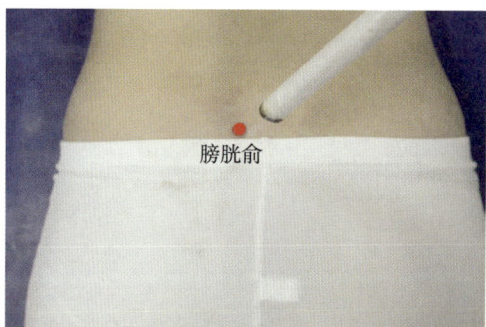

图 5-242

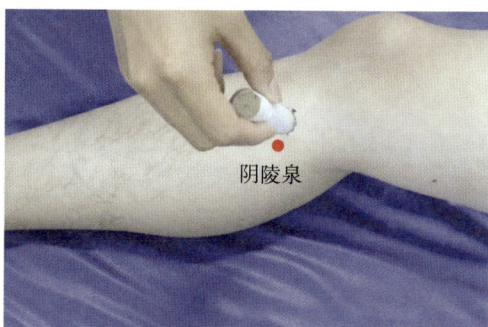

图 5-243

❧ 冷淋 ❧

（1）**治则**：温化肾气。

（2）**主穴**：神阙、中极、关元俞、京门。（图 5-244~5-247）

视频 46
冷淋

（3）**操作方法**：艾条灸：每穴灸 10~30 分钟，中极宜灸 30 分钟，每日灸 1 次，7~15 次为 1 个疗程。艾炷灸：每穴灸 10~15 壮，中极可灸至 30 壮，每日灸 1~2 次。隔盐灸：食盐炒微热，置神阙上，艾炷灸 5~10 壮，每日灸 1 次，3~7 次为 1 个疗程。

（4）**取穴依据**：神阙温阳；中极壮元阳，利膀胱，理下元虚冷；关元俞培元补肾，通调水道；肾经募穴京门温肾化气利水。

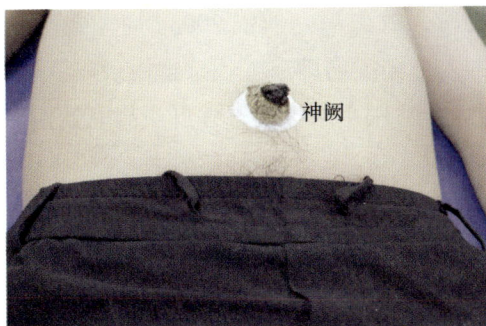

图 5-244

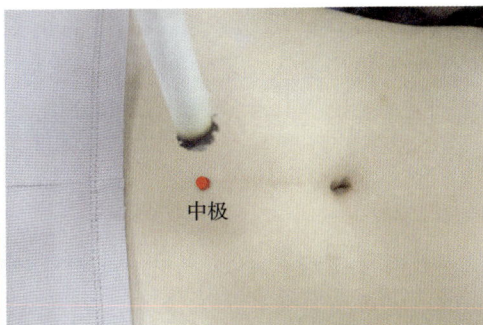

图 5-245

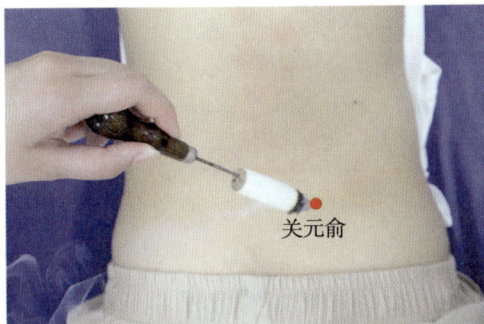

图 5-246

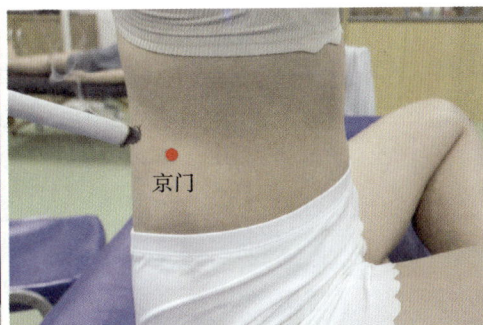

图 5-247

四、其他疗法

（一）中药贴敷

澄浊散

（1）**主治**：尿浊日久。

（2）**处方**：石菖蒲 12g，木通、大黄、五倍子、诃子、杜仲、小茴香各 6g。

（3）**用法**：上药共研末备用。每次取药粉 2~4g，温开水调为稠糊状，填脐，外用纱布覆盖，胶布固定。每日换药 1 次，8~15 次为 1 个疗程。

（二）养生疗法

岗松茶

（1）**材料**：岗松 20g，白糖 10g。

（2）**操作**：把岗松洗净，切 5cm 长的段，放入锅内加水 200ml 炖。先用武火烧沸，再用文火煎煮 25 分钟，去渣，加入白糖搅匀即成。代茶饮用。

（3）**功效**：祛风行气，通淋利尿，止痒，适用于急性病毒性肝炎患者饮用。

五、验案举隅

郭某，男，55 岁，干部。主诉：少腹坠胀，小便带白黏液已 1 年。病史：1 年前，因过劳感全身疲乏无力，头昏脑涨，小便时黄浊，后段带有白黏液，尿道发热刺痛，相继出现阳痿，肠鸣腹泻，大便每日 2~3 次，泻出物为黄色水样便。检查：少腹肚脐与耻骨联合之间压痛。舌质淡红，舌苔白厚腻，脉象沉缓。辨证：气虚淋浊证。治则：补益肾气，化浊利水。选穴：双侧肾俞、足三里、天枢、大肠俞、关元、气海。方义：方用肾俞、气海、关元穴，补益肾气；足三里穴，健脾化浊；天枢、大肠俞穴，利水止泻。针灸法：①腹穴组：天枢、气海、关元、足三里穴。用补法，针感出现后，留针 10 分钟，起针后，艾条灸各穴 10 分钟。②背俞穴组：针肾俞、大肠俞穴，行补法，针感出现后，留针 10 分钟，用艾条灸各穴 15 分钟，间日针灸 1 次，两组交替使用。复诊：针灸后少腹坠胀感减轻，腹泻每日 2 次，均在上午。针灸背俞穴组。三诊：针后小便清亮，白黏液明显减少，继针灸腹穴组。四诊：针灸后，小便淋浊已基本消除，大便已成形，每日 1 次，阳痿亦明显好转，针灸背俞穴组。针后嘱患者每晚睡前用艾条灸气海、关元、足三里。

六、预防养护

注意外阴清洁，不憋尿，多饮水，每 2~3 小时排尿 1 次。房事后即行排尿，防止秽浊之邪从卜阴上犯膀胱。妇女在月经期、妊娠期、产后更应注意外阴卫生，以免虚体受邪。避免纵欲过劳，保持心情舒畅。发病后注意休息，禁房事，饮食宜清淡。热淋、血淋者忌肥腻辛辣酒醇之品，石淋者多饮水，久淋患者忌劳累。初起尿频、尿痛，继之出现高热、寒战、腰痛者，需及时诊治。

第二十四节　癃闭

一、概述

癃闭是以小便量少，点滴而出，甚则小便闭塞不通为主症的病证。"癃"是指小便不利，点滴而短少，病势较缓；"闭"是指小便闭塞，点滴不通，病势较急。癃与闭都是指排尿困难，只是程度上的不同，故常合称"癃闭"。

癃闭的发生常与久病体弱、情志不畅、外伤劳损、饮食不节、感受外邪等因素有关。本病病位在膀胱，与肾、三焦、肺、脾关系密切。基本病机是膀胱气化功能失常。西医学中，癃闭多见于各种原因导致的尿潴留及无尿症等疾病。

二、辨证

主症：排尿困难。若发病急，小便闭塞不通，努责无效，小腹胀急而痛为实证；发病缓，小便滴沥不爽，排出无力，甚则点滴不通，精神疲惫为虚证。

若小便点滴不通，或量少而短赤灼热，小腹胀满，口苦口黏，或口渴不欲饮。舌红，苔黄腻，脉数，为膀胱湿热；若小便不通或点滴不爽，排出无力，腰膝酸软，精神不振。舌淡，苔薄，脉沉细，为肾气亏虚。

三、艾灸治疗

❧ 癃闭实证 ❧

（1）**治则**：清热利湿、行气活血、通窍。

（2）**主穴**：三焦俞、阴陵泉、三阴交、小肠俞、水道、太冲。（图 5-248~5-253）

（3）**配穴**：肺热气壅，加尺泽以清热宣肺；瘀血阻滞，加次髎、委中以祛瘀行滞。

视频 47
癃闭实证

（4）**操作方法**：雀啄灸：每次选用 3~5 个穴位，每穴灸 10~20 分钟，每日灸 1~2 次。艾炷灸：每次选用 2~4 个穴位，每穴灸 5~10 壮，每日灸 1~2次。鲜青蒿敷灸：取鲜青蒿 200~300g，捣碎，保留汁液，敷于神阙处，上覆

25cm×30cm 油纸或塑料纸，再置棉垫 1 块，胶布固定。待排尿后，即可除去。

（5）**取穴依据：**三焦俞通调三焦气机，恢复三焦决渎之功；阴陵泉清利湿热；三阴交为三阴之会，通经络，调气血；小肠俞、水道利尿通窍；太冲行气利水。肺热气壅加尺泽以清热宣肺；瘀血阻滞加次髎、委中以祛瘀行滞。

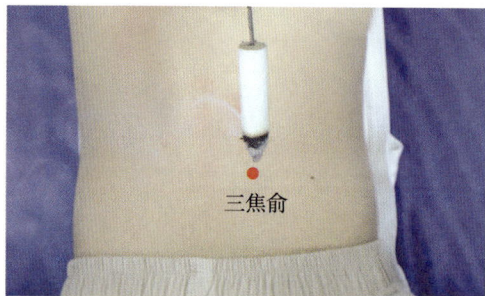

图 5-248

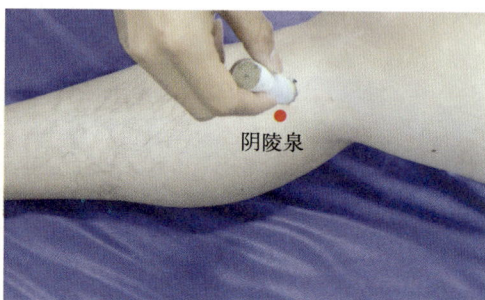

图 5-249

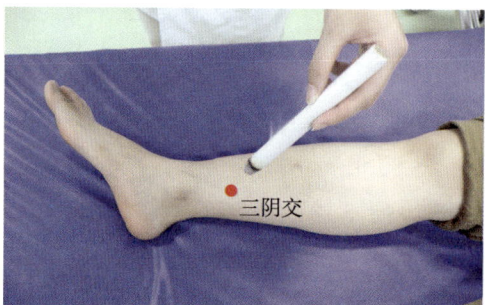

图 5-250

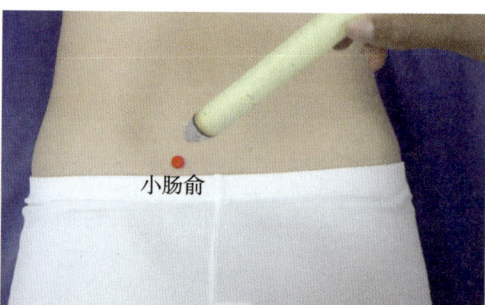

图 5-251

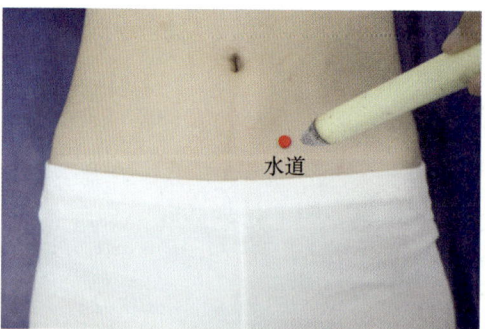

图 5-252

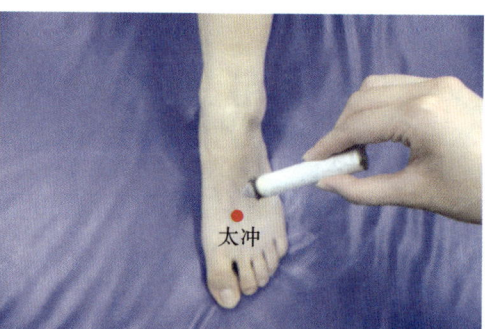

图 5-253

꧁ 癃闭虚证 ꧂

（1）**治则**：温补脾肾，通窍启闭。

（2）**主穴**：阴谷、肾俞、三焦俞、气海、委阳、脾俞。（图5-254~5-259）

视频 48
癃闭虚证

（3）**配穴**：肾阳衰惫，加命门，中气下陷，加足三里，心烦，加内关。

（4）**操作方法**：艾条温和灸：每次选用 3~5 个穴位，每穴灸 10~15 分钟，每日灸 1 次。隔姜灸：每次选用 3~5 个穴位，每穴灸 5~10 壮，每日灸 1~2 次。温盒灸：每次选用 3~5 个穴位，每穴灸 15~30 分钟。

（5）**取穴依据**：命门火衰，中气不足，治疗当以温补脾肾为主，故取肾经合穴阴谷，配肾俞、脾俞，以振奋脾肾气机。又因脾肾不足导致三焦决渎无力，故取三焦俞及其下合穴委阳，以通调三焦气机。任脉穴气海温补下焦元气，以及鼓舞膀胱气化，而达启闭通尿的功效。

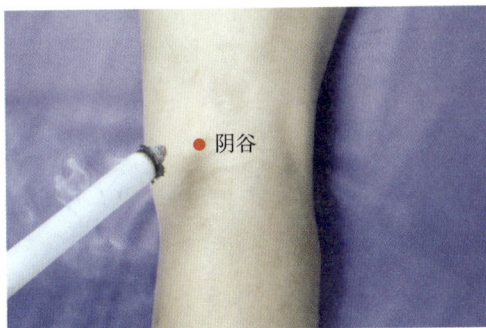

图 5-254

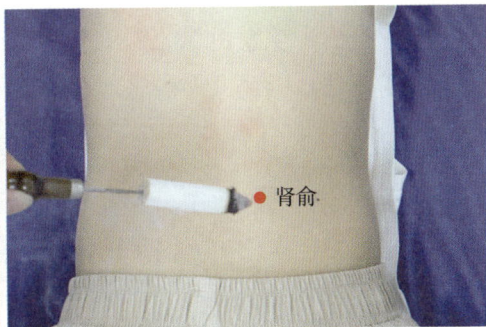

图 5-255

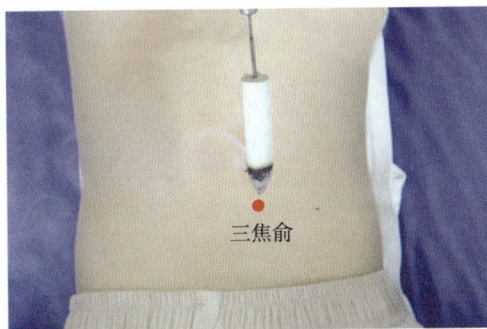

图 5-256

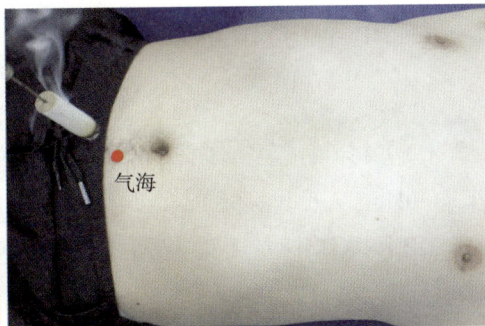

图 5-257

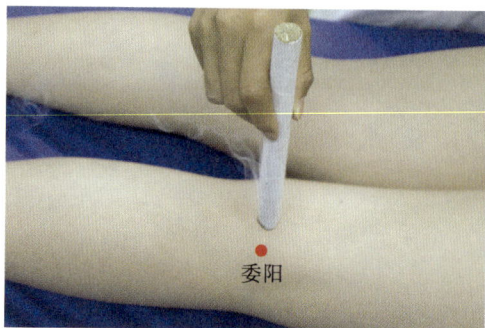

图 5-258

委阳

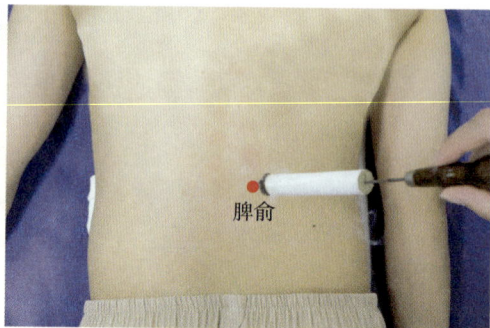

图 5-259

脾俞

四、其他疗法

（一）中药贴敷

⚜ 葱螺糊 ⚜

（1）**主治**：热结癃闭。

（2）**处方**：生葱白 30g，田螺 7~8 个。

（3）**用法**：上药共捣敷脐部，分数次敷，热则更换。

⚜ 附桂葱白丸 ⚜

（1）**主治**：虚寒癃闭。

（2）**处方**：肉桂 15g，附子 15g，葱白 30g，面粉少许。

（3）**用法**：先将附子、肉桂碾成粉末，加入葱白捣烂如泥，再掺入面粉，调匀做成桂圆大之药丸备用。用时取丸 1 粒填脐中，胶布固定。隔 2 日换药 1 次，直至小便通下为止。

（二）养生疗法

⚜ 老人癃闭酒 ⚜

（1）**材料**：党参 24g，黄芪 30g，茯苓 12g，莲子 18g，白果 9g，萆薢 12g，车前子 15g，王不留行 12g，吴茱萸 5g，肉桂 6g，甘草 9g。

（2）**操作**：上述诸药用白酒 1500ml 浸泡 3 周，过滤即得。口服，每次 10~15ml，每日 2 次。

（3）**功效**：益气健脾，温肾助阳。用于老年前列腺增生症。

❧ 解癃酒 ❧

（1）材料：黄芪 30g，刘寄奴 30g，桃仁 15g，山茱萸 10g，蝼蛄 15g，沉香 10g，山药 15g，熟地黄 15g，石韦 25g，甘草梢 15g。

（2）操作：将上述药物粉碎成粗末，用白酒 1000ml 浸泡 3 周，过滤即得。口服，每次 15ml，每日 2 次。

（3）功效：补肾益气，活血化瘀，行气利水。

五、验案举隅

王某，男，57 岁。患小便不通已半月，靠导尿通便，腰酸腿软，四肢厥冷，胸脘气闷，面色无华，小腹胀满，睡卧不宁，舌苔薄白，根腻，舌质淡，脉细弱。予以癃闭散贴敷神阙穴，内服甘草水，24 小时后小便通利。第 2 日又敷灸 1 次而愈。

六、预防养护

保持心情舒畅，忌忧思恼怒，积极锻炼身体，注意起居饮食，勿过食肥甘、辛辣、醇酒，勿忍尿、纵欲，避免久坐少动。避免外邪入侵和湿热内生的有关因素。老年人尽量减少使用抗胆碱类药物，如阿托品、颠茄等，以免癃闭发生。

积极治疗淋证、水肿、尿路肿块、结石等疾患。尿潴留需进行导尿的患者，必须严格消毒，规范操作。保留导尿管的患者，应保持会阴部清洁，并鼓励患者多饮水，保证每日尿量；当患者能自动解出小便时，尽快拔除导尿管。

第二十五节　腰痛

一、概述

腰痛又称腰脊痛，是以腰脊或脊旁部位疼痛为主症的疾病。有急性和慢性之分。急性腰痛，病程较短，腰部多拘急疼痛、刺痛，脊柱两旁常有明显的按压痛；慢性腰痛，病程较长，时作时止，腰部多隐痛或酸痛。

腰痛的发生主要因外邪侵袭、跌仆闪挫引起经脉受阻，气血不畅，或年老体虚，肾气亏虚，腰府失养。气血阻滞，瘀血留着，痹阻经脉，气血不通，亦可发为腰痛。其发生常与感受外邪、跌仆损伤、年老体衰、劳欲过度等因素有关。腰为肾之府，肾经贯脊属肾，膀胱经夹脊络肾，督脉并于脊里，故本病与肾及足太阳膀胱经、督脉等关系密切。基本病机是经络气血阻滞，或精血亏虚，经络失于温煦、濡养。

西医学中的腰肌纤维炎、强直性脊柱炎、腰椎骨质增生、腰椎间盘病变、腰肌劳损等腰部病变均属于本病范畴，可参照本节辨证论治。

二、辨证

主症：腰部疼痛。

兼有腰部冷痛重着，时有坠胀感，转侧不利，或连骶臀及下肢，遇热痛缓，阴寒则剧，舌苔白腻，脉象沉紧或迟缓，为寒湿腰痛；兼有腰部酸软，其痛隐隐，绵绵不已，静卧则减。偏肾阳虚者常伴少腹拘急，肢冷神疲，舌质淡，脉象沉细，为肾虚腰痛。

三、艾灸治疗

❧ 寒湿腰痛 ❧

（1）治则：祛寒行湿，温经通络。

（2）主穴：肾俞、腰阳关、阳陵泉、委中、命门。（图5-260~5-264）

（3）操作方法：温和灸，每次选用3~5穴，每穴灸10~15分钟，肾俞、腰阳关可灸至20分钟，每日灸1次。艾炷灸：每次选用2~4个穴位，一般灸3~5壮，肾俞可灸至10壮，每日灸1次。隔附子饼灸：将附子饼置于穴位上，上置艾炷灸，每穴灸5壮，肾俞、腰阳关可灸10~15壮，每日灸1次，3~5次为1个疗程。

（4）取穴依据：腰阳关助阳散寒化湿，壮腰舒筋；委中疏通足太阳经气，通经活络；阳陵泉舒筋散滞；肾

视频49
寒湿腰痛

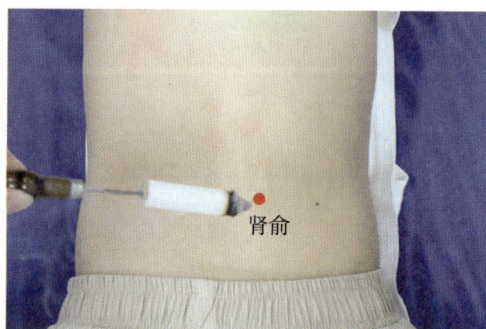

图5-260

190

俞、命门健利腰脊，治腰肌强直。

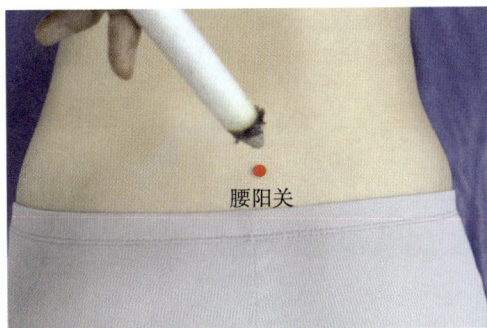

图 5-261

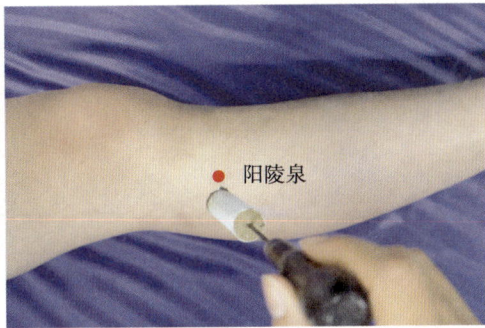

图 5-262

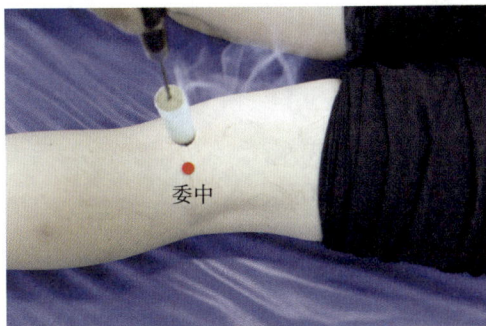

图 5-263

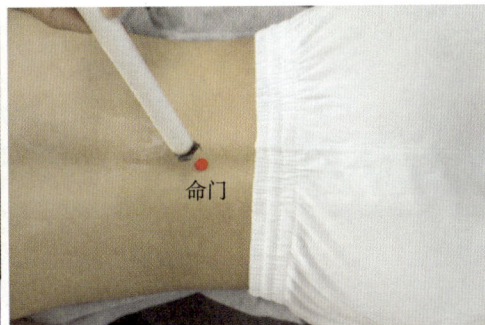

图 5-264

❧ 肾虚腰痛 ❧

（1）治法：补肾活络止痛。

（2）主穴：关元、命门、肾俞、太溪、然谷。（图 5-265~5-269）

（3）操作方法：温和灸：每穴灸 5~10 分钟，关元、肾俞可灸至 20 分钟，每日灸 1~2 次。隔附子饼灸，每次选用 3~4 个穴位，取附子饼置穴位处，上置艾炷灸，每穴灸 5 壮，肾俞、关元、阿是穴可灸 15 壮，每日或隔日灸 1 次，3~5 次为 1 个疗程。药熨：取肉桂 30g，吴茱萸 90g，生姜 120g，葱头 30g，花椒 60g，共炒热，以纱布包裹，熨痛处，冷则再炒热，每日熨 1 次。

（4）取穴依据：关元、命门温肾培元，肾俞益肾气、强腰脊，太溪、然谷滋阴补肾。

视频 50
肾虚腰痛

191

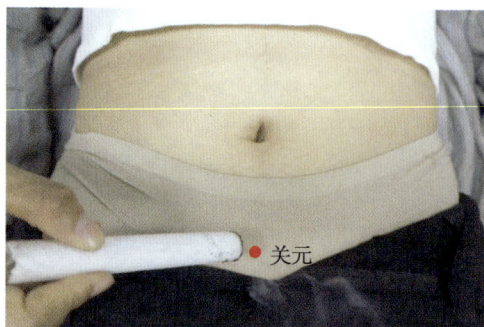

图 5-265

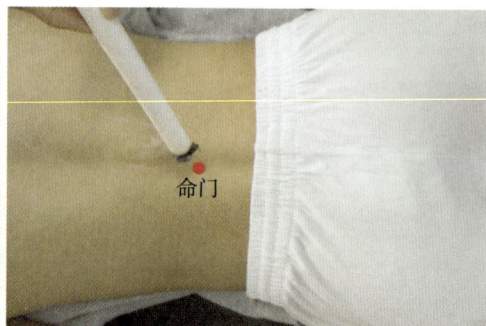

图 5-266

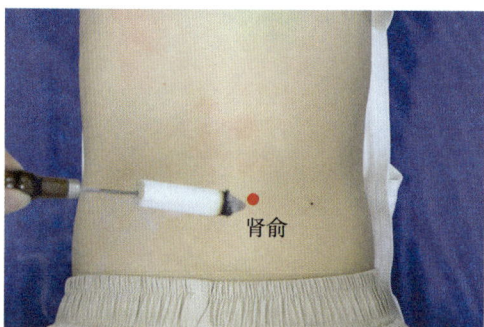

图 5-267

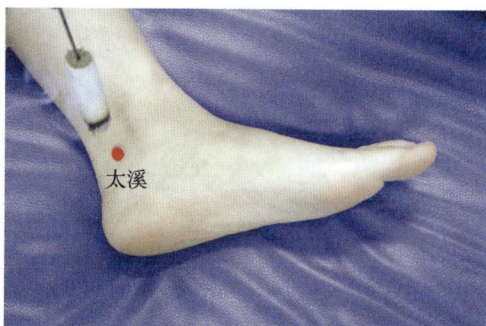

图 5-268

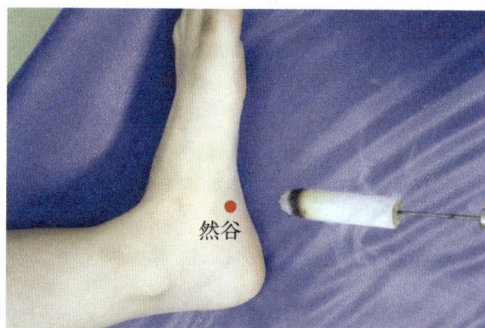

图 5-269

四、其他疗法

（一）中药贴敷

❀ **腰痛方** ❀

（1）**主治**：风寒湿型腰肌劳损，症见腰部酸痛，重着不利，阴雨天加重者。

（2）**处方**：肉桂 5g，川乌 10g，乳香 10g，蜀椒 10g，樟脑 1g。

（3）**用法**：将以上药研末，用适量白酒炒热，贴敷肾俞（双）、命门、次髎（双），用玻璃纸和胶布固定，2 日换 1 次。

✿ 丁香散 ✿

（1）**主治**：急性腰扭伤。

（2）**处方**：丁香 10g，樟脑 6g，红花 12g。

（3）**用法**：上药共研细末，调白酒。外贴敷腰部，每日 1 次，连敷 3~5 次。

（二）养生疗法

✿ 伸筋茶 ✿

（1）**材料**：伸筋草 20g，鸡血藤 15g。

（2）**操作**：将以上 2 味药同煎煮。代茶饮用，每日 1 剂，不拘时温服。

（3）**功效**：活血除湿，通筋散寒。适用于风湿腰痛。

✿ 骨碎补茶 ✿

（1）**材料**：骨碎补 50g，桂枝 15g。

（2）**操作**：上药加水 500ml，煎煮 30 分钟，取药汁置保温瓶中。再加水 500ml，煎煮 30 分钟，取药汁与第 1 煎药汁混匀，代茶饮。1 日内分数次饮完。每日 1 剂。

（3）**功效**：温通经脉，活血定痛。适用于跌仆闪挫所致的腰痛，如刺如折，轻者俯仰不便，重者不能转侧，可伴发反射性腿痛；或慢性间歇性或持续性腰部酸痛，劳累时加重，休息后好转，如急、慢性腰肌劳损；外伤性关节炎、骨关节病。

五、验案举隅

刘某，男，52 岁，工人。素有腰痛，近期发作较为频繁，且症状加剧，此次发作已 1 周，患部疼痛酸胀不适，阴雨天尤为明显，影响日常起居。以 5cm 左右之艾条 4 段，装入自制灸盒内，置于相当于肾俞、志室穴位置处，点燃熏灸，每日灸 1 次，每次灸约半小时。10 次后症状消失，半年后随访，腰痛未曾再发。

六、预防养护

预防腰痛，在日常生活中要保持正确的坐、卧、行体位，劳逸适度，不可强力负重，避免腰部跌仆闪挫，减少腰痛发生。要注意居处环境，避免坐卧湿地。暑季湿热蕴蒸时，亦应避免夜宿室外，贪冷喜凉。涉水冒雨或运动汗出后即应换衣擦身，免受风寒湿邪侵袭。急性腰痛应及时治疗，愈后注意休息调养，以巩固疗效。慢性腰痛除药物治疗外，注意腰部保暖，或加用腰托固护，避免腰部损伤。避免劳欲太过，防止感受外邪。经常活动腰部，或进行腰部自我按摩、打太极拳等活动，有助于腰痛的康复。

第二十六节　遗精

一、概述

遗精是指以不因性活动而精液自行频繁泄出为主症的疾病，常伴有头昏、精神萎靡、腰腿酸软、失眠等。因梦而遗精者称为梦遗；无梦而遗精，或清醒时无性刺激情况下精液流出者称为滑精。

本病因由劳心太过、欲念不遂、饮食不节、恣情纵欲等因素，引起肾气不固，或热扰精室，而致肾失封藏，精关不固。遗精的基本病机为肾气不固，或热扰精室，而致肾失封藏，精关不固。病位在肾，与心、肝、脾三脏密切相关。

西医学中的神经衰弱、神经症、前列腺炎、精囊炎等疾病过程中如以遗精为主症者归属于本病范畴，可参照本节辨证论治。

二、辨证

主症：频繁遗精，或梦遗，或滑精，每周2次以上。

症见遗精频作，或尿时有精液外流，口苦或渴，尿热赤，舌苔黄腻，脉象濡数，为湿热下注；症见滑精频作，面白少华，精神萎靡，畏寒肢冷，舌质淡，苔白，脉象沉细而弱，为肾气不固。

三、艾灸治疗

❧ 湿热下注 ❧

（1）**治则**：清热化湿。

（2）**主穴**：三阴交、阴陵泉、内庭、内关、脾俞。（图 5-270~
5-274）

视频 51
湿热下注遗精

（3）**操作方法**：温和灸：每次选用 2~4 个穴位，每穴灸 10~20
分钟，每日灸 1 次，7~10 次为 1 个疗程。艾炷灸：每次选用 3~5
个穴位，每穴用中小艾炷施灸 3~5 壮，每日灸 1 次。针上加灸：
每次选用 3~5 穴，每穴针灸 10 分钟，每日或隔日针灸 1 次。

（4）**取穴依据**：足三阴之会三阴交与足太阴之合穴阴陵泉，可健脾化湿，
脾俞与内庭利湿泄热，内关除烦宁心，合而共奏清热化湿、安神止遗之效。

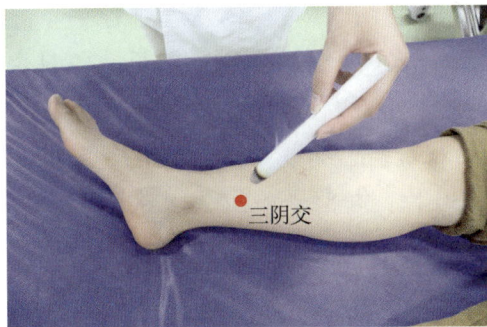

图 5-270

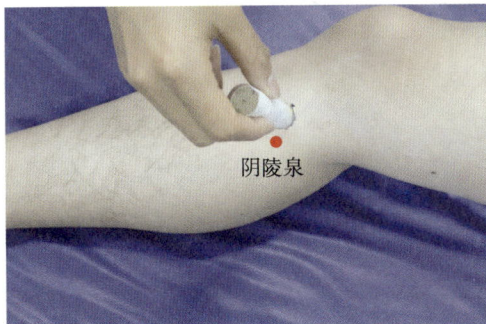

图 5-271

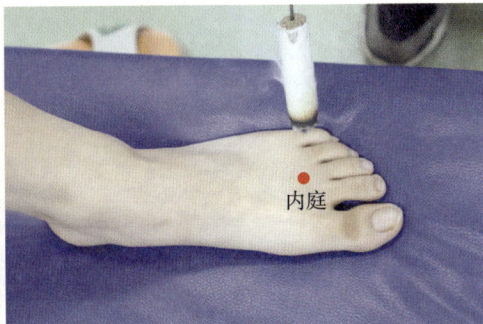

图 5-272

195

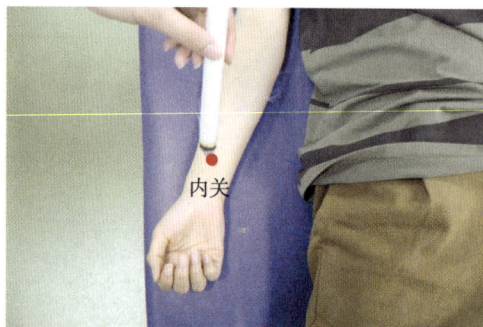

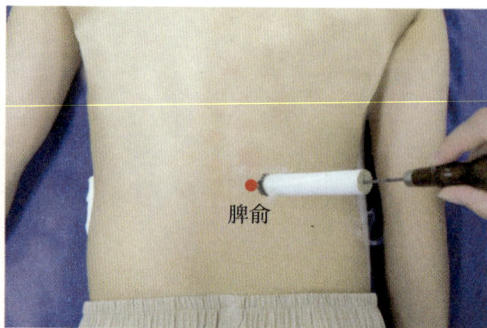

图 5-273　　　　　　　　　　　　图 5-274

🙐 肾气不固 🙒

（1）**治则**：补肾固精。

（2）**主穴**：气海、足三里、中极、关元、命门。（图 5-275~5-279）

视频 52
肾气不固遗精

（3）**操作方法**：温和灸：每次选用 2~4 个穴位，每穴灸 10~30 分钟，每日或隔日灸 1 次，7~10 次为 1 个疗程。温盒灸：每次选用 2~4 个穴位，每穴灸 15~30 分钟，每日或隔日灸 1 次，10 次为 1 个疗程。隔盐灸：选用神阙，上置食盐，用艾条在盐上施灸，亦可用艾炷在食盐上灸，也可在食盐上加置姜片，再用艾条或艾炷灸。着肤灸：取中等艾炷，于关元灸 20~30 壮，每 5 天灸 1 次，3 次为 1 个疗程。

（4）**取穴依据**：气海益气培元、补肾固精；中极壮元阳；关元温肾壮阳、培元固精；命门培元温肾、强腰固精；足三里健脾和胃，培元扶正。诸穴合而共奏补肾固精之效。

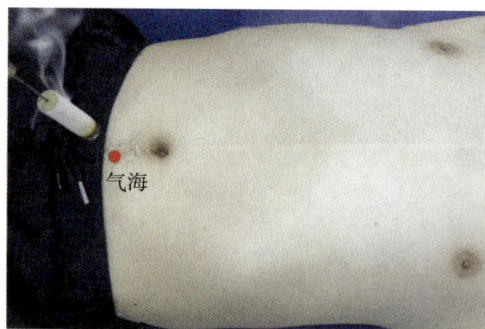

图 5-275

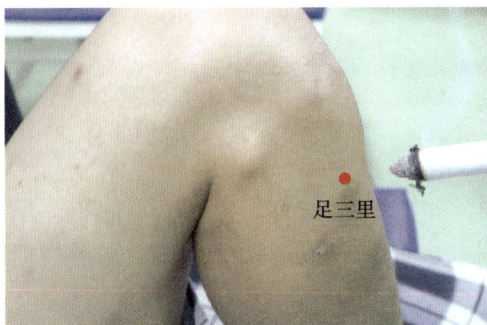

图 5-276

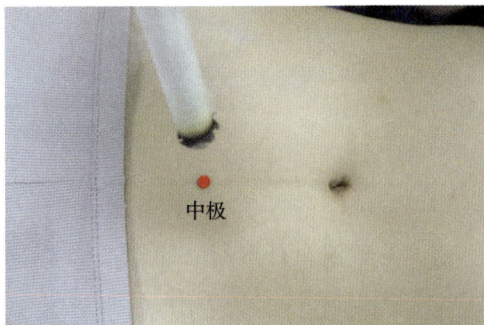

图 5-277

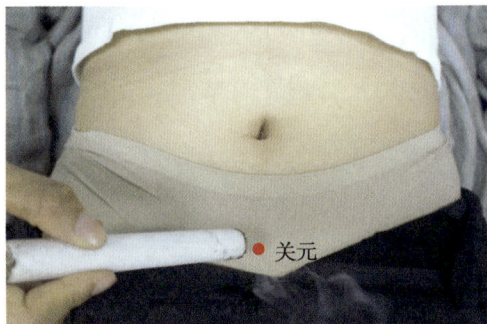

图 5-278

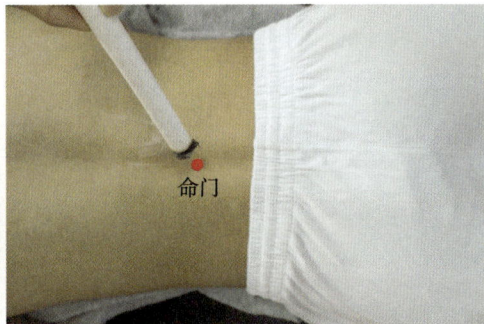

图 5-279

四、其他疗法

（一）中药贴敷

❧ 二子涩精饼 ❧

（1）**主治**：遗精。

（2）**处方**：五倍子、女贞子各 30g，醋适量。

（3）**用法**：上药共研细末，醋调成饼，敷脐。每日 1 次，7 次为 1 个疗程。

❧ 乾坤丹 ❧

（1）**主治**：遗泄。

（2）**处方**：黄连 6g，肉桂 3g，黄柏 6g，制附子 3g，五倍子 15g。

（3）**用法**：上药共研末备用。每次取药粉 1~2g，用温开水调糊，填敷脐部，外用纱布、胶布固定。每日换药 1 次，连用 7~10 次。

（二）养生疗法

❧ 山茱萸茶 ❧

（1）**材料**：山茱萸 5g，花茶 3g。

（2）**操作**：用 200ml 开水冲泡后饮用，冲饮至味淡。

（3）**功效**：补肝肾，涩精气，固虚脱，抗菌。适用于腰膝酸痛，眩晕，耳鸣，阳痿，遗精，遗尿。

❧ 续断茶 ❧

（1）**材料**：续断 5g，红茶 3g。

（2）**操作**：用 200ml 开水冲泡后饮用，冲饮至味淡。

（3）**功效**：补肝肾，续筋骨，调血脉。适用于肾虚腰背酸痛、足膝无力，遗精，跌打损伤，风湿痹痛。

五、验案举隅

赵某，男，46 岁。患小便余沥不尽年余，近几月来，病情加重，困乏合眼即滑精，头目眩晕，神疲体倦，腰酸腿软，甚则每夜滑精 2~3 次。服封髓丹、金锁固精丸等药，只能见效于一时。采用滑精膏敷灸神阙、关元、曲骨诸穴，5 次病情减轻，15 次痊愈。

六、预防养护

遗精是不因性生活而精液遗泄的病证。多因劳心太过、欲念不遂、饮食不节、恣情纵欲等引起，基本病机为肾失封藏，精关不固。病变脏腑责之于心、肾、肝、脾。临床辨证应分虚实。

常用治法是"上则清心安神；中则调其脾胃，升举阳气；下则益肾固精"。始病时以君相火旺，心肾不交为多，病机虚实参见，以清心泻相火和清下焦湿热为主；遗精日久，精滑不固者须治以补肾固涩，劳伤心脾者则以补益心脾、益气固摄为法。总之，谨守病机，不可一见遗精即予以补涩。

第二十七节　痹证

一、概述

痹证是以肢体关节、筋骨、肌肉等处发生疼痛、酸楚、重着、麻木，或关节屈伸不利、僵硬、肿大、变形及活动障碍为主症的疾病。

外感风、寒、湿、热之邪，乘虚侵袭机体，痹阻肢体筋脉，或内伤痰湿浊瘀，深入关节筋骨，经脉气血运行不畅，发为痹证。久则耗伤气血，伤及肝肾，甚则影响脏腑。痹证的基本病机主要为风、寒、湿、热外邪侵袭肢节、肌肉，经脉痹阻，气血运行失畅，"不通则痛"，发为痹证。外邪侵袭机体，常因禀赋素质不同，寒热病机转化各异。如素体阳气偏盛，内有蓄热者，外邪易从阳化热或邪郁化热，发为风湿热痹；阳气虚弱，内有寒邪者，外邪每从阴化寒，发为风寒湿痹。痹证的病理性质，初起以邪实为主，久则虚实夹杂。病理因素以风、寒、湿、热、痰、瘀为主。风邪偏盛者为行痹，寒邪偏盛者为痛痹，湿邪偏盛者为着痹，热邪偏盛者为热痹。因于风寒湿者，易伤阳气，寒湿痹阻关节，或因正虚而反复感邪，引起气血耗伤；因于风湿热者，热从火化，伤阴耗液，终致肝肾亏虚；又因于病邪久留，气血运行不畅，血滞而为瘀，津停而为痰，形成痰瘀互阻。

西医学中的风湿性关节炎、类风湿关节炎、骨关节炎、强直性脊柱炎、痛风、坐骨神经痛、肩关节周围炎等属本节范畴，可参照本节辨证论治。

二、辨证

主症：关节肌肉疼痛。

兼见肢体关节疼痛，痛势较剧，痛处感冷，得热痛减，遇寒痛甚，舌苔白，脉象弦紧，寒湿偏盛，为痛痹；兼见肢体关节疼痛重着，肌肤微肿不红而麻木，每于阴雨风冷天气时发作，舌苔白腻，脉象濡缓，湿邪偏盛，为着痹。

三、艾灸治疗

（1）**治则**：通络宣痹。

（2）**主穴**：肩部取肩髃、肩髎、秉风、阿是穴；肘部取曲池、天井、尺泽、阿是穴；腕部取阳溪、阳池、腕骨、阿是穴；背脊部取身柱、腰阳关、阿是穴；髀部取环跳、居髎、阿是穴；股部取

视频53 肩部　视频54 肘部　视频55 腕部　视频56 背脊部

视频57 髀部　视频58 股部　视频59 膝部　视频60 踝部

秩边、承扶、阿是穴；膝部取犊鼻、阳陵泉、膝阳关、阿是穴；踝部取申脉、照海、解溪、阿是穴。（图5-280~5-300）

（3）**配穴**：痛痹加肾俞、关元；着痹加足三里、阴陵泉。

（4）**操作方法**：温和灸或雀啄灸：每次选穴4~6个，每穴灸15~20分钟，每日灸1~2次，10日为1个疗程，每个疗程间隔3日。艾炷隔姜灸：每次每穴灸5~7壮，艾炷如枣核大，每日1次，10次为1个疗程，每个疗程间隔3~5日。化脓灸：每次选1~2穴，灸起疱，刺破，待其化脓，1周后上药，使其结痂，5~6周灸疮自行愈合。温针灸：每穴灸5~15分钟，每日灸1次，10次为1个疗程，每个疗程间隔3~5日。灯火灸：采用明灯爆灸法，每日或隔日灸1次，7次为1个疗程。硫黄隔姜灸：每穴灸3~5壮，每日灸1次，10次为一疗程。发疱散敷灸：取斑蝥3份，腰黄5份，共研细末混匀，贮瓶备用。敷灸时取药末0.3~0.6g，置小胶布块（约0.8cm²）上，贴敷于所选用的穴位上，24小时局部起疱，揭去胶布，用消毒针头刺破水疱，清洁局部，外用消毒纱布包扎，防止感染。每次1~2穴，10日1次，3次为1个疗程。

（5）**取穴依据**：经络受邪，阻滞气血，不通则痛，发为痹证。方中诸穴均能通经活络，蠲痹止痛，故能治疗上述各部痹证。

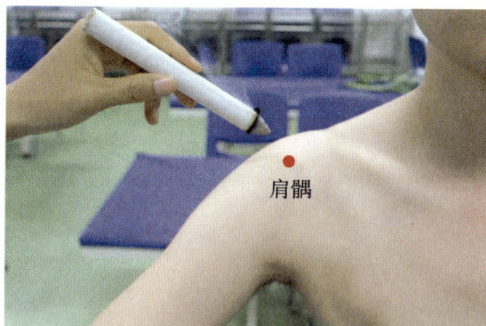

图5-280

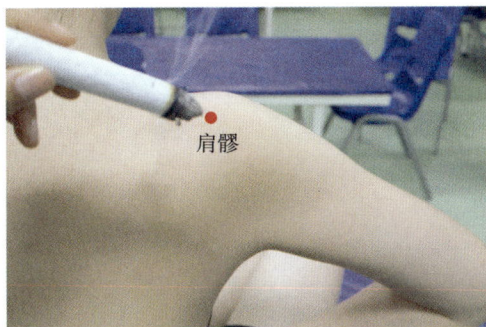

图 5-281

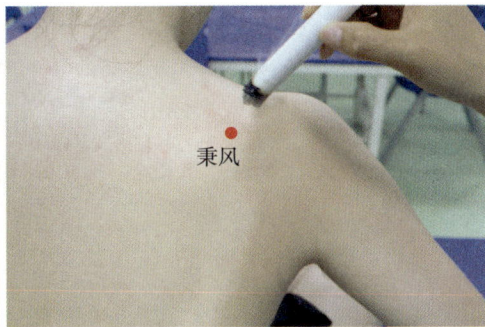

图 5-282

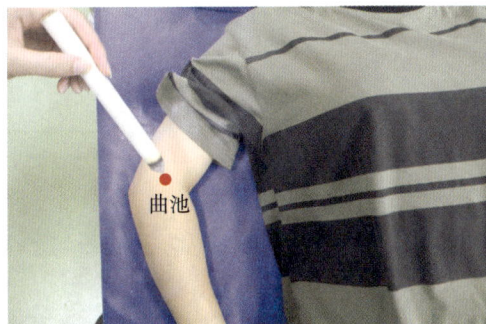

图 5-283

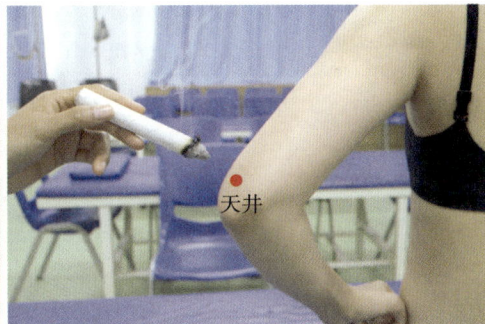

图 5-284

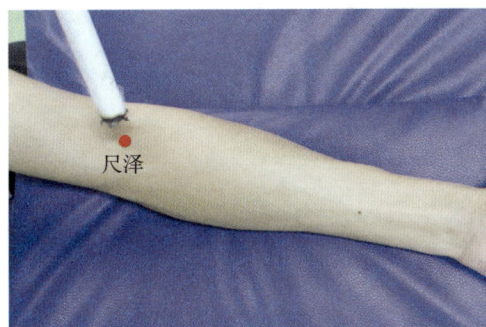

图 5-285

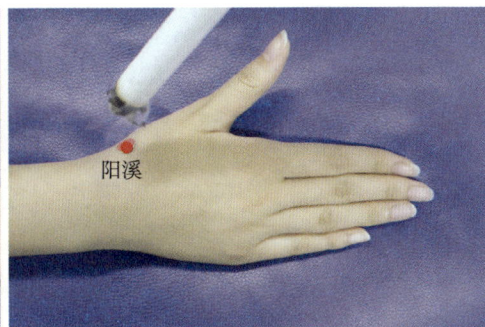

图 5-286

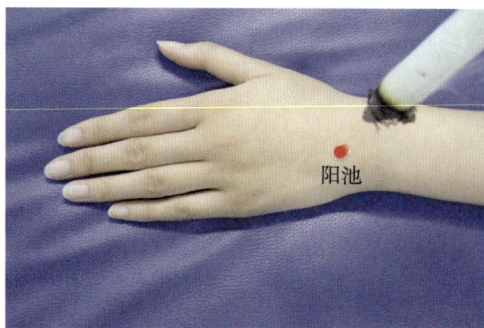

图 5-287

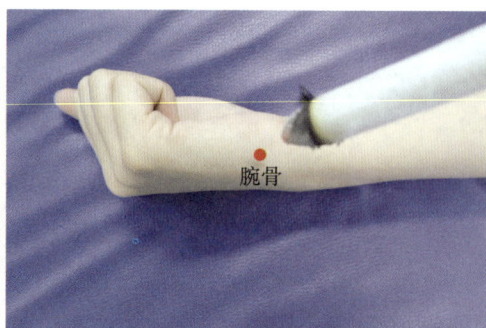

图 5-288

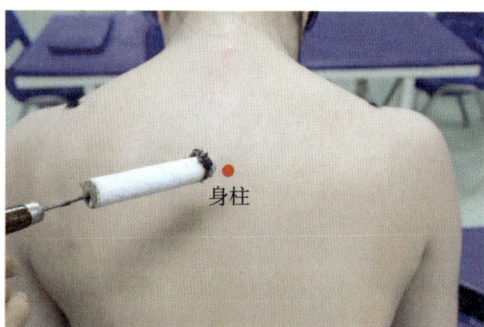

图 5-289

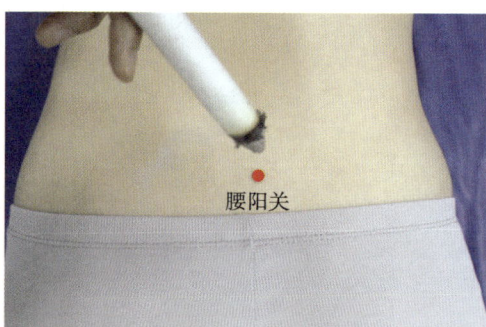

图 5-290

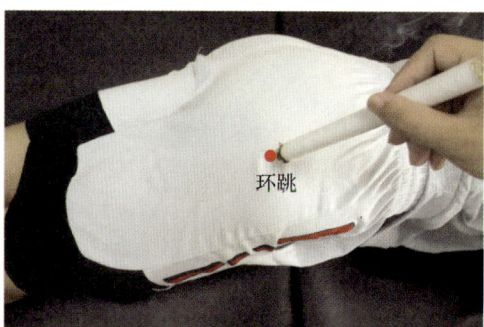

图 5-291

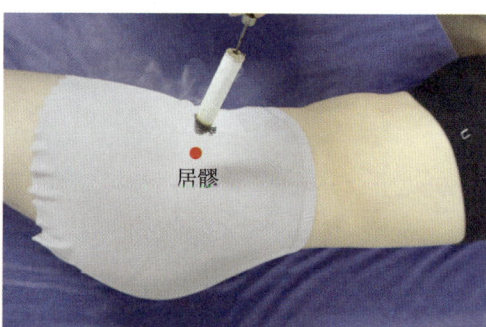

图 5-292

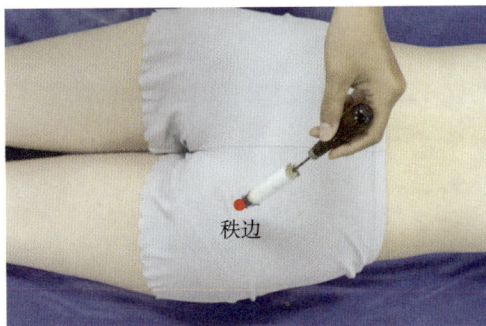

图 5-293

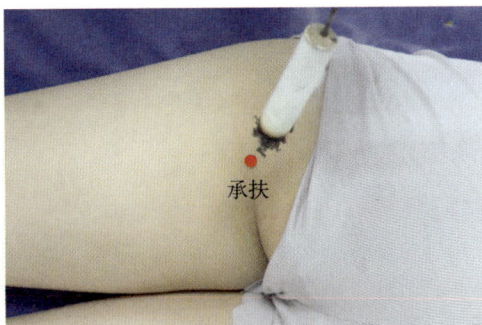

图 5-294

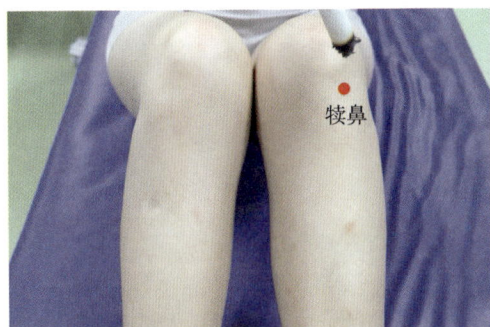

图 5-295

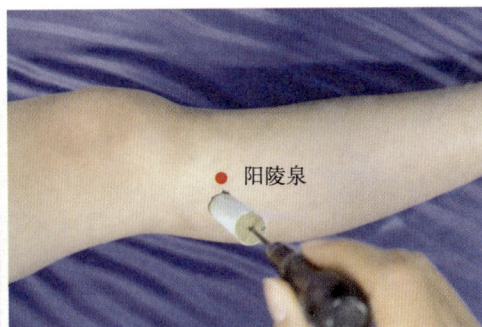

图 5-296

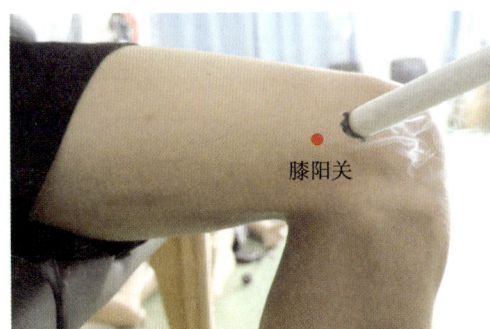

图 5-297

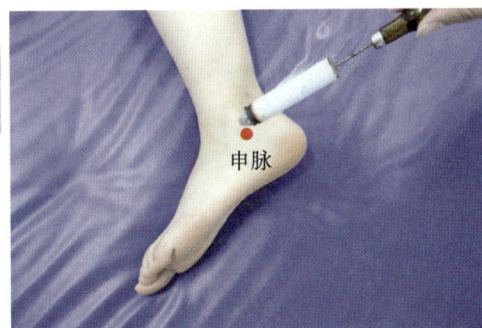

图 5-298

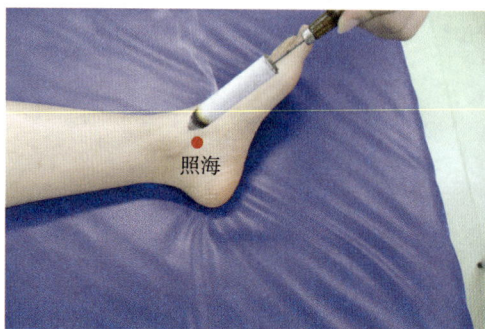
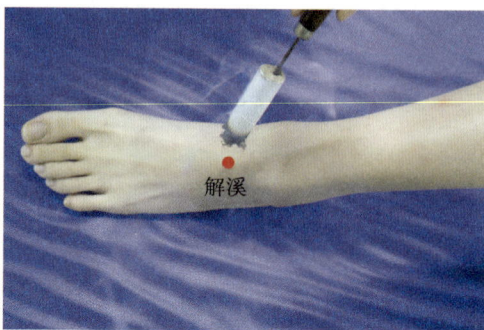

图 5-299   图 5-300

四、其他疗法

（一）中药贴敷

❀ 痛痹散 ❀

（1）**主治**：痛痹。

（2）**处方**：当归、川芎、白芷、陈皮、苍术、厚朴、半夏、麻黄、枳壳、桔梗各 3g，干姜、桂枝、吴茱萸各 1.5g，羌活、独活各 6g，散阴膏药肉适量。

（3）**用法**：除散阴膏药肉外，其余药物共碾成细末，贮瓶备用。用时将散阴膏药肉置水浴上融化，加入适量药末，搅匀，滩涂于布上，每贴重 20~30g，贴于脐中及命门上。每 3 日更换 1 次。

❀ 乌苛膏 ❀

（1）**主治**：风湿寒痹（风湿性关节炎）。

（2）**处方**：草乌 18g，川芎 18g，大黄 18g，当归 24g，赤芍 24g，白芷 24g，连翘 24g，白及 24g，白蔹 24g，乌药 24g，官桂 24g，木鳖子 24g，槐枝 12g，柳枝 12g，桃枝 12g，桑枝 12g，枣枝 12g。（一方加苦参、皂荚各 15g，一方加苏合香油 0.9g，名万应紫金膏）

（3）**用法**：上药细切，用麻油 1000ml 浸药一宿，用火熬至药焦色，用生丝绢滤去渣，将油再入锅，以火熬沸后入乳香、没药末各 12g 搅匀，摊贴患处。

（二）养生疗法

❧ 独活祛痛茶 ❧

（1）**材料**：独活 20g。

（2）**操作**：将独活以水煎煮，代茶饮用。

（3）**功效**：祛风散寒利湿，适用于腰椎间盘突出症。据药理研究，独活其有明显的镇痛、镇静和消炎作用，能使炎症减轻，迅速消退肿胀，还有明显的降压作用以及解痉挛、抗菌等作用。本茶主要用于祛风湿，治腰膝痹痛，对风湿性关节炎偏于风寒型效果较好，尤其是下半身疼痛如腰椎间盘突出症、腿痛效果更为明显。

❧ 桂枝酒 ❧

（1）**材料**：桂枝 60g，米酒 500ml。

（2）**操作**：用酒煎桂枝，煎至 250ml，滤汁备用。每次 50ml，每日 3 次，温服。

（3）**功效**：发汗解肌，温经通阳。主治风湿痹痛，痰饮咳嗽，痛经，闭经，脱阳（即因热性病汗出过多，或男子因性生活过度而发生的虚脱现象）。

五、验案举隅

肖某，男，45 岁，南宁火车站调度员。受伤后左侧臀部疼痛，呈牵引性痛，痛至下肢足趾。近来又出现刺痛，卧床不能行走，趾麻木。经某医院检查，发现腰椎增生，"诊为左坐骨神经痛"，多方治疗效果不显著，诊断属痹证，予明灯爆灸法治疗。取穴：环跳、殷门、承山、委中、足三里、肾俞、申脉，每天灸 1 次，连续 10 天后疼痛减轻，可拄杖行走，趾麻减轻。再灸 10 天后，左侧从臀部至下肢疼痛及麻木基本消失，随访半年，未见复发。

六、预防养护

改善生活与工作环境，避免久处湿地，感受风寒湿邪。对于水下或潮湿环境中作业者，平时应注意生活调摄，多晒阳光，防寒保暖，加强锻炼，养护正气。

痹证初发，应积极治疗，防止病邪传变。疼痛剧烈，病情较重者，应卧床休息，适当对患处进行药物热熨、冷敷等，亦可配合针灸、推拿等进行治疗；关节畸形，活动不利者，应防止跌仆，以免发生骨折。鼓励和帮助患者对病变肢体进行功能锻炼，有助于痹证康复。

第六章

妇科疾病的艾灸处方

第一节　宫寒

一、概述

宫寒，是中医学"胞宫寒冷"的简称，"胞宫"则泛指女性内生殖器官（子宫、输卵管、卵巢）及其功能。寒，在中医范畴内首先是一个常见的致病原因，即贪凉涉水、受大自然寒邪侵袭、贪食寒凉食物等招致外来之"寒"侵入人体，停滞在人体的经脉、脏腑中，此为实寒。其次指由人体脾肾阳虚，无法正常运化水湿而使寒凉之气停滞在人体经脉脏腑中，此为虚寒。

因胞宫泛指西医学中女性内生殖器，故可以见到各种各样的妇科疾病发生，如盆腔炎、子宫内膜异位症、月经错后、月经量少、闭经、痛经、阴道炎、流产、产后腹痛、产后恶露不绝、不孕等。

二、辨证

主症：腹痛、月经异常以及畏寒。

兼见腰膝酸软、月经量少，食少便稀、头晕乏力明显，舌质嫩胖，舌苔白滑 ，脉沉无力等，为脾肾阳虚；若由贪凉涉水、贪食冷饮而引起的腹痛、月经异常以及畏寒等宫寒症状，为外邪侵袭。

三、艾灸治疗

❦ 脾肾阳虚 ❦

（1）**治则**：温补脾肾。

（2）**主穴**：关元、气海、肾俞。（图 6-1~6-3）

（3）**配穴**：痛经，加灸次髎。

（4）**操作方法**：受术者取俯卧位或坐位，在距离上述穴位皮肤 2~3cm 处施灸，使局部有温热感而无灼痛为宜。每穴灸 10~15 分钟，至皮肤红晕为度。每日或隔日 1 次，10 次为 1 个疗程。

视频 61
脾肾阳虚

（5）**取穴依据**：关元为任脉与足三阴经交会穴，位居下焦，与脾、肾密切相关，艾灸此穴具有培元固本、益补下焦、温补阳气、治疗体内湿寒的作用；气海与关元均属强壮要穴，灸此二穴有补益阳气的作用；肾俞为肾背俞穴，属于足太阳膀胱经，艾灸肾俞可温补肾阳。

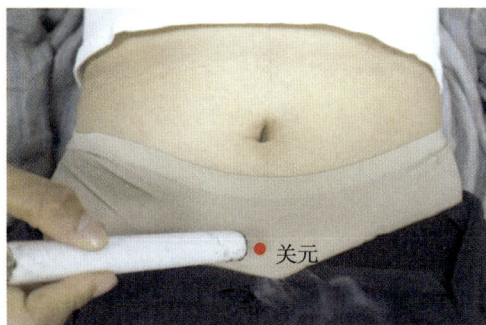

关元

图 6-1

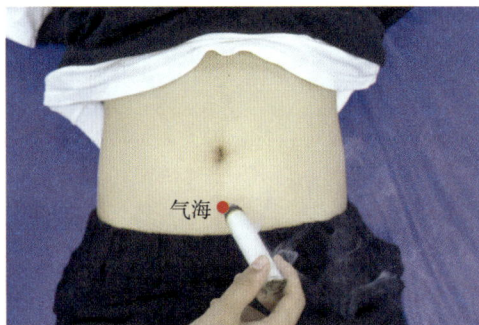

气海

图 6-2

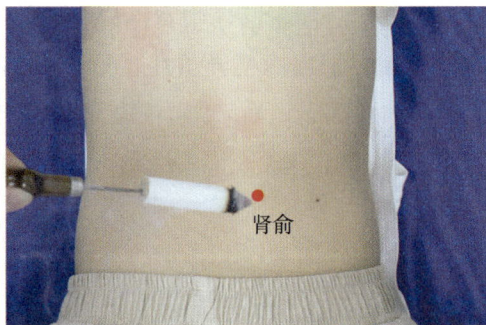

肾俞

图 6-3

❦ 外寒侵袭 ❦

（1）**治则**：温阳祛寒。

（2）**主穴**：关元、气海、肾俞。（图 6-4~6-6）

视频 62
外寒侵袭

（3）配穴：痛经，加灸次髎。

（4）操作方法：受术者取仰卧位，在距离上述穴位皮肤2~3cm处施灸，使局部有温热感而无灼痛为宜。一般每穴灸10~15分钟，至皮肤红晕为度。每日或隔日1次，10次为1个疗程。

（5）取穴依据：关元为任脉与足三阴经交会穴，位居下焦，与脾、肾密切相关，艾灸此穴具有温补阳气、治疗体内湿寒的作用；气海与关元均属强壮要穴，灸此二穴有补益阳气的作用；肾俞为肾背俞穴，属于足太阳膀胱经，艾灸肾俞可温阳祛寒。

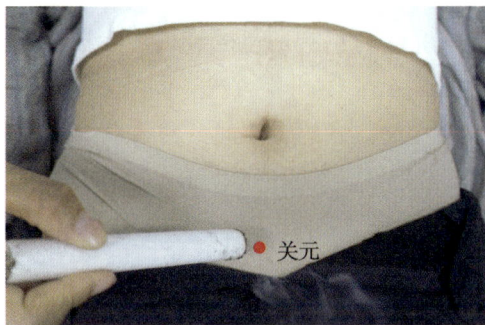

图 6-4

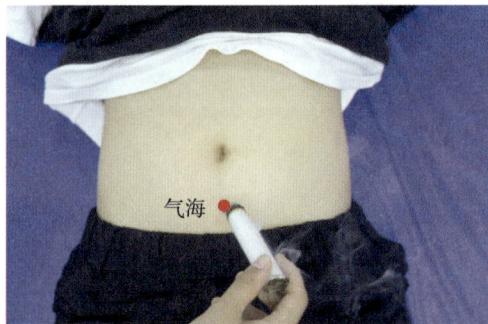

图 6-5

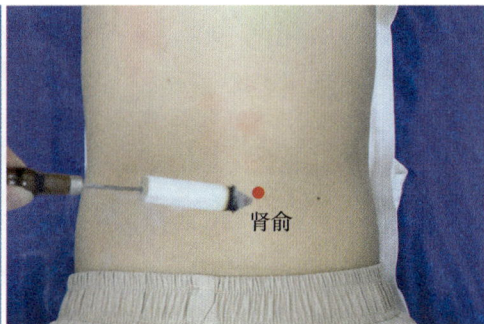

图 6-6

四、其他疗法

（一）中药贴敷

❧ 暖宫膏 ❧

（1）主治：月经后期，宫寒腹痛。

（2）处方：当归、川附子、小茴香、良姜、川芎、木香各500g。

（3）用法：上药用香油7500g炸枯去渣，熬至滴水成珠，入黄丹5000g搅匀收膏。另配细料，青毛鹿茸40g、肉桂50g、沉香40g，混合研成细粉。每800g膏药兑细料15g，搅匀摊贴。大张药重35g，小张药重22.5g。用时微火化开，贴于脐。

（二）养生疗法

❧ 红糖姜茶 ❧

（1）材料：适量的红糖、无核金丝枣、姜片。

（2）操作：上三味一同放到锅里，加适量的清水，用大火烧沸，再改成小火，慢慢熬煮约 1 小时，煮好后，可以过滤掉姜片食用。

（3）功效：补血益气，散寒暖身。

五、验案举隅

王某，女，40 岁。患者就诊时症见月经紊乱、痛经多，腰膝酸软，气色差。舌苔薄白，脉沉。诊断：月经不调（宫寒肾阳虚型），取穴：关元、气海、肾俞。将艾条的一端点燃，对准穴位约 0.5~1 寸左右进行温灸，使患者局部有温热感而无灼痛，每穴灸 10 分钟~15 分钟，至皮肤潮红为度。每日 1 次，5 次为 1 个疗程。患者治疗三个疗程症状好转，气色恢复。

六、预防养护

女性平时应注意子宫保暖，尤其下身要少受凉，注意给小腹、腰部和双脚保暖，别让腰背受凉。女性少做或者尽量不要久坐冰冷的凳子，尤其是月经期间，否则寒邪会直击子宫。如不慎受寒要及时补救，可饮热红糖姜水使身体发汗。

第二节　月经不调

一、概述

月经不调是以月经的周期及经量、经色、经质的异常为主症的月经病。临床上有月经先期、月经后期、月经先后无定期等情况，古代文献中分别称为"经早""经迟""经乱"。月经不调的发生常与房劳多产、饮食伤脾、感受寒邪、情志不畅等因素有关。本病病位在胞宫，与冲、任二脉及肾、肝、脾关系密切。

基本病机是冲任失调。

西医学中，月经不调多见于排卵性功能失调性子宫出血、生殖器炎症或肿瘤等疾病中。

二、辨证

主症：月经周期或出血量的异常，可伴月经前、经期时的腹痛及全身症状。

兼见月经量少色暗，有血块，或色淡质稀，伴有小腹冷痛，喜温喜按，得热则减，或畏寒肢冷，小便清长，大便稀薄，舌淡，苔薄白，脉沉紧或沉迟无力，为血寒型月经不调；若病人一般在生活中面色苍白，并时常会出现身体乏力困倦的症状，经期时，经量明显变少，颜色呈淡红色，为血虚型月经不调。临床上此两种证型常同时存在。

三、艾灸治疗

❧ 血寒型月经不调 ❧

（1）治则：温经散寒。

（2）主穴：足三里、关元、气海。（图6-7~6-9）

（3）配穴：明显寒痛，加灸合谷、委中。

视频63
血寒型月经
不调

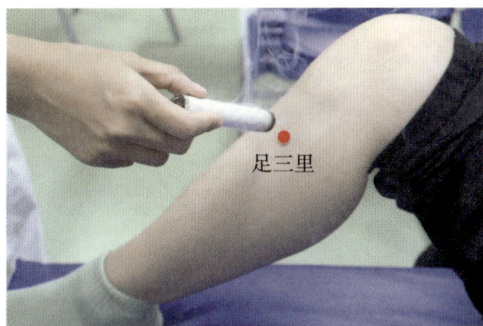

（4）操作方法：受术者取俯卧位或坐位，在距离上述穴位皮肤2~3cm处施灸，使局部有温热感而无灼痛为宜。每穴灸10~15分钟，至皮肤红晕为度。每日或隔日1次，10次为1个疗程。

（5）取穴依据：足三里是胃经的经络穴，具有温经散寒、补益气血的作用，可调理月经不调、疼痛等症状。关元是任脉的经络穴，具有温经散寒、调节月经、补益气血的作用，常用于治疗月经不调等妇科疾病。气海也是任脉的经络穴，具有暖宫温经、调节月经、补益气血的作用，适用于调理月经不调、痛经等问题。

图6-7

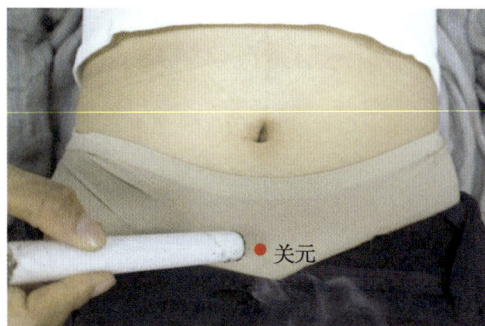

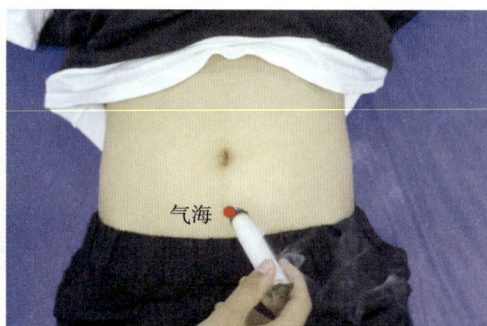

图 6-8　　　　　　　　　　　　　　　　图 6-9

❧ 血虚型月经不调 ❧

（1）**治则**：补血养血。

（2）**主穴**：足三里、关元、气海、神阙。（图 6-10~6-13）

（3）**配穴**：明显寒痛，加灸合谷、委中。

视频 64
血虚型月经
不调

（4）**操作方法**：受术者取仰卧位，在距离上述穴位皮肤 2~3cm 处施灸，使局部有温热感而无灼痛为宜。一般每穴灸 10~15 分钟至皮肤红晕为度。每日或隔日 1 次，10 次为 1 个疗程。

（5）**取穴依据**：足三里是胃经上的重要穴位，具有温补脾胃、益气养血的作用。对于血虚型月经不调，可以促进气血运行，改善月经量少、色淡等症状。关元是任脉的重要穴位，具有补益气血、调经止带的作用。艾灸关元有助于补益气血，调节月经周期。气海、神阙同样是任脉的重要穴位，具有温经散寒、益气养血的作用，适用于调理月经不调、痛经等症状。

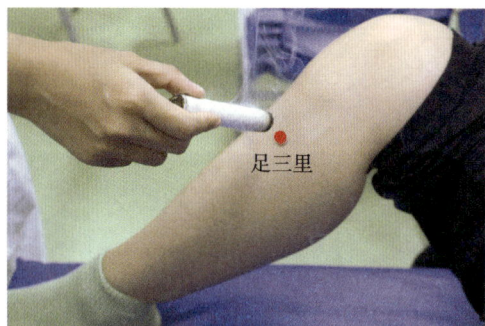

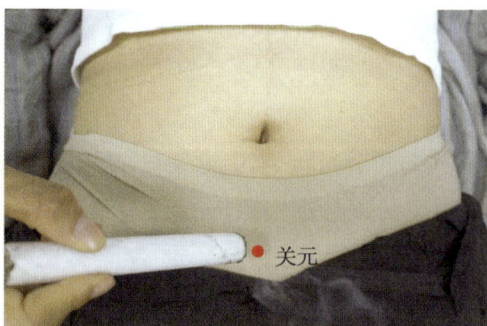

图 6-10　　　　　　　　　　　　　　　　图 6-11

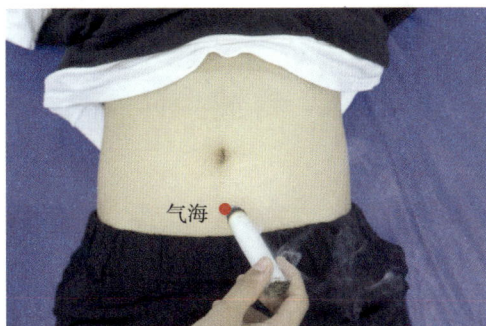

图 6-12

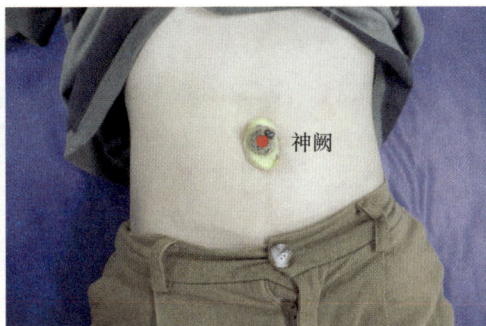

图 6-13

四、其他疗法

（一）中药贴敷

❧ 调经散 ❧

（1）**主治**：月经不调。

（2）**处方**：鹿茸 3g，肉桂心、白芍、红花、川芎、干姜各 6g，当归 9g。

（3）**用法**：将诸药共研为末，瓶贮密封。用时每次取药末 3~5g，纳入脐孔内，外以膏药贴在脐孔上，再以胶布固定之。7 日换药 1 次，3 次为 1 个疗程。

❧ 活血调经散 ❧

（1）**主治**：月经不调，少腹疼痛。

（2）**处方**：乳香、没药、白芍、川牛膝、丹参、山楂、广木香、红花各 15g，冰片 18g。

（3）**用法**：上药共研细末，以姜汁或黄酒适量调糊。分贴神阙、子宫二穴，外用纱布、胶布固定。2 日 1 换。

（二）养生疗法

❧ 黑木耳红枣茶 ❧

（1）**材料**：黑木耳 30g，红枣 20 颗。

（2）**操作**：用沸开水 200ml 冲泡，顿服。

（3）**功效**：益气养血。

❧ 山楂红糖饮 ❧

（1）**材料**：生山楂肉 50g，红糖 40g。

（2）**操作**：山楂水煎去渣，冲入红糖，热饮。

（3）**功效**：活血调经。

五、验案举隅

朱某，女，20 岁。主诉：近 3 个月经期不准，一月两行或两月一行，量少色黑红。月经昨日来潮，量极少，今日已无，以往月经两月一行，量较多，腹不痛，夜寐不实，大便 3~4 日一行。刻诊：舌质稍暗，脉沉滑细。诊断：证属肾虚血瘀，冲任失和。治以益肾活血调经。治疗：隔物灸仪治疗，处方：1 日，灸期门、太冲各 50 分钟；2 日，灸肾俞、关元、太溪各 50 分钟；3 日，灸脾俞、三阴交各 50 分钟；4 日，灸八髎、中极各 50 分钟。以上穴循环灸，每日加灸神阙穴 60 分钟。灸 2 日经水又至量多而通畅，色暗红。继续灸，4 天后血止。连灸 3 个月，月经周期调至正常

六、预防养护

少食寒凉，不暴饮暴食，可多吃五谷杂粮和豆制品。经期要注意卫生，保持愉悦的心情，避免精神刺激，适当减少体力劳动。

第三节　痛经

一、概述

妇女正值经期或行经前后，发生小腹部疼痛异常，谓之"痛经"，亦谓"经行腹痛"。疼痛表现有阵发性的，亦有持续性的，疼痛性质又有胀痛、冷痛、刺痛等多种。严重时可伴有面色苍白、手足冰冷、汗出、呕吐，甚至昏厥。一般经血畅流后小腹疼痛常可缓解。痛经为妇科常见病，尤以青年女性好发。

二、辨证

主症：妇女正值经期或行经前后，小腹部疼痛异常。

多在经前数日或经期疼痛，或平时即痛，行经前后疼痛加剧，以小腹或脐下或腰骶部疼痛兼坠胀、拒按为特点。经血量少，色暗黑如豆汁，此为寒湿停滞。

三、艾灸治疗

寒湿停滞

（1）**治则**：温经逐寒，利湿止痛。

（2）**主穴**：中极、水道、地机。（图 6-14~6-16）

（3）**配穴**：鼻塞，加灸迎香；头痛，加灸太阳、印堂。

视频 65
寒湿停滞痛经

（4）**操作方法**：受术者取仰卧位或坐位，在距离上述穴位皮肤 2~3cm 处施灸，使局部有温热感而无灼痛为宜。每穴灸 10~15 分钟，至皮肤红晕为度。每日或隔日 1 次，10 次为 1 个疗程。也可用姜片或附子饼，或将温灸器置于穴上，艾炷隔物灸，每穴 10 壮，体壮脉实者可酌情加 3~5 壮。

（5）**取穴依据**：中极居任脉，通胞宫，配胃经水道和营温经，加脾之郄穴地机，力专扶土化湿，通经止痛。

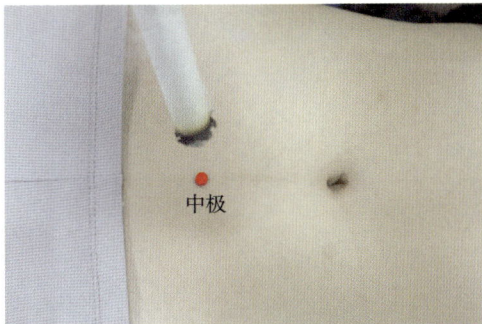

图 6-14

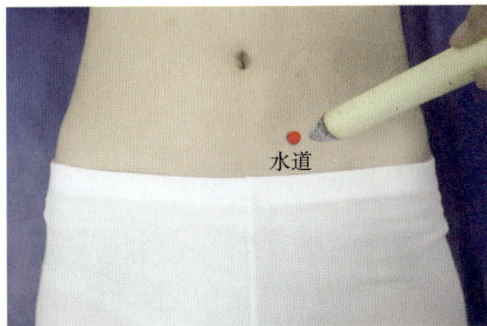

图 6-15

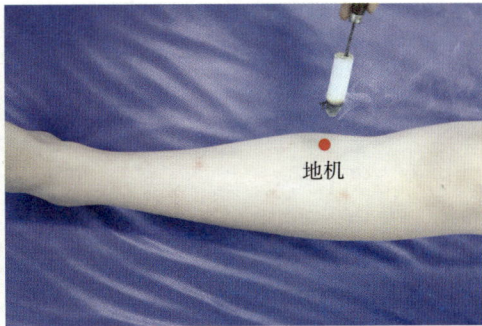

图 6-16

四、其他疗法

（一）中药贴敷

❦ 寒瘀痛经散 ❦

（1）**主治**：寒凝瘀阻之痛经。

（2）**处方**：白芷 8g，五灵脂 15g，炒蒲黄 10g，盐 5g。

（3）**用法**：上药共研为细末，于经前 5~7 日，取药末 3g，纳脐内，上置生姜片，用艾炷灸 2~3 壮，以脐内有热感为度，然后，药末用胶布固定，月经结束则停用。

（二）养生疗法

❦ 艾叶煮鸡蛋 ❦

（1）**材料**：新鲜的鸡蛋 2 个，艾叶 10g。

（2）**操作**：①生鸡蛋用清水冲洗干净，备用；将艾叶洗净，加水熬煮至出色。②将洗净的鸡蛋放入艾水中一起炖煮，约 5 分钟。③待鸡蛋壳变色，将其捞出，即可食用。

（3）**功效**：理气血、逐寒湿、温经止血。

五、验案举隅

王某，女，23 岁，未婚，就诊于 2015 年深秋。自 13 岁初潮，月信不准，近 3 年，每经临行之时，小腹剧痛，伴手足不温，头出冷汗，脉细而弦，求诊时恰逢初行，以灸为主，佐以口服温经汤法。该女惧针，唯用艾条悬灸，其母伴诊，半小时后，汗止，手足转温，医嘱返回家中，每晚灸中极、次髎、关元，连用 5 日。内服汤剂，日 1 剂，水煎温服，覆取微汗出。逾 2 个月，不复发作，且食增面润，日渐体壮，逐嘱再置经期务必忌生冷为要。

六、预防养护

日常穿衣要以保暖为主，重点保暖肩颈、腰部、大腿和双脚，这些身体部位极其容易被寒气入侵。当身体温暖起来之后，全身血液循环速度才能加快，从而促进血液流动。

第四节　闭经

一、概述

经闭又称闭经，是指女子年过 16 周岁而月经尚未来潮，或经行又复中断 3 个周期以上的病证（妊娠或哺乳期除外）。其发生常与禀赋不足、七情所伤、感受寒邪、房事不节、过度节食、产育或失血过多等因素有关。本病病位主要在胞宫，与肝、肾、脾、胃有关。基本病机是血海空虚或脉道不通，前者为"血枯经闭"，后者为"血滞经闭"。

西医学中，经闭多见于下丘脑、垂体、卵巢、子宫等功能失调，或甲状腺、肾上腺等疾病中，消耗性疾病、过度节食导致的营养不良也会引起经闭。

二、辨证

主症：女子年逾 16 周岁尚未初潮或经行又复中断 3 个月经周期以上。

兼见小腹冷痛，形寒肢冷，喜温暖，苔白，脉沉迟，为寒凝胞宫；形体肥胖，胸胁满闷，神疲倦怠，白带量多，苔腻，脉滑，为痰湿阻滞。

三、艾灸治疗

❧ 寒凝胞宫型闭经 ❧

（1）治则：温肾暖宫、活血通经。

（2）主穴：中极、血海、三阴交、合谷、命门、子宫。（图 6-17~6-22）

（3）配穴：若神疲气短者，加灸气海、关元。

视频 66
寒凝胞宫闭经

（4）操作方法：受术者取仰卧位或坐位，在距离上述穴位皮肤 2~3cm 处施灸，使局部有温热感而无灼痛为宜。每穴灸 10~15 分钟，至皮肤红晕为度。每日或隔日 1 次，10 次为 1 个疗程。

（5）取穴依据：中极为任脉穴，能通调冲任，疏通下焦；血海、合谷、三阴交活血通经，三穴活血化瘀作用明显，同用可以使气血、冲任调和，经闭可

通。艾灸子宫、命门可起到温宫调经的作用。

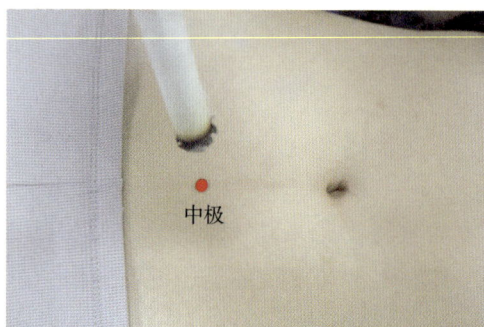
图 6-17

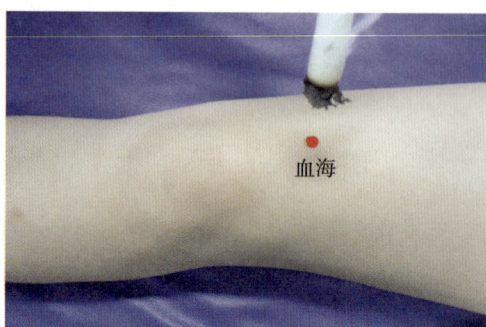
图 6-18

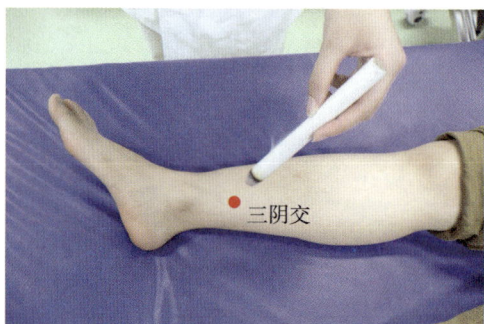
图 6-19

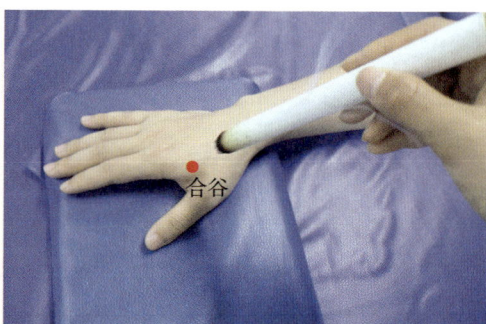
图 6-20

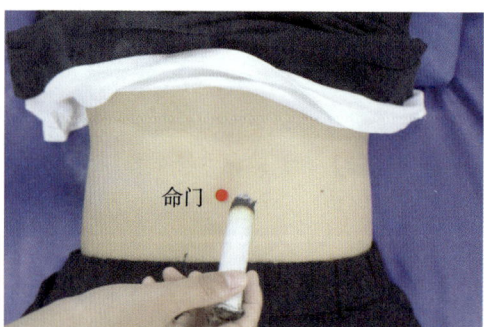
图 6-21

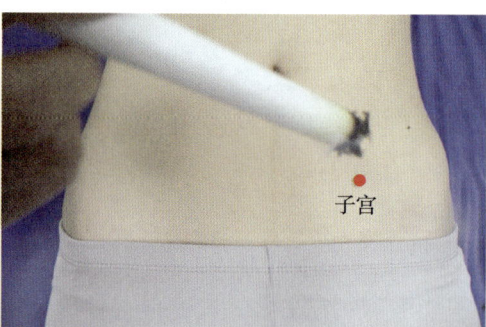
图 6-22

痰湿阻滞闭经

（1）**治则**：化痰祛湿、活血通经。

（2）**主穴**：中极、血海、三阴交、合谷、阴陵泉、丰隆。（图 6-23~6-28）

视频 67
痰湿阻滞闭经

（3）**配穴**：若神疲气短者，加灸气海、关元。

（4）**操作方法**：受术者取仰卧位或坐位，在距离上述穴位皮肤 2~3cm 处施灸，使局部有温热感而无灼痛为宜。每穴灸 10~15 分钟，至皮肤红晕为度。每日或隔日 1 次，10 次为 1 个疗程。

（5）**取穴依据**：中极为任脉穴而近胞宫，合血海以化瘀通经，配合谷、太冲，开四关，疏肝理气，调经活血，佐三阴交健脾化湿，丰隆豁痰降逆。

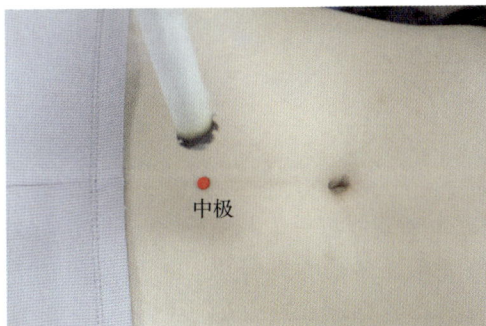

图 6-23

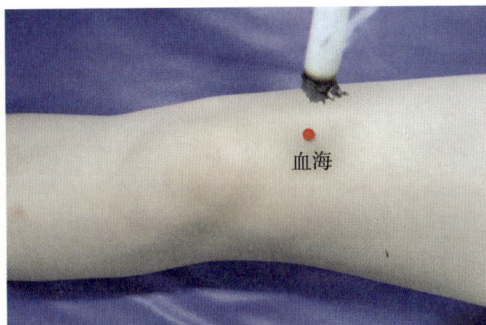

图 6-24

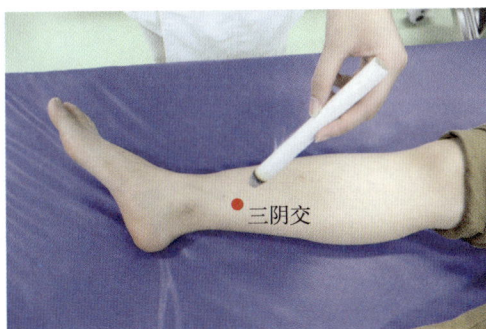

图 6-25

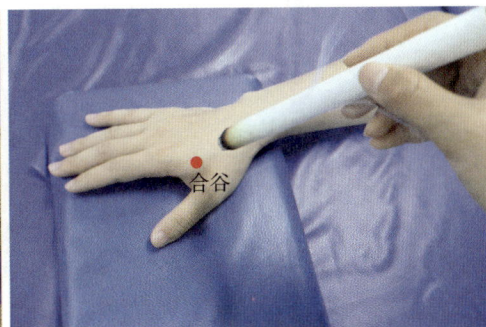

图 6-26

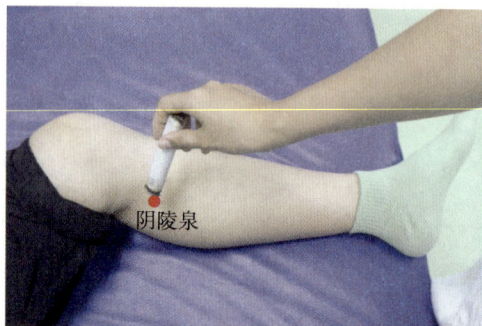

图 6-27

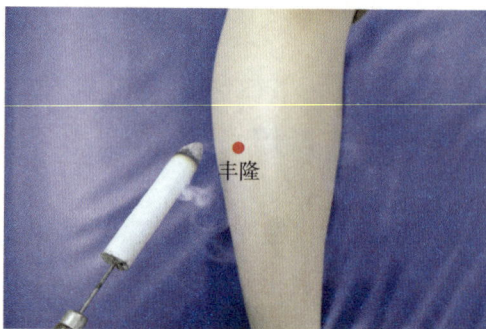

图 6-28

四、其他疗法

（一）中药贴敷

❦ 益母月季煎 ❧

（1）**主治**：闭经。

（2）**处方**：益母草 120g，月季花 60g。

（3）**用法**：将诸药放在砂锅中加清水 2500ml 煎浓汁，捞去药渣，仍放在文火上炖之，保温备用。嘱患者仰卧，以厚毛巾 2 条泡在药汁内，轮流取出拧去药汁，热敷脐眼及下少腹部，以少腹内有温热舒适感为佳，通常敷药后 4~6 小时效佳。

（二）养生疗法

❦ 丹参桃红乌鸡汤 ❧

（1）**材料**：丹参 15g，红枣 10 颗，红花 2.5g，桃仁 5g，乌鸡腿 1 只，盐 4g。

（2）**操作**：①将红花、桃仁装在棉布袋内，扎紧；将鸡腿洗净剁块，焯烫后捞出；将红枣、丹参冲净。②将所有材料盛入锅中，加 6 碗水煮沸后，转小火炖约 20 分钟，待鸡肉熟烂，加盐调味即成。

（3）**功效**：本品可疏肝解郁、活血化瘀、益气补虚，对气滞血瘀型月经量少、闭经、痛经的患者有很好的食疗作用。

五、验案举隅

张某，患者人流手术术后 20 多天，食用大量瓜果和生冷食物，次日即感小腹冷痛。当月，经期来潮量少，色淡，有小血块，小腹凉，怕冷。月经量少持续 3 个月，第 4 个月月经推迟半个月未来，医院检查排除怀孕，服用西药月经量来潮，量少。曾服中药数十剂，未获效。症见面色青白，四肢不温，少腹冷痛，得热痛减，倦怠乏力伴头晕，饮食欠佳，便溏，白带量多，唇舌紫暗，脉沉而紧。诊断：继发性闭经，寒凝血瘀。取穴：中极、血海、三阴交、合谷、命门、子宫。将艾条的一端点燃，对准穴位 0.5~1 寸进行温灸，使患者局部有温热感而无灼痛，每穴灸 10~15 分钟 至皮肤潮红为度。每日 1 次,5 次为 1 个疗程。患者治疗 3 个疗程而愈。

六、预防养护

本病病因复杂，可因功能性或器质性疾病所致。一般而言，针刺对精神因素及功能性病因所致的经闭疗效较好；因生殖系统疾病或全身性疾病，或先天发育不全所致者，针灸效果不理想。因此，必须明确发病原因，采取相应的治疗。要注意与早期妊娠的鉴别。另外，患者需要注意情绪调节，保持乐观豁达心态，加强体育锻炼，增强体质，劳逸结合及生活起居有规律。

第五节　带下病

一、概述

妇女阴道内时常流出异常白色黏液，绵绵如带，称为白带。除经期前后或妊娠期间，白带略可增多之外，若白带量多且有异味，伴有周身不适症状，则属病态。带下病是指带下明显增多或减少，颜色、质地和气味发生异常的疾病。

西医学认为，妇女白带有生理、病理之别。生理状态白带包括来自大小阴唇、前庭大腺、宫颈腺体及阴道黏膜的分泌物，少量由宫腔内膜分泌，其量及性状随月经周期而变化。病理性白带依其致病因素不同又可分为非炎症所致、炎症所致、异物刺激、癌肿及全身性疾患（如心脏病）等多种，临证可结合带色、性状和各种兼症，选用适宜的灸法灸治。

二、辨证

带下色白，淋沥不断，面色萎黄少华，神疲肢冷，腹胀冷坠，纳少便溏，唇舌淡红，苔白滑，脉象缓而弱，为脾虚带下；白带清冷，腰膝酸软，少腹冷坠，溲清便溏，舌质淡红，苔薄白，脉象沉迟。若肾阴虚火旺者，可见带下赤白，质黏稠，无秽味，五心烦热，失眠多梦，舌质红，少苔，脉象细数，为肾虚带下。

三、艾灸治疗

❧ 脾虚带下 ❧

（1）**治则**：健脾益气，升阳除湿。

（2）**主穴**：脾俞、气海、带脉、足三里、三阴交。（图 6–29~6–33）

视频 68
脾虚带下

（3）**操作方法**：受术者取卧位或坐位，在距离上述穴位皮肤 2~3cm 处施灸，使局部有温热感而无灼痛为宜。每穴灸 10~15 分钟，至皮肤红晕为度。每日或隔日 1 次，10 次为 1 个疗程。

（4）**取穴依据**：脾俞以健脾，振奋中阳，复其升清降浊、运化水湿之职能，补气海、带脉，益气固摄，更有足三里、三阴交，调其脾胃，复其升降，阳升而浊阴自除，带下自止。

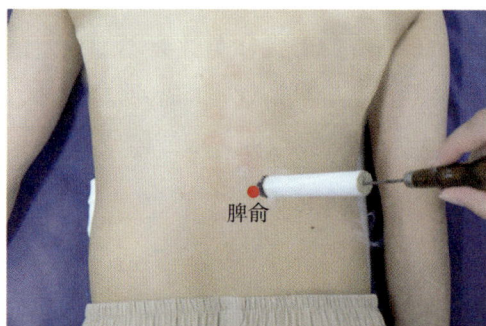
图 6–29

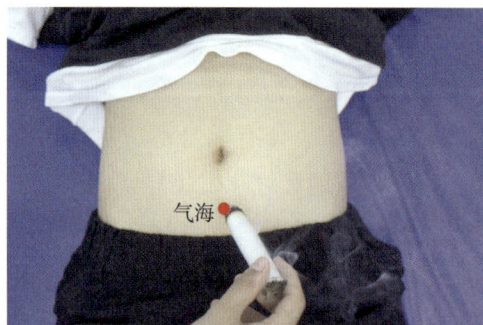
图 6–30

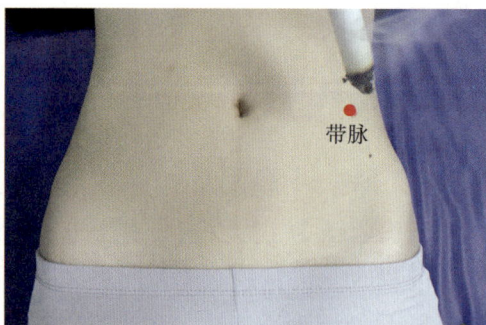
图 6–31

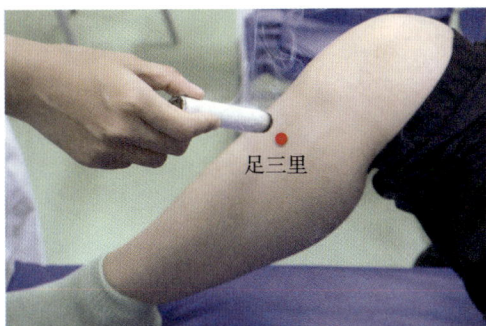
图 6-32

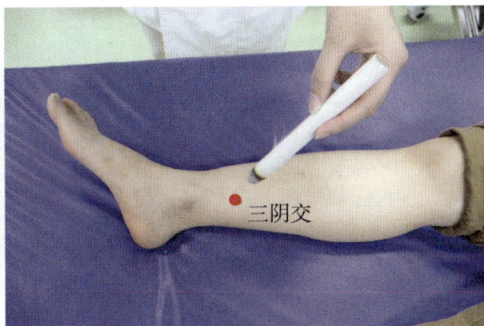
图 6-33

❀ 肾虚带下 ❀

（1）**治则**：补肾培元，固涩止带。

（2）**主穴**：关元、肾俞、带脉、次髎。（图 6-34~6-37）

（3）**配穴**：肾阳虚，加气海；肾阴虚，加太溪、三阴交、中极。

视频 69
肾虚带下

（3）**操作方法**：受术者取卧位或坐位，在距离上述穴位皮肤 2~3cm 处施灸，使局部有温热感而无灼痛为宜。一般每穴灸 10~15 分钟，至皮肤红晕为度。每日或隔日 1 次，10 次为 1 个疗程。

（5）**取穴依据**：肾俞、关元、气海，阴阳双调，益肾固本。带脉为足少阳经与奇经八脉之带脉的交会穴，与督脉之命门穴环腰一周，共调任督而健旺冲带。太溪配三阴交可滋阴降火，此为阴虚火旺者设。中极处任脉而为膀胱经之募穴，灸之可分利清浊而蠲除湿浊。

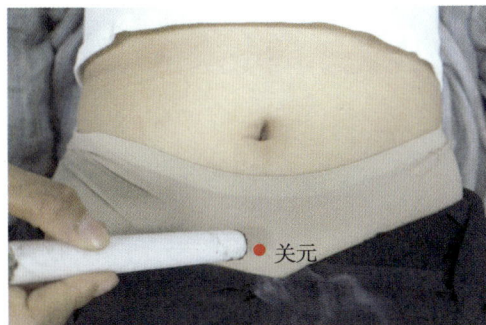
图 6-34

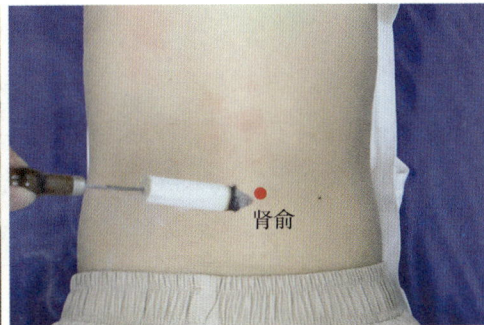
图 6-35

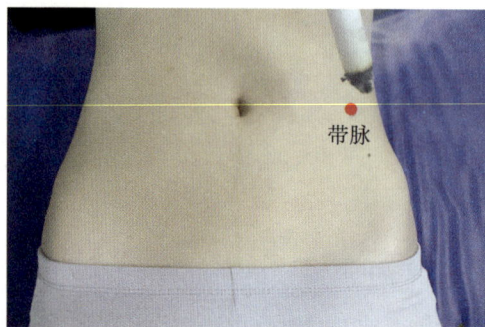

图 6-36

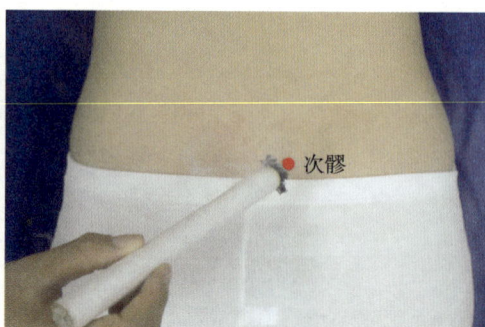

图 6-37

四、其他疗法

（一）中药贴敷

❧ 益脾止带饼 ❧

（1）**主治**：脾虚湿盛，带下量多。

（2）**处方**：醋炙白鸡冠花 3g，酒炒红花 3g，荷叶 3g，白术 3g，茯苓 3g，净黄土（用灶心土）30g，车前子 15g，白酒适量。

（3）**用法**：先将净黄土入锅内炒至黑褐色，继之将诸药研碎成粉末并倒入黄土中同炒片刻，旋以白酒适量注入烹之，待半干时取出，做成一个药饼备用。用时把药饼烘热，敷于患者神阙、脾俞二穴，盖以纱布，胶布固定，每 2 日换药 1 次。

❧ 白带外敷方 ❧

（1）**主治**：带多清稀。

（2）**处方**：丁香 3g，广木香 3g，吴茱萸 4.5g，肉桂 1.5g。

（3）**用法**：上药研末敷脐，2 日换 1 次。

（二）养生疗法

❧ 芡实莲子薏苡仁汤 ❧

（1）**材料**：芡实 100g，茯苓 50g，山药 50g，薏苡仁 100g，猪小肠 500g，干品莲子 100g，盐 2 小匙，米酒 30g。

（2）**操作**：①将猪小肠处理干净，放入沸水中焯烫，捞出剪成小段。②将芡实、茯苓、山药、莲子、薏苡仁洗净，与猪小肠一起入锅，加水至盖过所有材料，煮沸后用小火炖约 30 分钟，快熟时加盐调味，淋上米酒即可。

（3）功效：芡实药性平和，为药食两用佳品，能益肾健脾、收敛固涩、除湿止带，茯苓、山药、莲子、薏苡仁均可健脾祛湿止带。以上几味配伍，对脾虚或肾虚型带下过多症有较好的食疗作用。

❧ 覆盆子米粥 ❧

（1）材料：粳米 100g，覆盆子 20g，盐适量。

（2）操作：①将粳米洗净，泡发半小时后捞出沥干水分；覆盆子洗净，用纱布包好，置于锅中，加适量清水煎取药液备用。②锅置火上，倒入清水，放入粳米，大火煮至米粒开花。③再倒入覆盆子药液同煮片刻，再以小火煮至浓稠状，调入盐拌匀即可。

（3）功效：覆盆子可滋补肝肾、固涩止带；粳米健脾补气。两者合用，对肾虚型带下量多，质稀如水，淋漓不断，伴有腰酸腰痛，小腹冷感，尿频或夜尿多者有较好的食疗效果。

五、验案举隅

刘某，女，38 岁。初诊：2022 年 8 月 14 日。患者近 1 年，带下淋沥，曾多方求治，效果不持久，妇产专科医院检查，除外盆腔炎症和生殖器官器质性病变。曾服若干汤药，反而带下有增无减。望诊：体丰腴而肤色白，舌暗红而润。脉弦细而尺脉沉滑。追问生活习惯，发现每周日刘某必陪其女到市某游泳池游泳 2~3 小时，连经期也陪女儿下水。思之，素劳伤肝脾于先，而水浊外湿浸渍于下，且不避暑热秋凉，致带脉失约，任失固摄。遂立灸疗一方：背部灸肝俞、脾俞，然后仰卧，艾条悬灸中极、带脉。嘱每晚自行灸阴陵泉、三阴交，每穴 20 分钟。2 周后复诊，述少腹渐感温热，白带量较前少约 1/2，嘱继续再灸 2 周。过 1 个月，经净后再诊，告曰，月经净后，再无异常带下之物，已恢复如常。

六、预防养护

注意个人卫生，内裤和普通衣物应该分开来清洗，避免交叉感染。避免阴部清洗过度而破坏阴道的弱酸性环境，从而引发各种妇科病。

第六节 不孕症

一、概述

女子婚后，配偶生殖功能正常，夫妇同居 3 年以上，未避孕而未怀孕者，为原发性不孕。曾孕育过，其后并未避孕，间隔 3 年以上未再受孕者，称为继发性不孕。此两种统称为不孕症。中医学中又有"无子""全不产""绝产""艰于子嗣"等名称。

西医学中，因卵巢分泌异常及卵子生成障碍，造成阻碍精子、卵子结合或受精卵着床所引起的不孕，可按本病灸治法灸治。

二、辨证

经期尚可，量少色淡，面㿠形瘦，舌质淡红，脉象沉细，为肾虚精亏，胞宫虚寒；若形体肥盛，带下量多，面白心悸，胸闷时呕，属气结痰阻，瘀血凝滞。

三、艾灸治疗

❧ 肾虚精亏，胞宫虚寒 ❧

（1）治则：填精温肾，调养冲任。

（2）主穴：气户、子宫、关元、命门、三阴交。（图 6-38~6-42）

（3）配穴：经行腹痛，可加灸血海、次髎。

（4）操作方法：受术者取卧位或坐位，在距离上述穴位皮肤 2~3cm 处施灸，使局部有温热感而无灼痛为宜。每穴灸 10~15 分钟，至皮肤红晕为度。每日或隔日 1 次，10 次为 1 个疗程。

视频 70
胞宫虚寒不孕症

（5）取穴依据：三阴交乃肝经、肾经、脾经交汇之处，可调补冲任；气户、子宫为种子验穴；命门与关元，取其补肾精、助气化之功效。

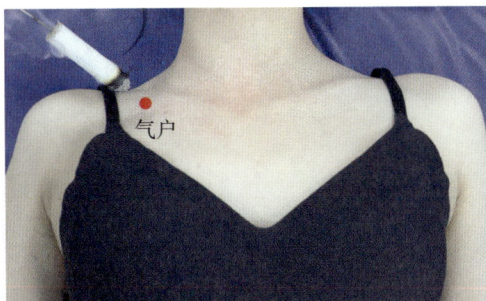
图 6-38

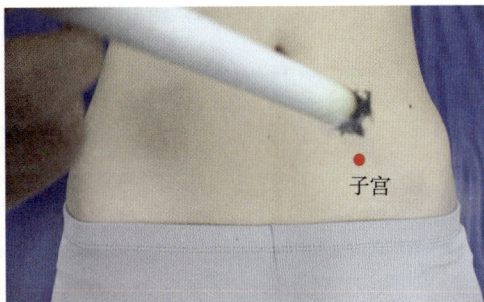
图 6-39

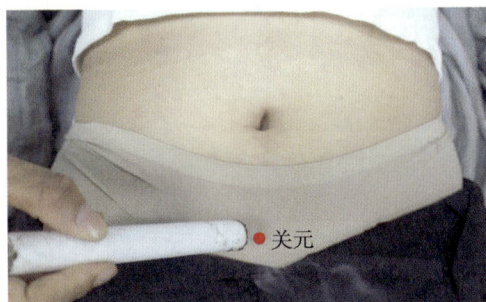
图 6-40

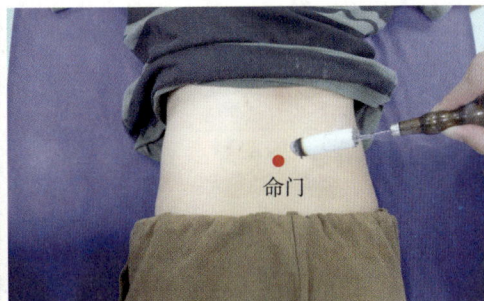
图 6-41

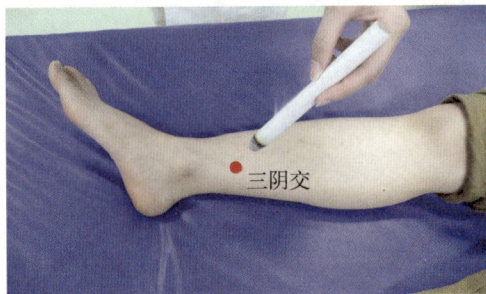
图 6-42

꧁ 气结痰阻，瘀血凝滞 ꧂

（1）**治则**：行气活血，祛湿化痰。

（2）**主穴**：中极、三阴交、合谷、太冲。（图 6-43~6-46）

（3）**配穴**：经行腹痛，可加灸血海、次髎。

（4）**操作方法**：受术者取卧位，在距离上述穴位皮肤 2~3cm 处施灸，使局部有温热感而无灼痛为宜。一般每穴灸 10~15 分钟，至皮肤红晕为度。每日或隔日 1 次，10 次为 1 个疗程。

视频 71
瘀血凝滞不孕症

（5）取穴依据：中极理冲任，调胞脉，通经化瘀浊，合谷配三阴交，理气血，调月经，合谷、太冲配合开四关，调肝胃二经。气行，瘀化，湿蠲，痰除，令属实之不孕者能种子。

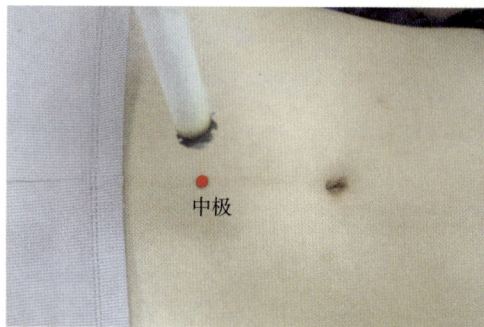

图 6-43

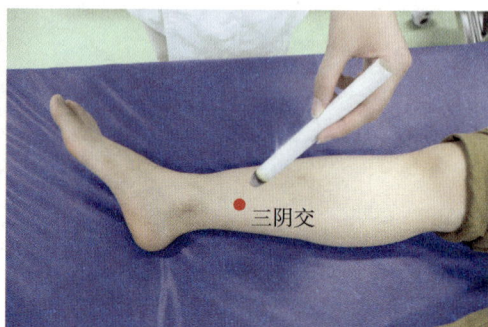

图 6-44

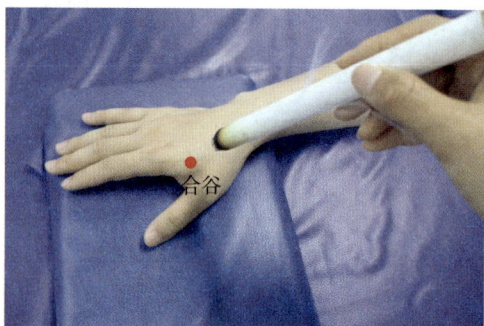

图 6-45

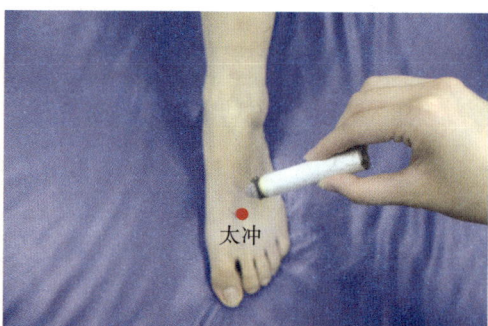

图 6-46

四、其他疗法

（一）中药贴敷

1.暖宫散

（1）主治：宫寒不孕。

（2）处方：五灵脂、白芷各 250g，川椒、熟附子各 100g，食盐 50g，冰片 10g。

（3）用法：除冰片另研外，余药共研细末，密贮备用。用时取面粉适量，水调成条状，圈于脐周，先放少许冰片于脐内，再放入余药，以填满为度，上隔生姜薄片 1 块，以大艾炷灸之，随年壮，每日 1 次。

（二）养生疗法

☙ 锁阳桑葚茶 ❧

（1）**材料：**锁阳 1000g，桑葚 1000g，蜂蜜 200g。

（2）**操作：**先将锁阳和桑葚共煎 2 次，合并煎液，入锅中用文火浓缩，加入蜂蜜，熬成膏状备用。每日 10g，开水冲泡代茶饮。

（3）**功效：**补肾阳，益精血，润肠通便。适用于阳虚精亏、腰膝无力、不育、不孕、老年肠燥便秘等。

五、验案举隅

庄某,35 岁,2020 年 11 月 26 日就诊。患者婚后 11 年未妊娠，月经正常来潮，无痛经，无腹痛，在本国曾用多种药物及方法治疗，均未见效，到中国后亦曾经用中西药治疗 4 个月，效果不显，听说中国针灸很有效，故要求治疗。检查：发育良好，舌淡苔白薄，心肺未见著变，肝脾未触及腹无压痛，脉缓。妇科检查：子宫发育不全，两侧附件有炎症改变。诊断：不孕（子宫发育不全）。治疗：调理冲任，化痰祛瘀。取穴：关元、八髎、脾俞、三阴交，胞门、子户、气海、太冲。操作：毫针针刺配合灸法，用补泻兼施之法，留针 30 分钟。以上腧穴每次用 2~3 穴，每日 1 次，共针灸 15 次。1 个月后随访已妊娠，1 年后随访，生 1 男孩。

六、预防养护

情绪方面要保持平和的情绪，要不然就导致病情加重，吃不好、睡不好、情绪太重，会导致月经更乱，更影响排卵，所以一定要使情绪处于放松状态。加强运动，尤其是多囊卵巢综合征，大多数病人很胖，所以一定要锻炼身体，增强体质，提高免疫力。

第七章

儿科疾病的艾灸处方

第一节　腹泻

一、概述

腹泻是以大便次数增多，粪质稀薄或如水样为特征的一种小儿常见病，也称"泄泻"。本病一年四季均可发生，尤以夏、秋两季发病为多。发病年龄以婴幼儿为主，其中以 6 个月~2 岁的小儿发病率高。本病轻者如治疗得当，预后良好；重者下泄过度，易见气阴两伤，甚至阴竭阳脱；久泻迁延不愈者，则可影响小儿的营养和发育。重症患儿还可以产生脱水、酸中毒等一系列严重症状，甚至危及生命，故临诊务必注意。

本病病位在肠，与脾、胃、肝、肾等脏腑密切相关，脾失健运是关键。基本病机是脾虚湿盛，肠道分清泌浊、传导功能失司。引起小儿腹泻的主要原因有：感受外邪、饮食所伤和脾胃虚弱等。

本病相当于西医学的急、慢性肠炎及胃肠功能紊乱等疾病。

二、辨证

主症：大便次数增多，便质清稀或完谷不化，甚至如水样。

兼见泻下清稀，甚至如水样，色淡不臭，腹痛肠鸣，脘闷食少，或兼有恶寒发热，鼻塞头痛，小便清长。苔薄白或白腻，脉濡缓，指纹色红，为寒湿泻；兼见大便水样，或如蛋花汤样，气味秽臭，或见少许黏液，泻下急迫，势如水注，或泻而不爽，腹痛时作，食欲不振，或伴呕恶，神疲乏力，或发热烦躁，口渴，小便短赤。舌质红，苔黄腻，脉滑数，指纹紫，为湿热泻。

三、艾灸治疗

❧ 寒湿泻 ❧

（1）**治则**：温中除湿，健脾止泻。

（2）**主穴**：天枢、上巨虚、三阴交、神阙、大肠俞。（图 7-1~7-5）

（3）**配穴**：表邪不解者加灸大椎、足三里。

视频 72
寒湿泻

（4）**操作方法**：受术者仰卧屈位或俯卧位，在距离上述穴位皮肤 3~4cm 处施灸，以患者觉得温热至微有灼痛感觉为度。如果觉得太热时可回旋移动，使温热连续刺激。每穴灸 5~10 分钟。每日或隔日 1 次，10 次为 1 个疗程。

（5）**取穴依据**：脾胃者仓廪之官，大肠者传导之官，幼儿稚阴稚阳之体，后天之本中焦之气不可损伤，脾胃失和，清浊相干，传导失职，故取大肠的募穴天枢、背俞穴大肠俞，属俞募配穴法，与大肠之下合穴上巨虚合用，可调理肠腑而止泻；三阴交健脾利湿，兼调理肝肾，各种泄泻皆可用之；神阙乃儿体先天之根蒂，穴居腹正中，取之补先天，以健后天之本。

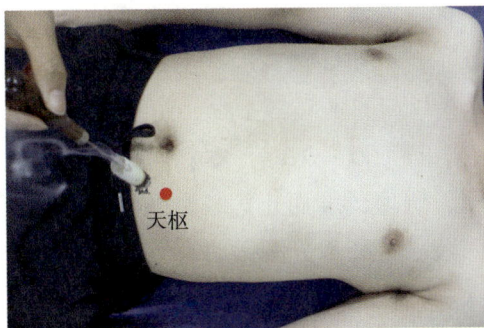

图 7-1

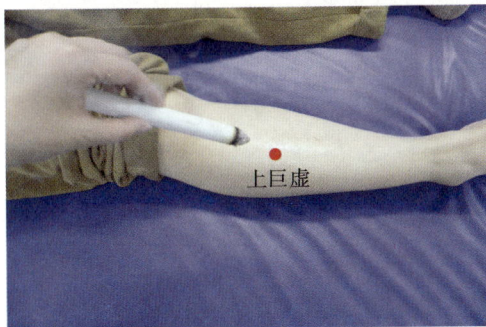

图 7-2

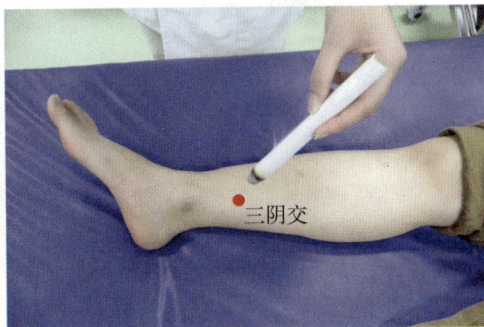

图 7-3

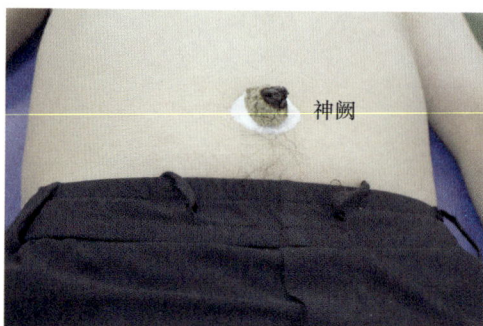

图 7-4

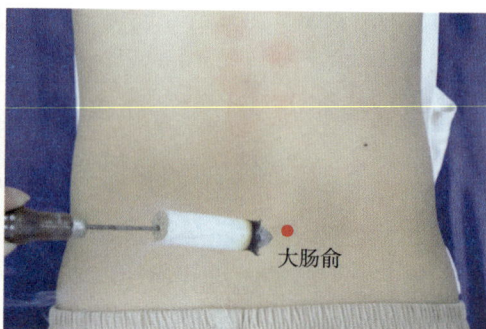

图 7-5

❀ 湿热泻 ❀

（1）**治则**：清热利湿，健脾止泻。

（2）**主穴**：天枢、上巨虚、阴陵泉、水分、内庭、公孙。（图 7-6~7-11）

（3）**配穴**：内伤乳食者加灸四缝、上巨虚。

视频 73
湿热泻

（4）**操作方法**：受术者取仰卧位，在距离上述穴位皮肤 2~3cm
处施灸，使局部有温热感而无灼痛为宜。一般每穴灸 10~15 分钟，至皮肤红晕
为度。每日或隔日 1 次，10 次为 1 个疗程。

（5）**取穴依据**：本病病位在肠，故取大肠募穴天枢与大肠下合穴上巨虚合
用，调理肠腑而止泻；针对脾虚湿盛之病机，取脾经合穴阴陵泉，健脾化湿。
阴陵泉常和水分配伍，有分利水湿的作用。内庭为足阳明胃经经穴，公孙为足
太阴脾经经穴，可健脾胃调腑气。

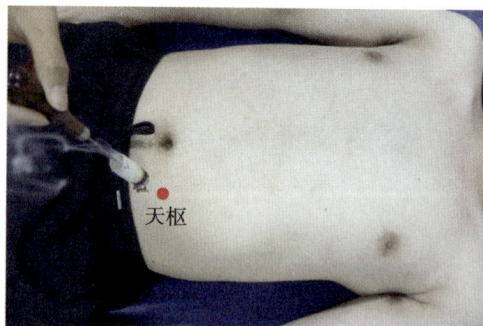

图 7-6

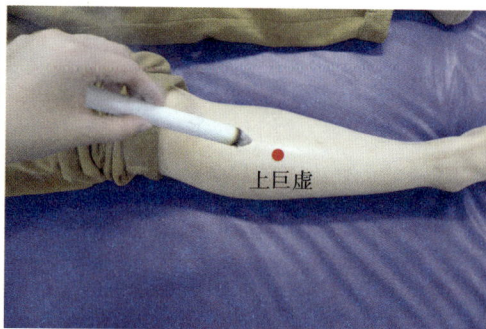

图 7-7

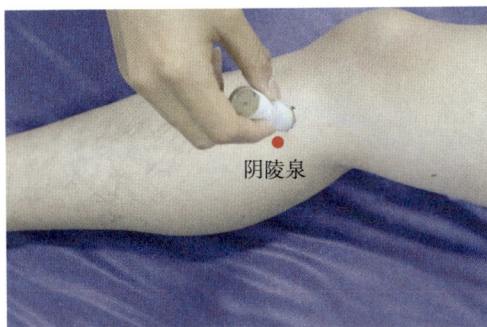

图 7-8

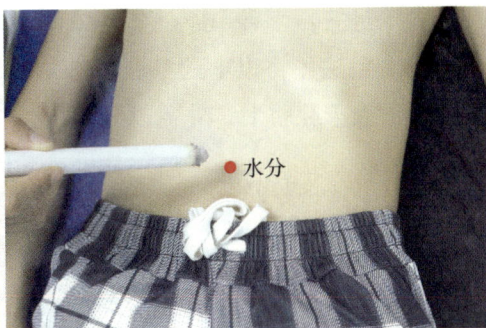

图 7-9

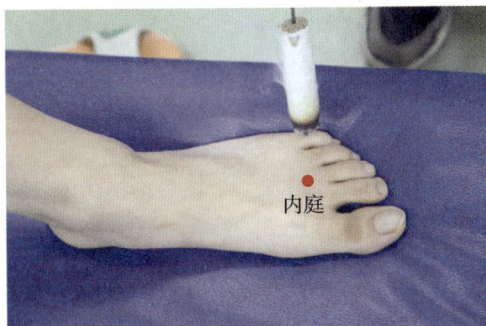

图 7-10

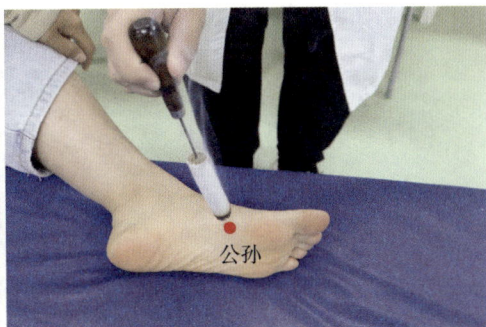

图 7-11

四、其他疗法

（一）中药贴敷

🙂 寒泻散 🙂

（1）**主治**：寒湿泻。

（2）**处方**：白胡椒 6 粒，炮干姜 1g，炒雄黄粉 1g，肉桂 1g，吴茱萸 1g。

（3）**用法**：将药物共碾碎为极细粉末，以脱脂棉薄裹如小球状，用时将药棉球填入脐中，以手按紧，使药球紧贴脐孔后壁，外加胶布覆盖贴紧。贴后用手指在胶布上对准脐孔按下，使之贴牢。通常上午填药后，下午即止泻。24 小时后可揭掉药物。

🙂 木香苦参散 🙂

（1）**主治**：湿热泻。

（2）**处方**：木香 10g，苦参 60g。

（3）**用法**：将以上药共碾成细末，贮瓶备用。用时取药末 1~2g，温开水调如糊状，敷于肚脐上，外盖以纱布用，胶布固定。每日换药 1 次。

（二）养生疗法

❧ 山药糯米粥 ❧

（1）**材料**：山药 15g，糯米 50g，红糖适量，胡椒末少许。

（2）**操作**：将山药去皮，洗净，备用。将糯米洗净，沥干，略炒，与山药共煮粥。粥将熟时，加胡椒末、红糖，再稍煮即可。

（3）**功效**：健脾暖胃，温中止泻。适用于小儿慢性腹泻。

❧ 茯苓粥 ❧

（1）**材料**：粳米 70g，薏苡仁 20g，红枣 3 颗，白茯苓 10g，白糖 3g。

（2）**操作**：将粳米、薏苡仁、红枣均泡发洗净；白茯苓洗净。锅置火上，倒入清水，放入粳米、薏苡仁、白茯苓、红枣，以大火煮开。待煮至浓稠状时，调入白糖拌匀即可。

（3）**功效**：清热利湿，健脾止泻。适用于湿热型小儿腹泻。

五、验案举隅

曾某，男，2 岁。该患儿由儿科门诊确诊为消化不良性腹泻，患儿腹泻已 10 余天，大便水样，黄绿色，每日 5~16 次。大便常规镜检：有黏液、未消化物、脂肪滴，白细胞、红细胞少许。大便培养无细菌生长。曾用中西药治疗（未能按时服用），效果不显。采用艾条温灸加针刺，以神阙为中心旋转温灸左右天枢 30 分钟，每日 3 次，针刺足三里，施捻转提插补法，每日 2 次。经治疗 1 天后，大便恢复正常，症状消失。

六、预防养护

在患儿腹泻期间，饮食方面应以清淡为主，多吃一些流食和半流食等容易消化的食物，避免吃太咸、太辣的食物，限制水果和冷饮的摄入。平时注意做好个人的防护，避免滋生细菌。艾灸法治疗小儿腹泻效果较好，如能及时施灸治疗，一般灸治 1~3 次即可痊愈。治疗期间，注意气候变化，尤其是冬天要注意保暖。治疗期间小儿可穿艾绒肚兜保护腹部。

第二节　遗尿

一、概述

遗尿是指 3 岁以上的儿童在睡眠中不知不觉小便自遗，醒后方觉的一种疾病。多见于 10 岁以下儿童。3 岁以下儿童，由于脑髓未充、智力未健，或正常的排尿习惯尚未养成而产生尿床者，不属病理现象。本病发病男孩高于女孩，部分有明显的家族史。遗尿必须及早治疗，如病延日久，会妨碍儿童的身心健康，影响发育。

本病病位在膀胱，与任脉及肾、脾、肺、肝关系密切。基本病机是膀胱和肾的气化功能失调，膀胱约束无权。遗尿的发生常与禀赋不足、久病体虚、习惯不良等因素有关。

西医学中，精神因素、泌尿系统异常或感染、隐性脊柱裂等均可导致遗尿。

二、辨证

主症：睡中尿床，醒后方觉，数夜或每夜一次，甚至一夜数次。

兼见睡中遗尿，一夜遗尿 1~3 次，醒后方知，腰膝酸软，尿频清长，甚则畏寒肢冷。面色㿠白，舌质色淡，脉象沉迟无力，为下元虚冷；兼见尿黄量少，气味臊臭，性情急躁，面赤唇红，或夜寐龂齿。舌红，苔黄，脉弦数，为肝经湿热。

三、艾灸治疗

❧ 下元虚冷 ❧

（1）治则：温补肾阳，固摄下元。

（2）主穴：命门、肾俞、膀胱俞。（图 7-12~7-14）

（3）配穴：气虚者加灸复溜、太溪、合谷。

（4）操作方法：受术者取俯卧位，在距离上述穴位皮肤 2~3cm

视频 74
下元虚冷

235

处施灸，使局部有温热感而无灼痛为宜。每穴灸 10~15 分钟，至皮肤红晕为度。每日或隔日 1 次，10 次为 1 个疗程。

（5）**取穴依据**：肾为先天之本，内寓元阴元阳。肾主气化司开阖，开窍于二阴。元阳衰微，下焦虚冷，气化失司，封藏约束无权，开多阖少而尿液自遗。肾俞、膀胱俞皆为膀胱经俞穴，肾俞可补肾培元，膀胱俞可调理膀胱，以助对尿液约束力；命门为督脉俞穴，肾阳不足为本，治宜灸命门以温补肾阳。

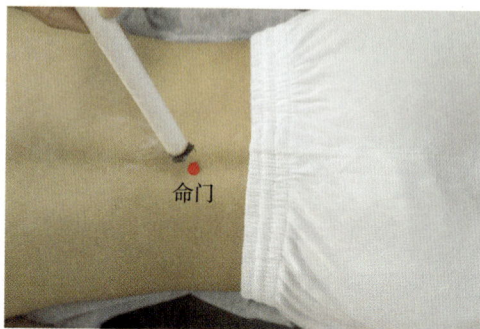

图 7-12

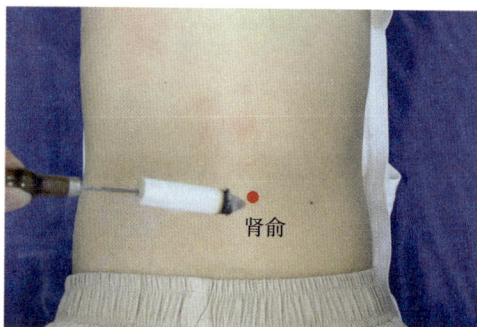

图 7-13

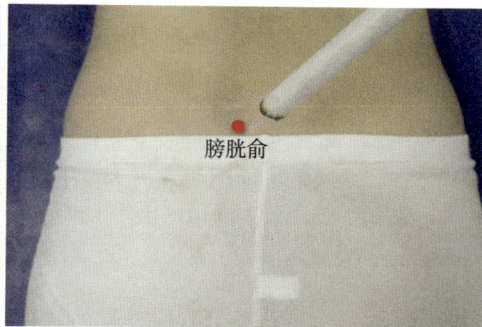

图 7-14

❧ 肝经湿热 ❧

（1）**治则**：泻肝利湿。

（2）**主穴**：太冲、中极、阴陵泉、关元。（图 7-15~7-18）

（3）**配穴**：阴虚者加灸复溜、肾俞。

视频 75
肝经湿热

（4）**操作方法**：受术者取仰卧位，在距离上述穴位皮肤 2~3cm 处施灸，使局部有温热感而无灼痛为宜。一般每穴灸 10~15 分钟，至皮肤红晕为度。每日或隔日 1 次，10 次为 1 个疗程。

（5）**取穴依据**：关元为任脉与足三阴经的交会穴，通调肝、脾、肾三经经气，可培补元气，益肾固本；中极乃膀胱之募穴，可调理膀胱气化功能；太冲为肝经原穴，疏肝行气利水；阴陵泉为足太阴经合穴，功能健脾利湿。

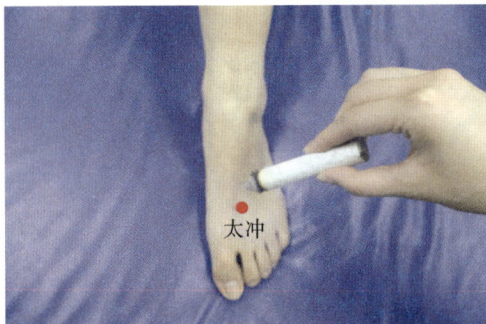

图 7-15

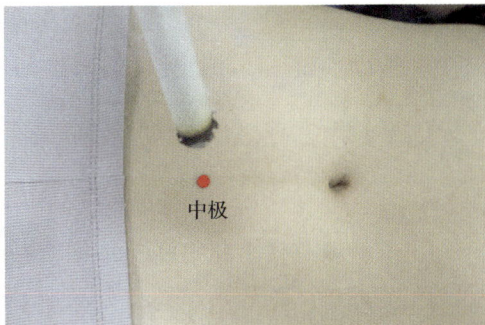

图 7-16

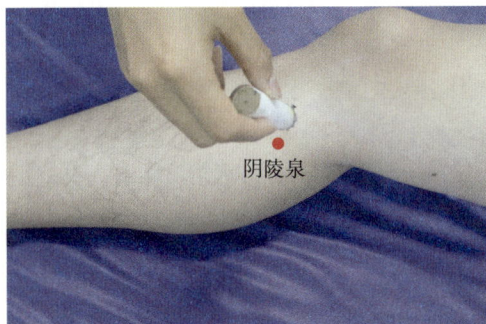

图 7-17

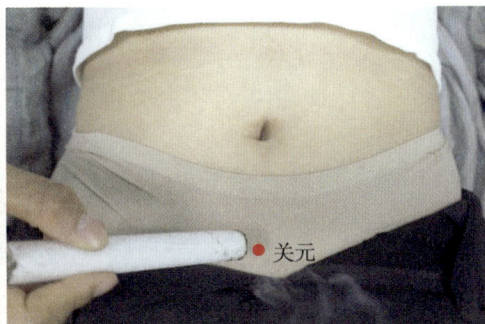

图 7-18

四、其他疗法

（一）中药贴敷

❧ 温肾涩尿散 ❧

（1）**主治**：下元虚冷。

（2）**处方**：丁香、肉桂各1份，五味子、菟丝子、覆盆子、金樱子、仙茅、山茱萸、桑螵蛸、补骨脂各2份。

（3）**用法**：上药混合共碾成细末，贮瓶备用。用时取药末适量，用水调如糊状。敷于脐孔上，外盖纱布，胶布固定。每日换药1次，14次为1个疗程。

❧ 散葱硫膏 ❧

（1）**主治**：肝经湿热。

（2）**处方**：洋葱头30g，硫黄15g。

（3）**用法**：将 2 味药混合捣至极融，调和如膏备用。用时取适量，贴敷于脐中，盖以纱布，胶布固定。每日换药 1 次，敷药至病愈为度。

（二）养生疗法

❧ 白果煲猪小肚 ❧

（1）**材料**：猪小肚 100g，白果 5 枚，覆盆子 10g，盐 3g，味精 2g。

（2）**操作**：猪小肚洗净，切丝；白果炒熟，去壳。将猪小肚、白果、覆盆子一起放入砂锅，加适量水，煮沸后改小火炖煮 1 个小时。调入盐、味精即可。

（3）**功效**：益气健脾、补肾固精、缩尿止遗。适用于肾气亏虚小儿遗尿。

❧ 白果莲子乌鸡汤 ❧

（1）**材料**：新鲜莲子 60g；罐头装白果 15g、乌骨鸡腿 1 只、盐 5g。

（2）**操作**：鸡腿洗净、剁块，焯烫后捞起，用清水冲净。盛入煮锅加水至盖过材料，以大火煮开转小火煮 20 分钟。莲子洗净放入煮锅中续煮 15 分钟，再加入白果煮开，加盐调味即可。

（3）**功效**：本药膳可促进消化、清心宁神、涩带止遗。可用于治疗小儿遗尿症。

五、验案举隅

吴某，男，12 岁。患夜间尿床已 2 年。原因不明，近 2 年来几乎每天夜间熟睡后遗尿，醒后方知，严重时一夜遗尿 2 次。伴有小便色黄，尿急，尿频量少，性情急躁，夜间梦多说梦话，咽干不渴等症状。面赤唇红，舌苔薄黄，脉象弦滑。曾用中西药久治无效。属肝经湿热，蕴郁膀胱之小儿遗尿病。采用艾条灸太冲、中极。隔日灸治 1 次。一诊后，尿急减轻，尿次减少；三诊后，睡中遗尿未复发，性情急躁及尿急、溲黄亦明显减轻；五诊痊愈。

六、预防养护

治疗期间嘱家长密切配合，控制患儿睡前饮水，夜间定时唤醒患儿起床排尿，逐渐养成自觉起床排尿的良好习惯。加强患儿的心理护理，切勿羞辱和粗暴打骂，避免产生恐惧、紧张和自卑感。已经发生遗尿者，要给予积极的治疗和适当的营养，并注意休息；临睡前两小时最好不要饮水；少吃或不吃流质类食品。

第三节 惊风

一、概述

惊风是小儿时期常见的一种急重病，临床以抽搐、昏迷为主要特征。又称惊厥，俗名抽风。任何季节均可发生，一般3个月~6岁的小儿多见，年龄越小，发病率越高。其证情往往比较凶险，变化迅速，威胁小儿生命，《幼科释谜·惊风》："小儿之病，最重惟惊。"临床表现分为急惊风与慢惊风两类，慢惊风发病轻微，临床少见，本节仅叙述急惊风部分。

本病病位主要在心、肝、脑。基本病机为热极生风或肝风内动。急惊风多因外感时邪、痰热内蕴、暴受惊恐引起。

西医学中，小儿惊风可见于高热、脑膜炎、脑炎、原发性癫痫等疾病。临证要详细询问病史，体格检查仔细，并做相应实验室检查，以明确诊断，并及时进行针对性治疗。

二、辨证

主症：发病急骤，全身肌肉强直性或阵发性痉挛，甚则神志不清。

兼见发热头痛，咳嗽咽红，鼻塞流涕，出现烦躁不安，继而神昏，四肢抽搐或颤动，舌苔薄白或薄黄，脉浮数，为外感惊风；壮热面赤兼烦躁不宁，摇头弄舌，龂齿，呼吸急促，舌苔微黄，脉浮数或弦滑，为痰热惊风。

三、艾灸治疗

❈ 外感惊风 ❈

（1）治则：醒脑开窍，息风镇惊。

（2）主穴：水沟、印堂、合谷、太冲、大椎、十宣。（图7-19~7-24）

（3）操作方法：受术者仰卧位，在距离上述穴位皮肤2~3cm处施灸，以患者觉得温热至微有灼痛感觉为度。如果觉得太热时

视频76
小儿外感惊风

可回旋移动，使温热连续刺激。每穴灸 10~15 分钟。每日 1 次，当日也可重复 1 次。

（4）**取穴依据**：水沟、印堂位居督脉，有醒脑开窍、醒神镇惊之功；合谷、太冲相配，谓"开四关"，擅长息风镇惊，为治疗惊厥的常用效穴；十宣为经外奇穴，清热泻火；急惊风更加大椎以泄热通阳止痉。

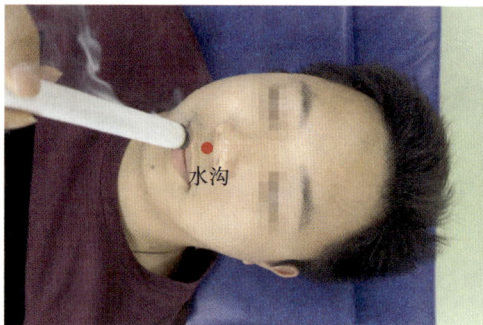

图 7-19

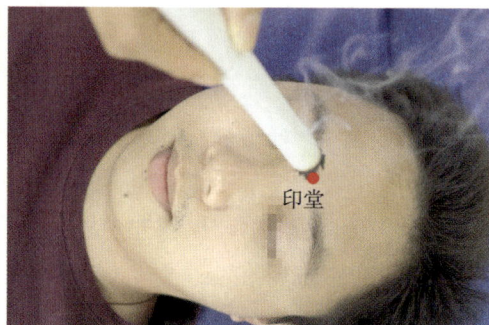

图 7-20

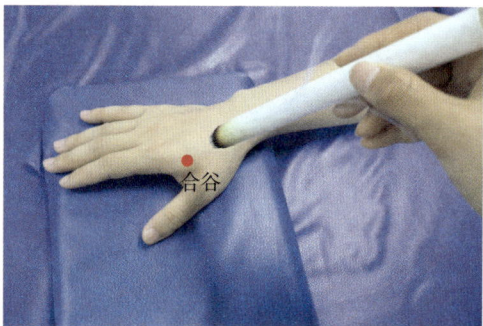

图 7-21

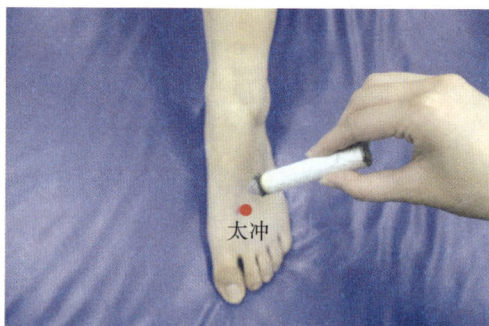

图 7-22

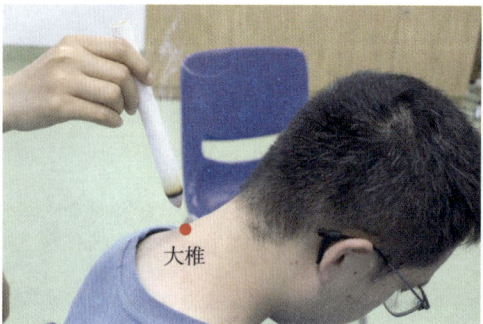

图 7-23

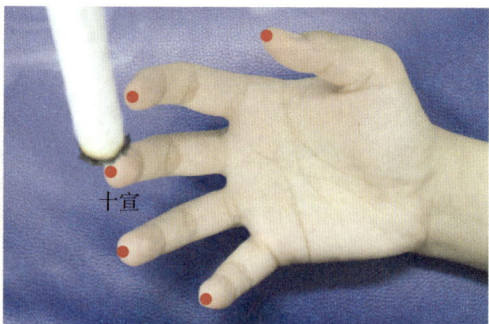

图 7-24

❧ 痰热惊风 ❧

（1）**治则：**清热豁痰，开窍息风

（2）**主穴：**水沟、印堂、合谷、太冲、百会、丰隆、中脘。（图 7-25~7-31）

视频 77
小儿痰热惊风

（3）**操作方法：**受术者仰卧位，在距离上述穴位皮肤 2~3cm 处施灸，以患者觉得温热至微有灼痛感觉为度。如果觉得太热时可回旋移动，使温热连续刺激。每穴灸 10~15 分钟。每日 1 次，当日也可重复 1 次。

（4）**取穴依据：**百会、印堂、水沟位居督脉，有醒神定惊之功，印堂为止痉的经验穴，水沟醒神，百会益元神、复神明；合谷、太冲相配，谓"开四关"，擅长息风镇惊，为治疗惊厥的常用效穴。丰隆、中脘，畅中豁痰降浊。

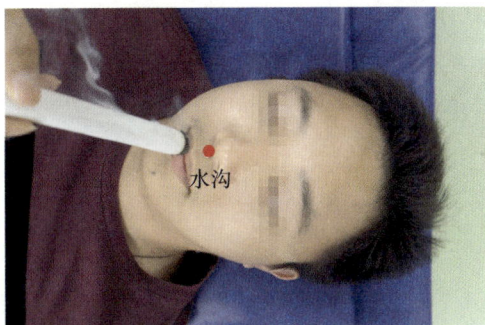

图 7-25

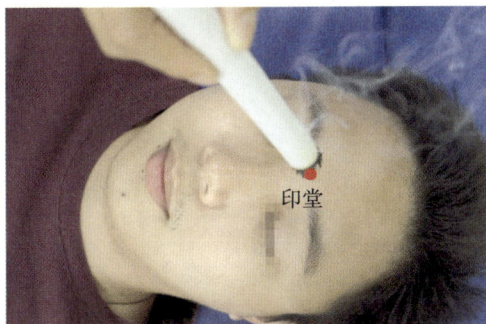

图 7-26

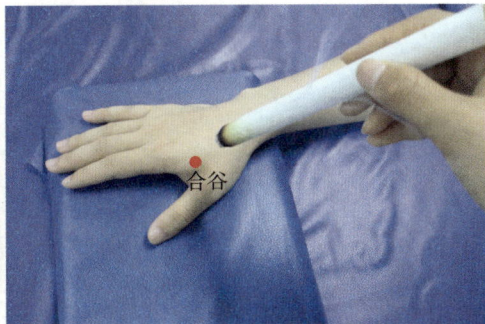

图 7-27

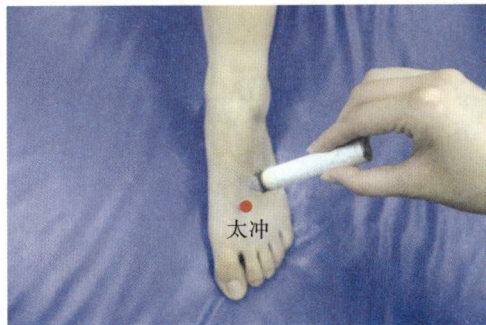

图 7-28

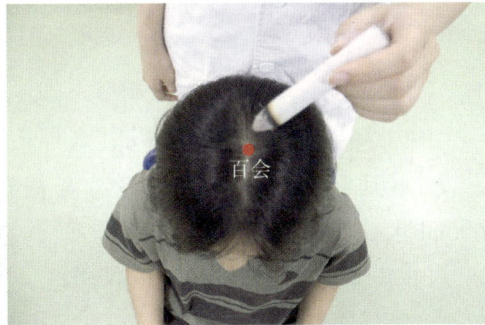

图 7-29

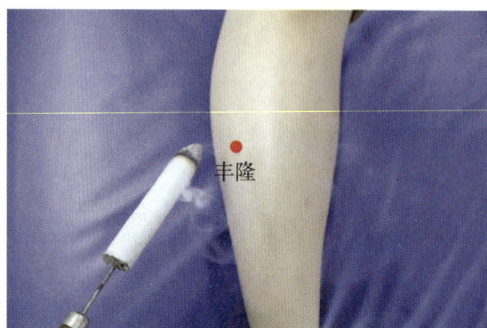

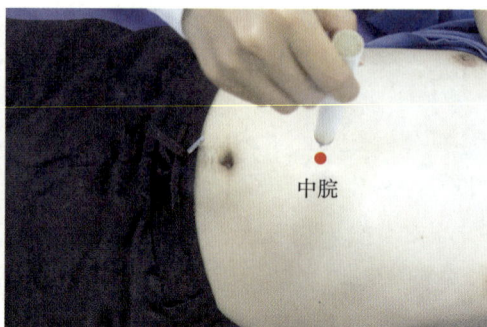

图 7-30   图 7-31

四、其他疗法

（一）中药贴敷

❧ 紫雪丹 ❧

（1）**主治**：小儿高热惊风。

（2）**处方**：紫雪丹。

（3）**用法**：用紫雪丹半瓶填于患儿脐中，以胶布或伤湿止痛膏紧贴固定，只用药1次。

❧ 黄栀子定惊方 ❧

（1）**主治**：急惊风。

（2）**处方**：黄栀子、鸡蛋清、飞罗面、连须葱白各适量。

（3）**用法**：上药共捣数百下，敷脐下及手足心。

（二）养生疗法

❧ 远志菖蒲鸡心汤 ❧

（1）**材料**：鸡心300g，胡萝卜50g，葱2根，远志15g，菖蒲15g。

（2）**操作**：将远志、菖蒲装入棉布袋内，扎紧。鸡心入开水中焯烫，捞出；葱洗净切段。胡萝卜洗净切片，与棉布袋下锅，加1000ml水，中火滚沸至剩600ml水，加鸡心煮沸，下葱段、盐调味即可。

（3）**功效**：益气镇惊、安神定志、交通心肾。适用于小儿惊风患者。

❧ 枣仁粳米羹 ❧

（1）**材料**：粳米 100g，酸枣仁末 15g，白糖适量。

（2）**操作**：将酸枣仁、粳米分别洗净，备用；酸枣仁用刀切成碎末。锅中倒入粳米，加水煮至将熟，加入酸枣仁末，搅拌均匀，再煮片刻。起锅前，加入白糖调好味即可。

（3）**功效**：益气镇惊，安神定志。适用于小儿惊风、夜闹啼哭等患者。

五、验案举隅

1964 年春，邯郸地区曾有流行性脑脊髓膜炎散发，间或也有结核性脑膜炎患者。中医工作人员，凡遇此病患者，急取水沟、印堂、百会三穴灸治，艾炷如麦粒大，另有高热惊厥者，急泻大椎、中冲。结核性脑膜炎患儿症似慢惊风者，加用隔盐灸神阙，6~10 岁患儿每次可灸 20~30 壮。

六、预防养护

惊风发作时立即让患儿平卧，头偏向一侧，解开衣领，将压舌板缠上多层纱布塞入上、下臼齿之间，防止咬伤舌头。保持呼吸道通畅，并随时吸出呼吸道的痰涎和分泌物。保持室内安静，避免惊扰患儿。按时预防接种，避免跌倒惊吓。有高热惊厥史患儿，在外感发热初起时，要及时降温，服用止痉药物。

第四节　疳积

一、概述

疳证是以神萎、面黄肌瘦、毛发焦枯、肚大筋露、纳呆便溏为主要表现的儿科疾病。"疳"有两种含义：一为"疳者甘也"，谓其由恣食肥甘厚腻所致；二为"疳者干也"，是指病见气液干涸，形体干瘪消瘦的临床特征。前者说明其病因，后者说明其病机和症状。本病多发生于三岁左右小儿，根据患儿的病程和病情，可以将疳证分为疳气、疳积、干疳三类。随着生活水平和医学水平的提高，本病发病率逐渐降低，症状也逐渐减轻。目前，本病多见于 5 岁以下儿童，且以疳气为主，干疳少见。

本病病位主要在脾、胃，可涉及心、肝、肺、肾。基本病机是脾胃受损，气血津液亏耗。其发生常与喂养不当、病后失调、禀赋不足、感染虫疾等因素有关。本病病位主要在脾、胃，可涉及心、肝、肺、肾。基本病机是脾胃受损，气血津液亏耗。

西医学中，疳证多见于小儿严重营养不良、佝偻病以及慢性腹泻、肠道寄生虫病等。

二、辨证

主症：精神疲惫，形体羸瘦，面色萎黄，毛发稀疏或干枯。

兼见大便干稀不调，性急易怒，不思饮食，唇舌色淡，脉细无力，为疳气（脾胃失和）；食欲不振或嗜食无度或喜食异物，肚腹鼓胀，甚则青筋暴露，时有腹痛，睡中磨牙，舌淡，脉细弦，为疳积（脾胃虚损或虫毒为患）；若形体极度消瘦，皮肤干瘪，大肉已脱，毛发干枯，啼哭无力，腹凹如舟，舌淡嫩，苔少，脉细弱，为干疳（重症疳积）。

三、艾灸治疗

❀ 疳气（脾胃失和）❀

（1）**治则**：健脾和胃。

（2）**主穴**：脾俞、胃俞、中脘、足三里。（图7-32~7-35）

（3）**操作方法**：受术者仰卧位或俯卧位，在距离上述穴位皮肤3~4cm处施灸，以患者觉得温热至微有灼痛感觉为度。如果觉得太热时可回旋移动，使温热连续刺激。每穴灸5~10分钟。每日或隔日1次，10次为1个疗程。

视频78
疳气

（4）**取穴依据**：疳积者，脾气不升，胃气不降，上下不通之痞病也。故本方首选脾俞，以其有健脾化湿、理气和中之功，主治小儿疳积；胃俞有调中和胃、理气消滞之功效。中脘穴居中焦，位于任脉，为胃经之募穴和六腑会穴，具有健脾益胃，降逆和中，化湿消积之功，为治胃疾病之主穴。足三里为胃经合穴。脾气得升，胃气得降，上下通泰，四穴相配为治脾胃不和疳积之要方。

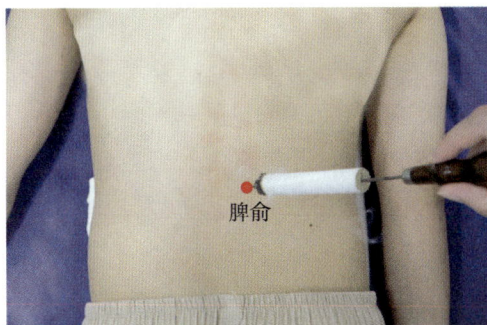
脾俞

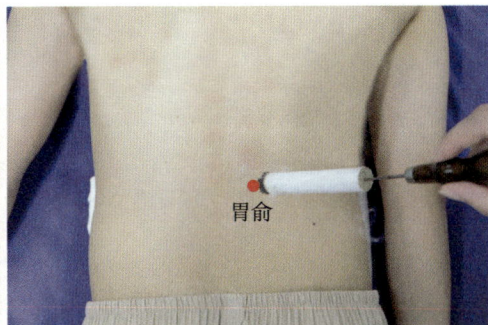
胃俞

图 7-32

图 7-33

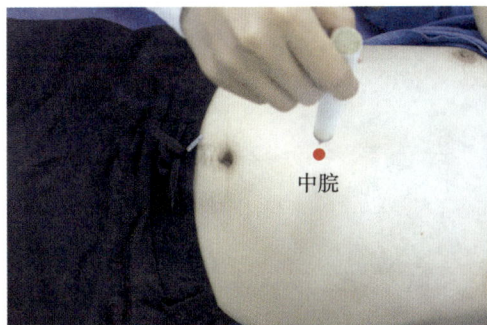
中脘

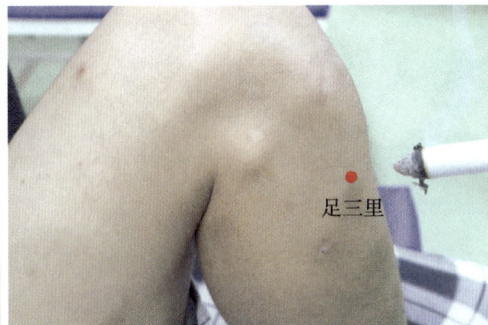
足三里

图 7-34

图 7-35

疳积（脾胃虚损或虫毒为患）

（1）**治则**：健脾益胃，化滞消疳。

（2）**主穴**：中脘、足三里、四缝、天枢、下脘、三阴交。（图 7-36~
7-41）

（3）**操作方法**：受术者取仰卧位，在距离上述穴位皮肤 2~3cm
处施灸，使局部有温热感而无灼痛为宜。一般每穴灸 5~10 分钟，至
皮肤红晕为度。每日或隔日 1 次，10 次为 1 个疗程。

视频 79
疳积

（4）**取穴依据**：脾胃乃后天之本，若脾胃功能旺盛，则生化之源可复。胃
之募穴、腑之会穴中脘可和胃理肠，足阳明合穴、胃之下合穴足三里扶土而补
中气；四缝为奇穴，是治疗疳积的经验穴。天枢为足阳明经俞穴，又为大肠之
募穴，可健脾胃，通理腑气，以消疳气。三阴交是足厥阴肝经、足太阴脾经、
足少阴肾经交会穴，可补脾气，益胃气，壮肾气。

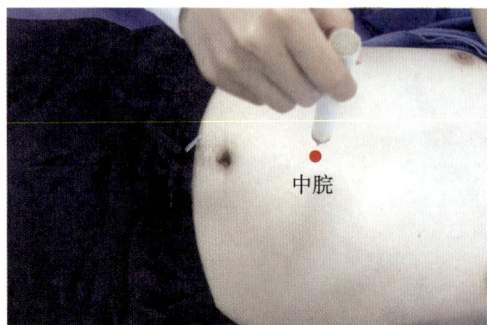

图 7-36

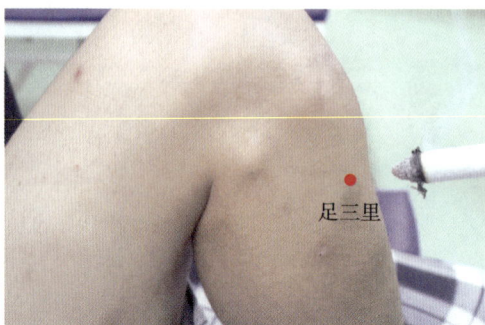

图 7-37

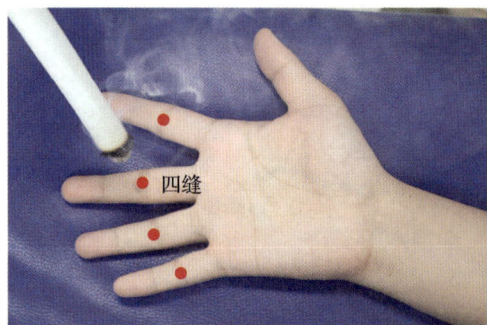

图 7-38

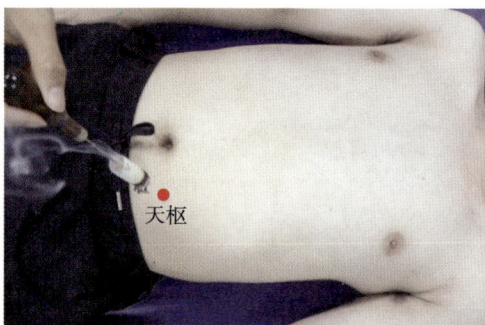

图 7-39

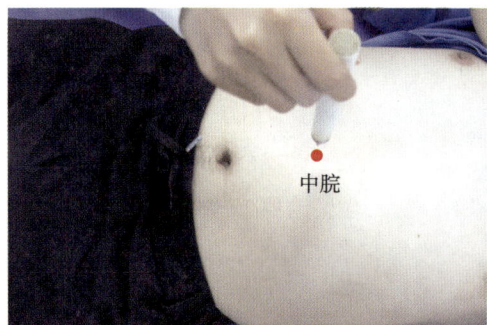

图 7-40

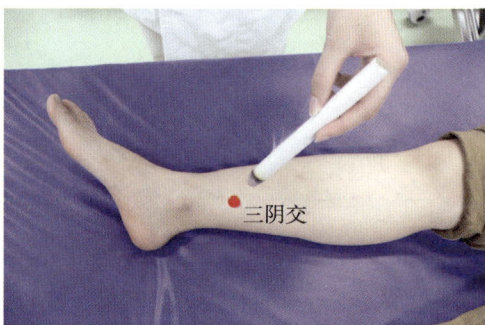

图 7-41

❧ 干疳（重症疳积）❧

（1）治则：补气益血，回阳固脱。

（2）主穴：神阙、关元、章门、脾俞。（图 7-42~7-45）

（3）操作方法：受术者仰卧位或俯卧位，在距离上述穴位皮肤

视频 80
干疳

3~4cm 处施灸，以患者觉得温热至微有灼痛感觉为度。如果觉得太热时可回旋移动，使温热连续刺激。每穴灸 5~10 分钟。每日或隔日 1 次，10 次为 1 个疗程。

（4）取穴依据： 中焦受气取汁，变化而赤乃为血，水谷精微必赖胃之腐熟和脾之转输，再加心肺阳气锻炼，方可化生气血。本方取神阙，补益脾胃，调气暖中；用关元温肾壮阳，壮火以暖土；章门疏理肝脾，化湿滞，是寓疏于补之中的配穴方法。

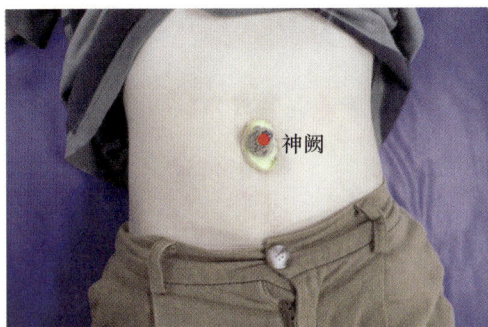

图 7-42

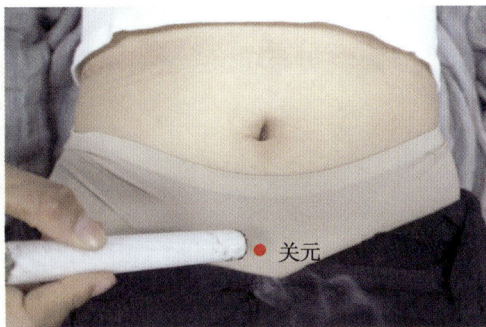

图 7-43

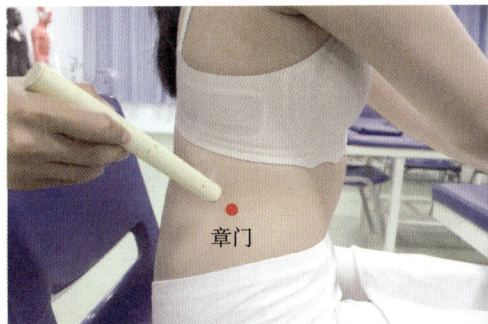

图 7-44

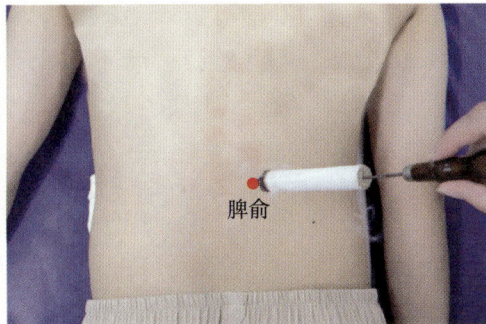

图 7-45

四、其他疗法

（一）中药贴敷

❧ 栀硝杏葱膏（疳积膏）❧

（1）主治： 小儿疳积。

（2）处方： 栀子、芒硝各 9g，杏仁 6g，葱白 1 段。

（3）**用法**：将前3味药研末，用葱白捣烂如泥状，再搅白色陈醋调成膏，贴脐中，7日后揭去。

❧ 治疳消胀糊 ❧

（1）**主治**：小儿疳积，腹胀。

（2）**处方**：炒神曲10g，炒麦芽10g，焦山楂10g，炒莱菔子6g，炒鸡内金5g。

（3）**用法**：上述药物共研细末，加淀粉2g左右，白开水调成稠糊状，临睡前贴于脐中，绷带固定，次日早晨取下。

（二）养生疗法

❧ 党参佛手猪心汤 ❧

（1）**材料**：猪心200g，党参片8g，青菜叶50g，佛手10g，清汤、盐、姜末各适量。

（2）**操作**：将猪心洗净，焯水，切片备用。党参片、佛手洗净；青菜叶洗净，备用。汤锅上火，倒入清汤，调入盐、姜末，下入猪心、人参片、佛手煮至熟，撒入青菜叶即可。

（3）**功效**：益气健脾、行气消积，适用于小儿疳积、腹胀食积、食欲不振。

❧ 菊花山楂饮 ❧

（1）**材料**：红茶包1袋，菊花10g，山楂15g，白糖少许。

（2）**操作**：菊花、山楂用水洗净，沥干，备用。烧锅洗净，倒入适量清水，烧开后，加入菊花、山楂，待水开后，将大火转为小火，续煮10分钟。加入红茶包，待红茶入味时，用滤网将茶汁里的药渣滤出，起锅前，加入适量白糖，搅拌均匀即可。

（3）**功效**：消食导滞，适用于小儿疳积患者。

五、验案举隅

余某，男，2岁11个月。2014年11月1日初诊。形体消瘦，便溏2年余。患儿出生时曾患新生儿肺炎，经抗生素治疗后出现腹泻，呈水样便，伴有奶瓣，3个月后腹泻有所好转，1岁时家长为给孩子加强营养，喂食较多。现饮食差，形体消瘦，神疲肢困，面色青黄，发色黄稀疏，鼻根处可见青筋，常自诉腹痛，

2 年来持续便溏。查：腹部略膨隆，舌淡，苔白，脉沉细，指纹淡滞。用针灸配合汤药治疗，灸天枢穴各五壮，以炒熟使君子去壳食仁，空腹服 30 粒左右，再以毫针点刺章门和大肠俞。

六、预防养护

因其他疾病如肠寄生虫病、结核病等引起本病的，要根治原发病。为了防止小儿疳积的发生，还应提倡母乳喂养，注意饮食定时定量，婴儿断乳时及时补充营养。

第五节　百日咳

一、概述

百日咳以阵发性发作，连续性咳嗽，咳后伴有吸气性吼声，即鸡鸣样的回声，最后倾吐痰沫而止为特征。百日咳为儿童常见呼吸道传染病，冬春两季为多发季节，又名"顿咳""疫咳""痉咳""天哮咳""鹭鸶咳"。

本病病位在肺。基本病机是内蕴伏痰，感染时行疫邪，客于肺系所致。引起百日咳的主要原因为：先天禀赋不足，后天调养失宜，肺脾气虚，伏痰内蕴，复感时行疫毒，自口鼻侵犯肺卫，内外相引，痰浊阻滞，肺失宣肃，胃失和降，气逆痰涌，痉咳阵作。

西医学认为，本病系感染百日咳杆菌引起的一种呼吸道传染病。

二、辨证

主症：连续性咳嗽，咳后伴有吸气性吼声。

症见咳嗽，喷嚏，流涕，吐泡沫样稀痰，苔薄白，脉浮，指纹淡红，为邪侵肺卫（初咳期）；咳嗽渐重，呈阵发性发作，入夜尤甚，咳则连声不断，咳剧有回吼声，至咳出痰涎或吐出食物后，方得暂时停息，苔黄，脉滑数，指纹紫红，痰热壅闭（痉咳期）；咳嗽次数和持续时间渐减，回吼声逐渐消失，咳时呈干咳状，舌淡苔少，指纹青淡，为脾肺气虚（恢复期）。

三、艾灸治疗

❀ 邪侵肺卫（初咳期）❀

（1）**治则**：宣肺化痰止咳。

（2）**主穴**：大椎、列缺、肺俞、风门、合谷。（图7-46~7-50）

视频81
邪侵肺卫

（3）**操作方法**：受术者仰卧位或俯卧位，在距离上述穴位皮肤3~4cm处施灸，以患者觉得温热至微有灼痛感觉为度。如果觉得太热时可回旋移动，使温热连续刺激。每穴灸5~10分钟。每日或隔日1次，10次为1个疗程。

（4）**取穴依据**：先天禀赋不足，后天将护失宜，脾肺气虚，卫外不固，水湿内蕴，复感时行疫毒，自口鼻而入，伤及肺卫，痰浊阻滞，肺失宣通，胃失和降，气逆痰壅，痉咳阵作。大椎解表，对百日咳有一定疗效；风门、肺俞，肃肺疏表；合谷、列缺，为手阳明、太阴经原络配穴法，清热化痰，解表止咳。

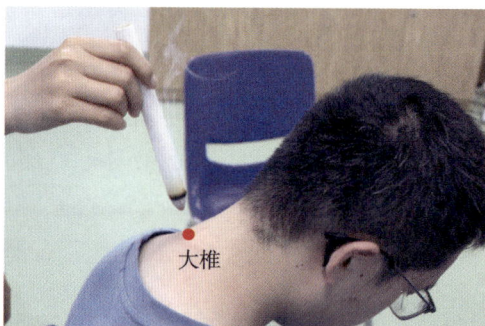

图7-46

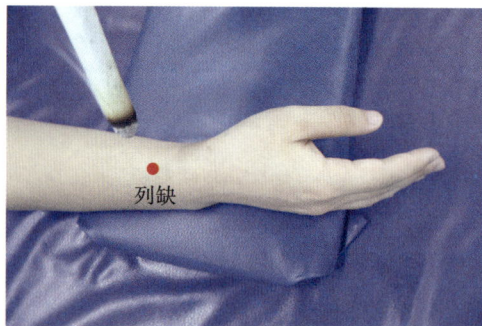

图7-47

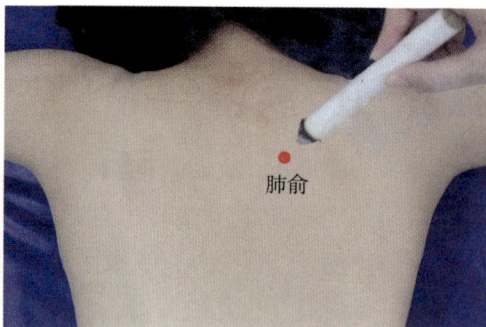

图7-48

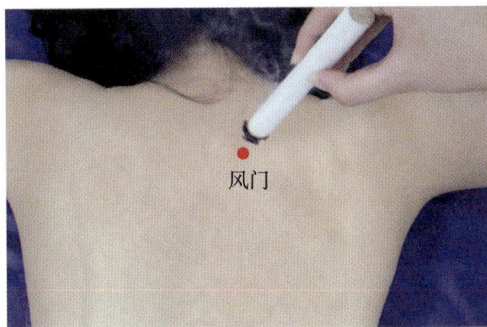

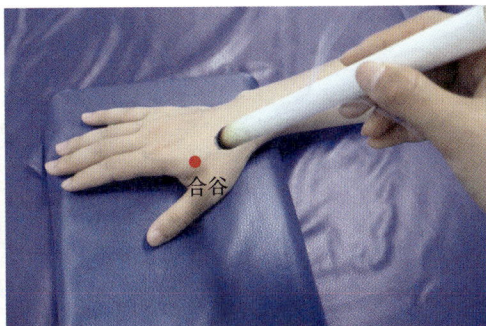

图 7-49 　　　　　　　　　　　图 7-50

痰热壅闭（痉咳期）

（1）**治则**：清热化痰，降逆镇咳。

（2）**主穴**：身柱、丰隆、尺泽、大椎。（图 7-51~7-54）

（3）**操作方法**：受术者取仰卧位或俯卧位，在距离上述穴位皮肤 2~3cm 处施灸，使局部有温热感而无灼痛为宜。一般每穴灸 5~10 分钟，至皮肤红晕为度。每日或隔日 1 次，10 次为 1 个疗程。

视频 82
痰热壅闭

（5）**取穴依据**：身柱位于两肺俞之间，属督脉，取身柱以理气降逆平喘；丰隆能豁痰降逆平冲气；尺泽为手太阴肺经合穴，专治本腑，且能止咳止血；大椎通阳泄热。

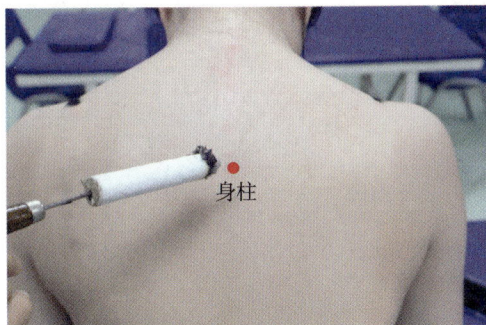

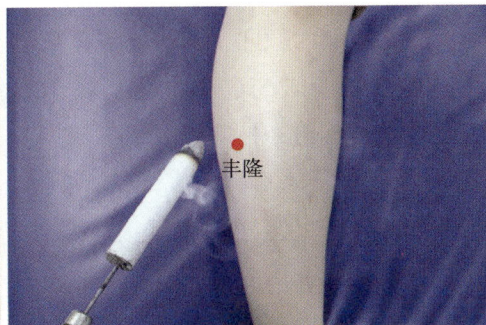

图 7-51 　　　　　　　　　　　图 7-52

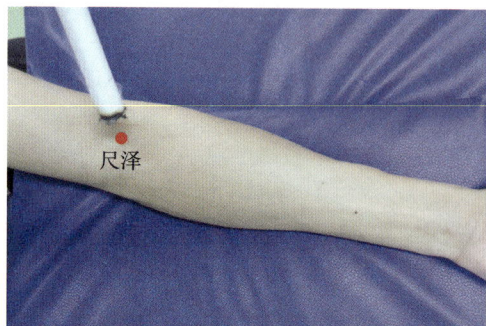

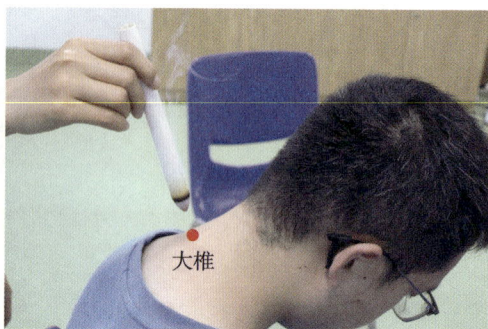

图 7-53　　　　　　　　　　　　图 7-54

脾肺气虚（恢复期）

视频 83
脾肺气虚

（1）治则：健中扶正，温养脾肺。

（2）主穴：脾俞、肺俞、足三里、太渊、太白。（图 7-55~7-59）

（3）操作方法：受术者仰卧位或俯卧位，在距离上述穴位皮肤 3~4cm 处施灸，以患者觉得温热至微有灼痛感觉为度。如果觉得太热时可回旋移动，使温热连续刺激。每穴灸 5~10 分钟。每日或隔日 1 次，10 次为 1 个疗程。

（4）取穴依据：脾肺气虚以脾俞、肺俞以匡其正，合胃经合穴足三里，健中培土以生金。太渊、太白分别为手、足太阴经的原穴，合用乃是十二经子母补泻中脏与脏的大五行配穴法，虚则补其母，补肺经属土的原穴太渊，再加用脾经属土的原穴太白。

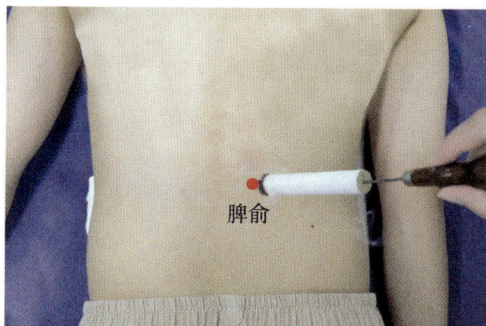

图 7-55

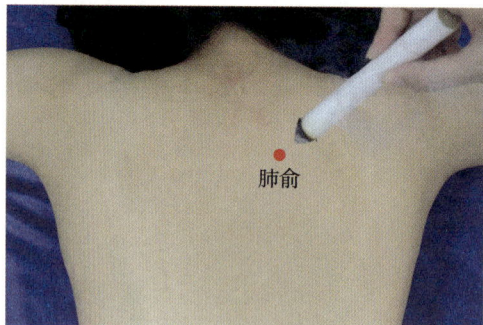

图 7-56

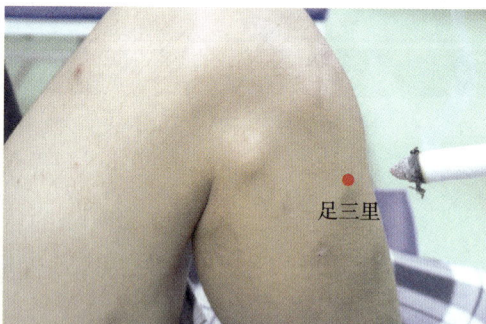

图 7-57

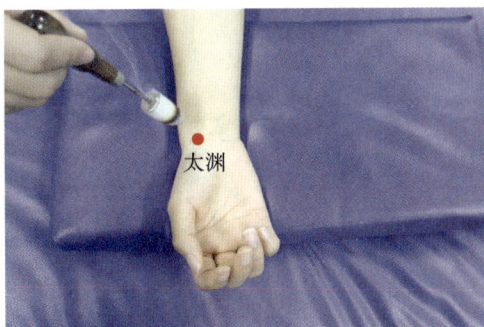

图 7-58

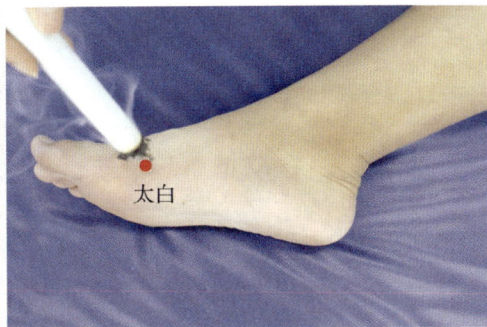

图 7-59

四、其他疗法

（一）中药贴敷

❀ 五倍散 ❀

（1）**主治**：百日咳。

（2）**处方**：五倍子 15g。

（3）**用法**：焙干，研细，敷于肚脐上。

❀ 顿咳散 ❀

（1）**主治**：顿咳。

（2）**处方**：罂粟壳少许，五味子适量。

（3）**用法**：上药研末填于脐中。

（二）养生疗法

❀ 鹌鹑五味子陈皮粥 ❀

（1）**材料**：鹌鹑 3 只，茴香 3g，粳米 80g，肉桂 15g，五味子、陈皮各 10g，姜末、味精、盐、葱花各适量。

（2）**操作**：鹌鹑洗净切块，入沸水焯烫；大米淘净；茴香、肉桂、五味子、陈皮煎汁备用。锅中放入鹌鹑、粳米、姜末、药汁，加沸水，熬煮成粥，加盐、味精调味，撒入葱花即可。

（3）**功效**：健脾益气，补肺纳喘。适用于小儿百日咳后期。

✤ 冬瓜白果姜粥 ✤

（1）**材料**：冬瓜 250g，白果 30g，粳米 100g，姜末少许，盐、胡椒粉、葱少许，高汤半碗。

（2）**操作**：白果去壳、皮，洗净；冬瓜去皮洗净，切块；粳米洗净，泡发；葱洗净，切花。锅置火上，注入水后，放入粳米、白果，用大火煮至米粒完全开花。再放入冬瓜、姜末，倒入高汤，改用小火煮至粥成，调入盐、胡椒粉入味，撒上葱花即可。

（3）**功效**：敛肺止咳，化痰利水。适用于百日咳患儿。

五、验案举隅

甄某，男，3 岁。就诊时间 1989 年 2 月 5 日。托儿所一月前曾有一儿童因百日咳回家治疗。近 3 日，患儿寒热阵咳，痰涎时流，涕泪交流，午后至晚，咳嗽加剧。诊之，咳痰清稀，舌苔白滑，时有似水鸡声但尚不甚。此寒邪外束，风伤肺卫，乘邪在表，急以解表疏风，防止入里化热。以毫针点刺风池、大椎，再用艾条温和悬灸，另将苏叶和艾叶共和为细绒，点灸合谷、足三里，每穴 2 壮。另于肺俞穴加敷自制药饼，外以胶布固定，嘱 3 日后取下。敷穴药饼方：清半夏、紫苏叶，姜汁糊丸。翌日复诊：咳减痰少，鼻不再流清涕。再用初诊法，点刺风池、大椎，加风门。另灸中脘。经 1 周治疗痊愈。

六、预防养护

百日咳是一种常见的儿童传染病，1~6 岁儿童患病较多，只要不发生并发症，一般都能自行痊愈，而且有较持久的免疫力。孩子得百日咳后，除应及时治疗外，还应禁忌以下几点：一忌关门闭户，空气不畅；二忌烟尘刺激；三忌卧床不动；四忌饮食过饱；五忌和别的病儿接触，以免感染，引起别的并发症；六忌疲劳过度。

第八章
外科疾病的艾灸处方

第一节　漏肩风

一、概述

漏肩风是以肩部疼痛，痛处固定，活动受限为主症的病证。因本病多发于50 岁左右的成人，故俗称"五十肩"。后期常出现肩关节的粘连，活动明显受限，又称"肩凝症""冻结肩"等。本病以体力劳动者多见，女性略多于男性。

本病病位在肩部筋肉，与手三阳、手太阴经密切相关。基本病机是肩部经络不通或筋肉失于气血温煦和濡养。无论是感受风寒，气血痹阻，或劳作过度，外伤损及筋脉，还是年老气血不足，筋骨失养，皆可导致本病。漏肩风的发生常与体虚、劳损及风寒侵袭肩部等因素有关。

西医学中，漏肩风相当于肩关节周围炎，本病早期以疼痛为主，后期以功能障碍为主。

二、辨证

主症：肩周疼痛、酸重，夜间为甚，常因天气变化及劳累而诱发或加重，患者肩前、后或外侧压痛，主动和被动外展、后伸、上举等功能明显受限，后期可出现肌肉萎缩。

以肩前区疼痛为主，后伸疼痛加剧，为手阳明经证；以肩外侧疼痛为主，外展疼痛加剧，为手少阳经证；以肩后侧疼痛为主，肩内收时疼痛加剧，为手太阳经证；以肩前近腋部疼痛为主且压痛明显，为手太阴经证。

三、艾灸治疗

❧ 漏肩风 ❧

（1）**治则**：通经活络，舒筋止痛。

（2）**主穴**：肩前、肩髃、肩髎、肩贞、阿是穴、曲池、阳陵泉。（图 8-1～8-6）

视频 84
漏肩风

（3）**配穴**：手阳明经证加灸合谷；手少阳经证加灸外关；手太阳经证加灸后溪；手太阴经证加灸列缺。

（4）**操作方法**：受术者仰卧位，在距离上述穴位皮肤 3～4cm 处施灸，以患者觉得温热至微有灼痛感觉为度。如果觉得太热时可回旋移动，使温热连续刺激。每穴灸 5～10 分钟。每日或隔日 1 次，10 次为 1 个疗程。

（5）**取穴依据**：肩髃、肩髎、肩贞，分别为手阳明、手少阳、手太阳经穴，与奇穴肩前、阿是穴均为局部选穴，可疏通肩部经络气血，通经活血而止痛，配远端曲池、阳陵泉，远近配穴，可疏通肩部经络气血，行气活血而止痛。

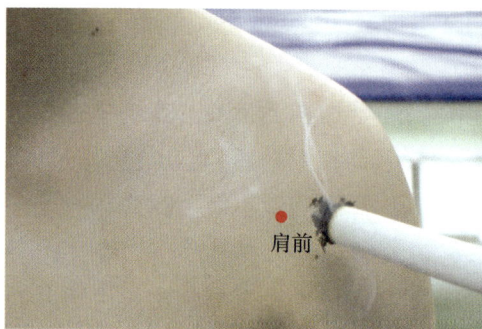

图 8-1

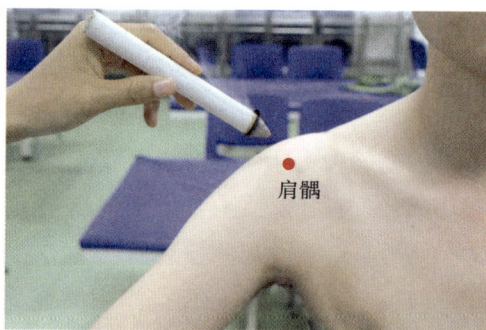

图 8-2

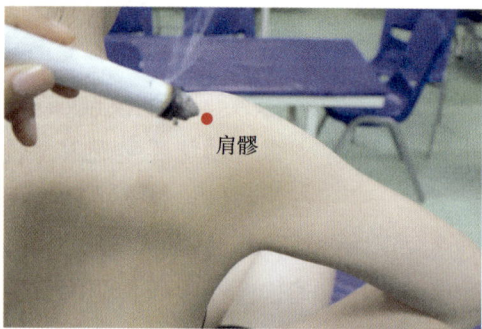

图 8-3

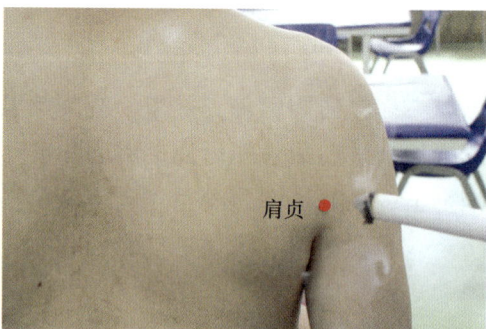

图 8-4

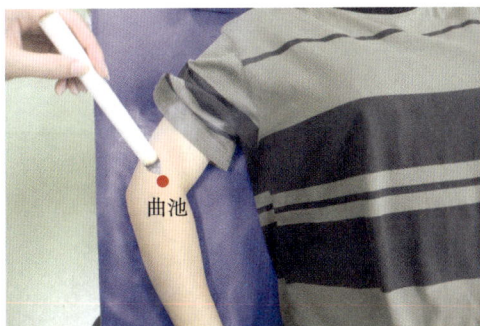

图 8-5

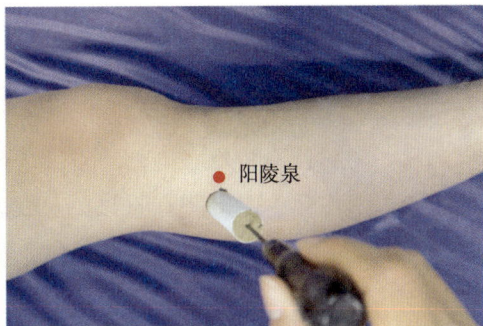

图 8-6

阳陵泉

曲池

四、其他疗法

（一）中药贴敷

漏肩风方

（1）**主治**：漏肩风，肩部疼痛，活动受限，肩部红肿。

（2）**处方**：生草乌、生川乌、乌附片、生南星、干姜各 10g，樟脑 15g，细辛、丁香各 8g，肉桂、吴茱萸 6g。

（3）**用法**：将以上药共研细末，用蜂蜜调制，每丸 4g 左右，视疼痛面积取适量药丸捣烂，与 50% 以上的酒精调兑成糊状。先用酒精擦洗患部到发热，然后将药糊平摊于消毒纱布上，贴敷患处，外用胶布固定。隔日 1 换，7 次为 1 个疗程。

止痛膏

（1）**主治**：漏肩风。

（2）**处方**：络石藤 1000g，桑寄生 200g，当归 40g，全蝎、土鳖虫、独活、肉桂、黑附子各 20g，干姜 15g，乳香、没药各 30g，冰片 6g，桑枝 1 握。

（3）**用法**：将以上药除络石藤、当归、桑枝、冰片外，其余诸药混合略炒，后加入冰片，粉碎、过筛取末，再将络石藤、当归、桑枝加水煎 2 次取汁，去渣。合并 2 次煎液浓熬，取出浓液加入诸药末，调成膏状。再取药膏适量，分别贴敷在肩髃、曲池、天宗等穴位上，上盖敷料，胶布固定。每日贴敷 1 次。

（二）养生疗法

❦ 桑枝地龙饮 ❦

（1）**材料**：桑枝 10g，羌活 6g，络石藤 12g，地龙 10g，石楠藤 15g。

（2）**操作**：将以上所有原料一起放入锅中，加水煎煮饮之。

（3）**功效**：疏风散寒，温经通络。适用于漏肩风患者。

五、验案举隅

吕某，女，55 岁。2008 年 1 月 25 日初诊。主诉：左肩臂痛 2 个月余。患者于 1 月开始长时间工作，晚上睡觉时左肩臂疼痛剧烈，如针刺样，自服去痛片，疼痛有所缓解，但次日症状有加重而来诊。现症状左肩臂痛，如针刺样，日轻夜重，神疲乏力，屈伸不力，活动受限，舌淡苔薄白，脉弦。查：肩发育正常，后伸 45°，外展 45° 活动受限，气候变化无关，神经系统检查未见异常。取穴：患者坐位，轮流选取患侧阿是穴、肩井、肩髎、肩髃、巨骨、臑会、臂臑、肩贞、臑俞、肩前、曲池、手三里、合谷，用艾条温和灸，每穴灸 5 分钟，或用艾炷隔姜灸，每穴灸 3~5 壮。

六、预防养护

必须明确诊断，排除肩关节结核、肿瘤、骨折、脱臼等疾病，并与颈椎病、内脏病引起的牵涉痛相区别。对组织粘连、肌肉萎缩者，应结合推拿治疗，以提高疗效。平时要多做肩关节的旋转动作，特别是外展和上举动作，这样才能够松解粘连，促进恢复。严重时需配合药物、手术治疗。注意肩部保暖，避免风寒侵袭。

第二节　落枕

一、概述

落枕是以颈部突然发生疼痛、活动受限为主症的一种病证，主要指急性单纯性颈项强痛。属颈部伤筋范畴，又称"失枕""失颈"。多见于青壮年，男性多于女性，冬春季节发病率较高。轻者 4~5 天即可自愈，重者疼痛严重并向头部及上肢部放射，可迁延数周不愈。落枕为单纯的肌肉痉挛，成年人若经常发作，常系颈椎病的前驱症状。

本病病位在颈项部经筋，与督脉、手足太阳和足少阳经密切相关。基本病机是经筋受损，筋络拘急，气血阻滞不通。落枕的发生常与睡眠姿势不正、枕头高低不适、颈部负重过度、寒邪侵袭颈背部等因素有关。

西医学认为本病是各种原因导致颈部肌肉痉挛所致。

二、辨证

主症：颈项强痛，活动受限，项背部或颈肩部压痛明显。

颈项肩背酸痛，拘紧麻木，可见头痛、恶风怕冷等风寒表证，舌淡苔白，为风寒阻络；晨起颈项酸痛，活动不利，头部歪向患侧，活动时疼痛加剧，局部压痛明显，有时可触及硬结，舌暗，为气滞血瘀。

三、艾灸治疗

❦ 风寒阻络 ❦

（1）**治则**：疏风散寒，通络止痛。

（2）**主穴**：列缺、风池、阿是穴、外劳宫、天柱、后溪、悬钟。（图 8-7~8-12）

视频 85
风寒阻络

（3）**配穴**：恶寒头痛加灸合谷、外关。

（4）**操作方法**：受术者坐位或俯卧位，在距离上述穴位皮肤3~4cm 处施灸，以患者觉得温热至微有灼痛感觉为度。如果觉得太热时可回旋移动，使温热连续刺激。每穴灸 15~30 分钟。每日灸 1~2 次。

（5）**取穴依据**：风寒外束，毛窍闭塞，故取手太阴络穴列缺，更有阳维脉与足少阳之会穴风池祛风解表、宣肺利窍。足少阳、手太阳循行于颈项部，悬钟、后溪分属两经，与局部天柱、阿是穴合用，远近相配，可疏调颈项部经络气血，舒筋通络止痛；外劳宫又称落枕穴，是治疗本病的经验穴，有活血通络、解痉镇痛作用。

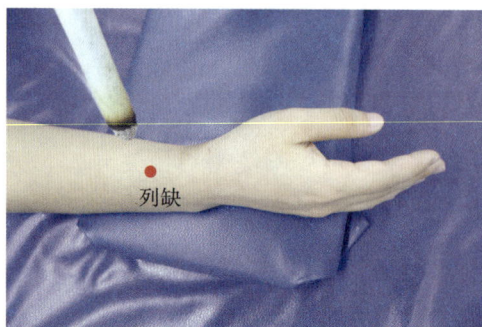

图 8-7

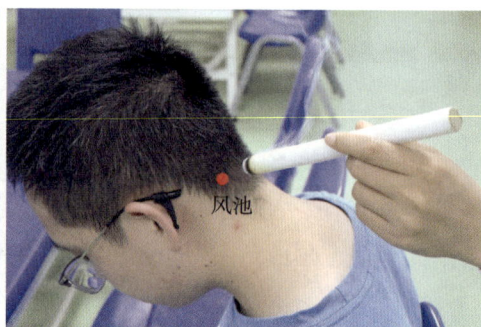

图 8-8

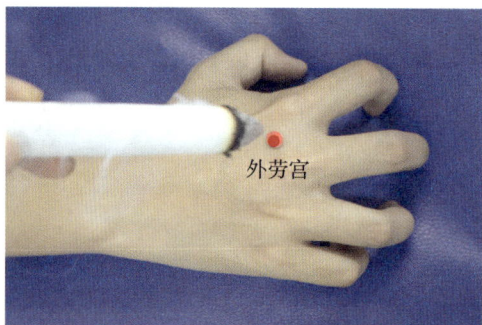

图 8-9

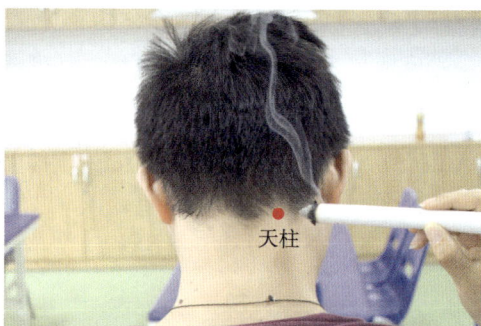

图 8-10

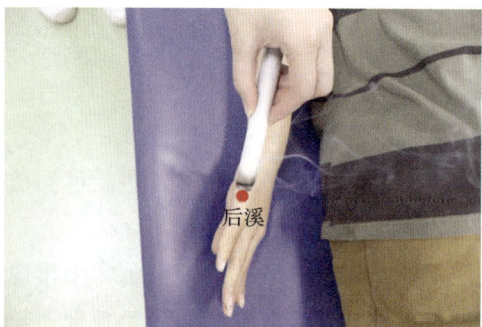

图 8-11

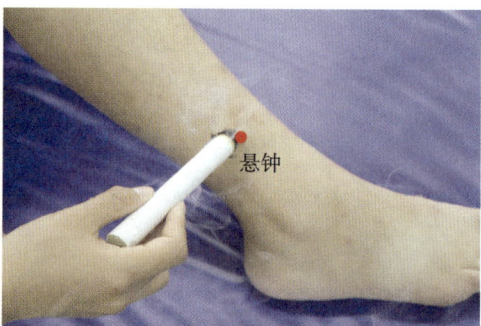

图 8-12

❦ 气滞血瘀 ❧

（1）治则：通经活络，舒筋止痛。

（2）主穴：外劳宫、天柱、后溪、悬钟、阳陵泉、阿是穴。（图 8-13~
8-17）

视频 86
气滞血瘀

（3）配穴：肩痛加灸肩髃；背痛加灸大杼、肩外俞。

（4）操作方法：受术者坐位或俯卧位，在距离上述穴位皮肤 3~4cm 处施灸，以患者觉得温热至微有灼痛感觉为度。如果觉得太热时可回旋移动，使温热连续刺激。每穴灸 15~30 分钟。每日灸 1~2 次。

（5）取穴依据：足少阳、手太阳经循行于颈项部，悬钟、后溪分属两经，与局部天柱、阿是穴合用，远近相配，可疏调颈项部经络气血，舒筋通络止痛；外劳宫又称落枕穴，是治疗本病的经验穴，有活血通络、解痉镇痛作用。足少阳胆经阳陵泉为全身之筋会，大有舒筋利节，搜风祛湿之力。

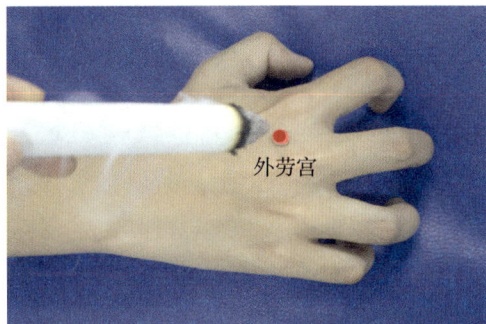

图 8-13

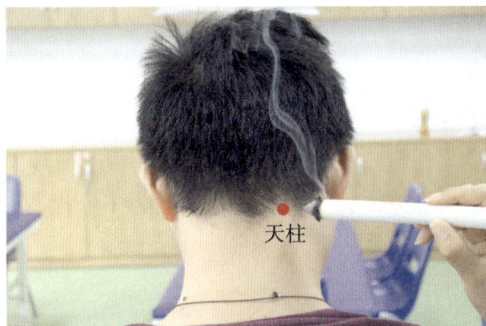

图 8-14

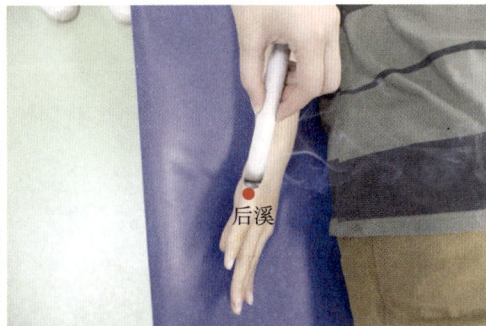

图 8-15

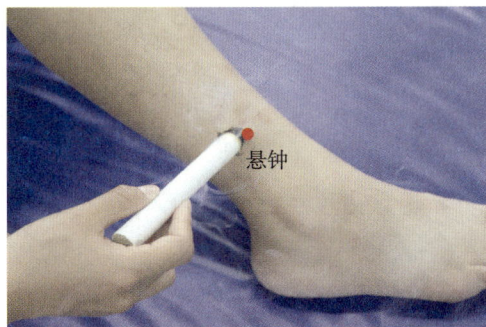

图 8-16

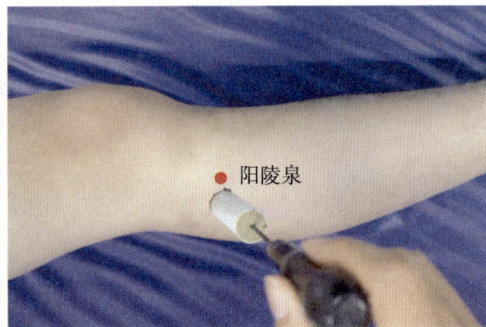

图 8-17

四、其他疗法

（一）中药贴敷

❧ 鹅透膏 ❧

（1）**主治**：风寒阻络落枕。

（2）**处方**：鹅不食草 2500g，透骨草 2500g，水泽兰 5000g，生川乌 750g，生草乌 750g，马钱子 750g。

（3）**用法**：将以上药共研细末，贮瓶备用。取药末 60g，先用 200ml 水煮开后，将其炒 5~8 分钟，再加 45% 的酒精（或白酒）20ml 调匀，然后装入纱布袋内，待温度适宜时，贴敷患处及其压痛点，并以纱布包扎固定。每日 1 饮，每次敷灸 2~3 小时，3 日更换药末 1 次（每次更换药末均按上法处理），6 次为 1 个疗程，疗程间隔 3~5 日。

❧ 薄贴法 ❧

（1）**主治**：落枕。

（2）**处方**：木瓜 60g，土鳖虫 60g，大黄 150g，蒲公英 60g，栀子 30g，乳香 15g，没药 30g。

（3）**用法**：上药共研细末，调适量凡士林敷患处，每日 1 次，3 次为 1 个疗程。

（二）养生疗法

❧ 当归丹参饮 ❧

（1）**材料**：当归 10g，丹参 12g，葛根 15g，羌活 6g，防风 9g。

（2）**操作**：将 5 种原料一起放入锅中，加水煎煮饮之。

（3）**功效**：补血活血，祛风散寒。适用于落枕患者。

五、验案举隅

郑某，男，29 岁。2009 年 10 月 13 日初诊。主诉：颈项疼痛，活动受限 3 天。3 天前晨起即觉右肩，颈项疼痛，经按摩，热敷无效。现症状晨起颈项酸痛，活动不利，头部歪向患侧，活动时疼痛加剧，局部压痛明显，有时可触及硬结，舌暗红，脉弦涩。查：颈部疼痛不能动转，右肩关节活动自如，右上肢无麻木疼痛。颈椎 X 线片示：第 5、6 颈椎轻度椎增生，肌肉张力增加，无神经系体征。辨证为气滞血瘀型。取穴：患者取坐位或俯卧位，取天柱、大椎、风池、阿是穴，用艾条温和灸，每穴灸 5 分钟，每日 1 次。治疗 1~2 次后症状明显好转，再次治疗后继续好转。

六、预防养护

选择合适的枕头、端正睡姿、注意颈部保暖和积极治疗颈椎病是预防落枕的重要措施。合理保健颈部，久坐伏案工作的人，勿忘保健颈部，要经常起身抬头活动颈部，防止颈肌慢性劳损。反复出现落枕时，应考虑颈椎病。

第三节 痔疮

一、概述

痔疮是以肛门内外出现小肉状突出物，排便时出血、脱出、肿痛为主症的病证，又称痔核。痔疮为成年人多发病，故有"十人九痔"之说。

本病病位在肛肠，督脉过直肠，膀胱经别入肛中，故本病与膀胱经、督脉关系密切。基本病机是肛部筋脉横懈。痔疮的发生常与久坐久立、负重远行、嗜食辛辣、酒色过度、久泻、久痢、长期便秘、劳倦胎产等因素有关。本病病位在肛肠，督脉过直肠，膀胱经别入肛中，故本病与膀胱经、督脉关系密切。西医学中，根据痔核与肛门齿状线的位置关系痔量分为内痔、外痔和混合痔。

二、辨证

主症：肛门部出现小肉状突出物，无症状或仅有异物感，也可伴有肛门处疼痛、肿胀和大便时出血。

兼见局部肿胀、疼痛、潮湿。舌红，苔腻，脉滑数，为湿热下注。痔疮日久，伴有脱肛、乏力。舌淡，苔白，脉弱，为气虚下陷。

三、艾灸治疗

❧ 湿热下注 ❧

（1）**治则**：清热利湿，化瘀止血。

（2）**主穴**：承山、次髎、二白、大肠俞、阴陵泉。（图 8-18~8-22）

（3）**配穴**：便后出血加灸孔最、膈俞。

视频 87
湿热下注

（4）**操作方法**：受术者仰卧位或俯卧位，在距离上述穴位皮肤3~4cm 处施灸，以患者觉得温热至微有灼痛感觉为度。如果觉得太热时可回旋移动，使温热连续刺激。每穴灸 15~20 分钟，每日 1 次。

（5）**取穴依据**：承山、次髎、大肠俞均为膀胱经穴，足太阳经别又自腨至腘，别入肛中，故取承山、次髎清泻肛肠湿热，疏导膀胱经气而消瘀滞，大肠俞通经活络，调理肠腑；长强穴属督脉，位近肛门，刺之直达病所，清利湿热；二白为治疗痔疮的经验效穴。取足太阴脾经阴陵泉，为健脾祛湿第一要穴。

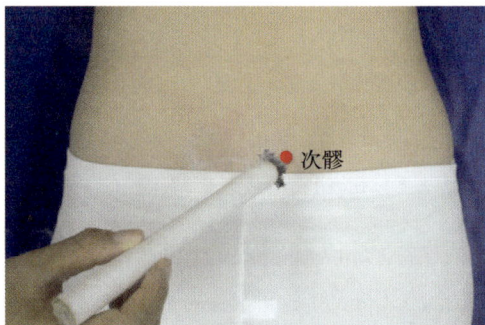

图 8-18

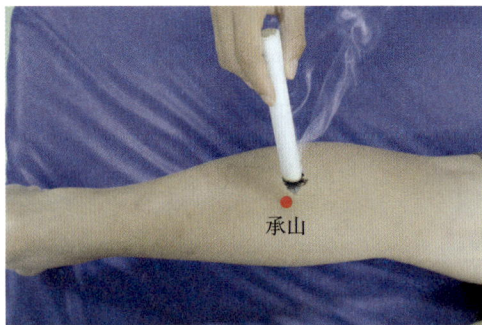

图 8-19

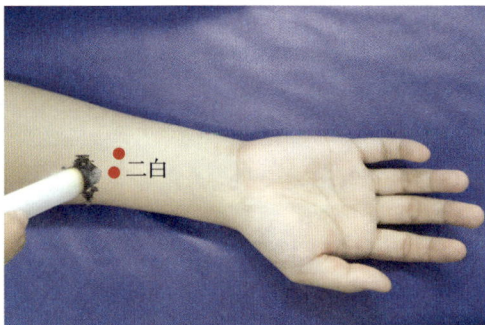

图 8-20

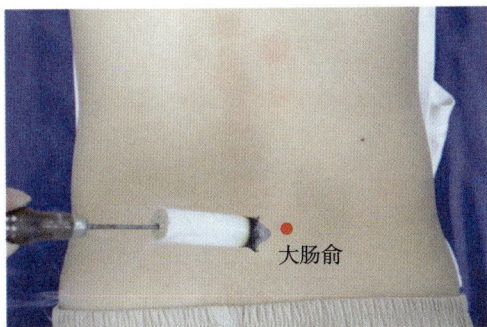
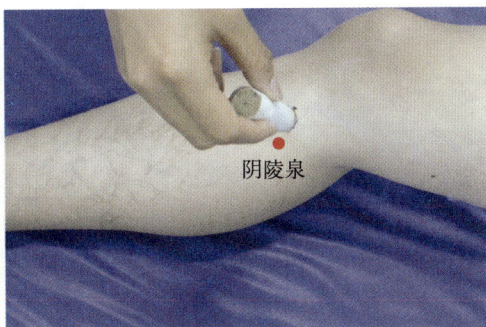

图 8-21　　　　　　　　　　　　　　图 8-22

气虚下陷

（1）**治则**：疏经散瘀，补中益气。

（2）**主穴**：次髎、承山、二白、大肠俞、脾俞、百会。（图 8-23~
8-28）

视频 88
气虚下陷

（3）**配穴**：肛门肿痛加灸孔最、飞扬；便秘加灸支沟、天枢。

（4）**操作方法**：受术者取仰卧位，在距离上述穴位皮肤 2~3cm
处施灸，使局部有温热感而无灼痛为宜。一般每穴灸 15~20 分钟，至皮肤红晕
为度，每日 1 次。

（5）**取穴依据**：承山、次髎、大肠俞均为膀胱经穴，足太阳经别又自踹至
腘，别入肛中，故取承山、次髎清泻肛肠湿热，疏导膀胱经气而消瘀滞，大肠
俞通经活络，调理肠腑；长强属督脉，位近肛门，刺之直达病所，清利湿热；
二白为治疗痔疮的经验效穴；会阴疏泄肛门部气血瘀滞；脾俞、百会补中益气。

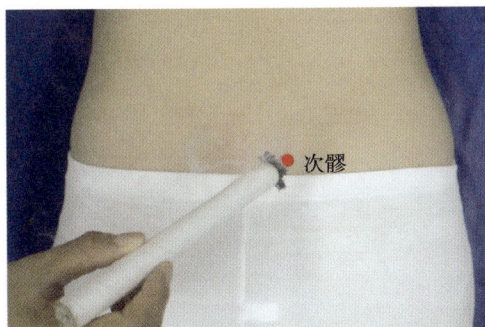
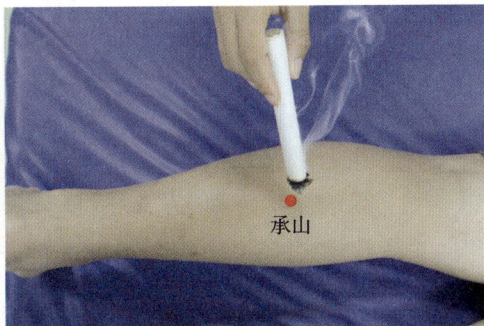

图 8-23　　　　　　　　　　　　　　图 8-24

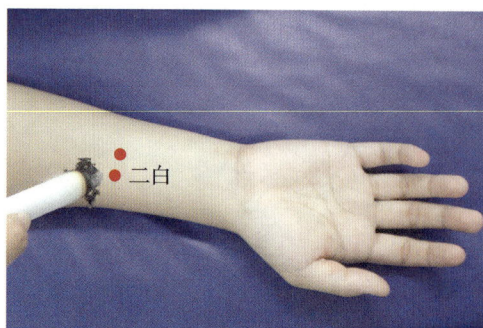
图 8-25

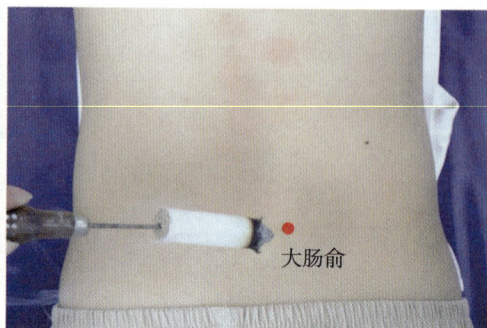
图 8-26

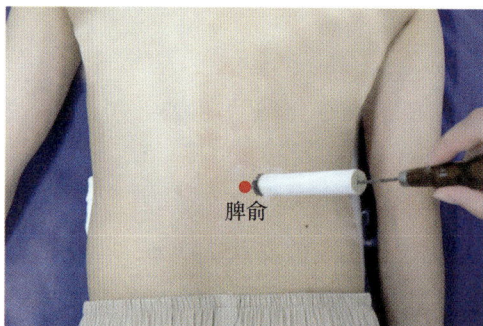
图 8-27

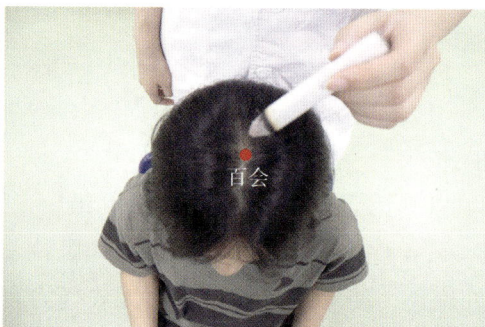
图 8-28

四、其他疗法

（一）中药贴敷

白龙软膏（生肌膏）

（1）主治：痔疮，溃烂。

（2）处方：白及 12g，龙骨 12g，血竭 12g，象皮 6g，儿茶 6g，熟石膏 6g，漳丹 6g，川白蜡 6g，冰片 6g。

（3）用法：共研细末，以适量公猪板油炖去渣，再以净油蜡再煞成膏，用于脱去痔核后之溃疡面。每日将肛门洗净，敷药 2 次。

蝉冰膏

（1）主治：混合痔。

（2）处方：蝉蜕 15g，冰片 12g，麻油 30ml。

（3）用法：先将蝉蜕用微火焙焦存性、研末，入冰片共研细末，用麻油调匀即成。每晚临睡前，先用金银花 20g，木鳖子 12g（捣碎），甘草 12g，煎汤熏洗患处，然后用棉签蘸油膏涂敷于痔核上，连用 5~7 日。

（二）养生疗法

甘草冰糖炖香蕉

（1）材料：熟香蕉 1 根，冰糖、甘草适量。

（2）操作：将甘草洗净。取香蕉 1 根去皮，切成小段，放入盘中。加适量冰糖、甘草适量，加水少量，放入蒸锅中，隔水蒸透。

（3）功效：养阴润燥，润肠通便。适用于肝肾阴虚型的痔疮患者。

地黄乌鸡汤

（1）材料：生地黄 10g，牡丹皮 10g，红枣 6 颗，午餐肉 100g，乌鸡 1 只（约重 1500g），姜、盐、味精、料酒、骨头汤各适量。

（2）操作：将生地黄洗净，切成薄片；红枣、牡丹皮洗净；午餐肉切片。乌鸡去内脏及爪尖，切成方块，入开水中焯去血水。将骨头汤倒入净锅中，放入所有材料，炖至鸡肉熟烂即可。

（3）功效：补虚损，凉血止血。适用于痔疮出血患者。

五、验案举隅

钱某，男，40 岁，某机关干部。于 1976 年患内痔，曾行 2 次手术治疗，但术后半年又复发。诊时发现肛周内 9 点及 11 点处有两颗痔核，局部赤肿，充血较明显。采用艾灸法治疗。取穴：孔最、长强、次髎、二白。每天施灸 1 次，每穴 1 壮。先后灸治 21 次，痔疮完全消失，随访 11 年未见复发。

六、预防养护

痔疮肿痛发作时，用艾灸能缓解症状，病情严重者应专科处理。本病应与直肠癌、直肠息肉等相鉴别。平素少食辛辣刺激性食物，保持大便通畅。坚持做肛提肌锻炼，有助于减轻症状或避免愈后复发。

第四节　瘰疬

一、概述

瘰疬是在颈项间发生结块成串，累累如贯珠的慢性疾患。在颈部皮肉间可扪及大小不等的核块，互相串连，其中小者称瘰，大者称疬，统称瘰疬，好发于颈部、耳后，也有的缠绕颈项，延及锁骨上窝、胸部和腋下。本病好发于儿童及青年。民间俗称"老鼠瘰""老鼠疮"。

本病病位在颈部，基本病机是三焦、肝、胆等经风热气毒蕴结，肝肾两经气血亏损，虚火内动，可分为急性、慢性两类。急性多因外感风热、内蕴痰毒而发；慢性多因气郁、虚伤而发。

相当于西医学的淋巴结核，多是由于结核杆菌侵入颈部所引起的特异性感染，严重时可溃破流脓。该病早期并无明显症状，病情发展后可有全身症状如疲乏、食欲不振、消瘦、低热等，还有病变器官的局部症状。

二、辨证

主症：颈项结块，初如小豆，单个或数个，随后逐渐增大，大如李核、鸽蛋，按之坚实，皮下可动，无压痛，皮色不变，日久局部肿块串生黏合，累累如贯珠。

兼肩肿块如豆，单个或数个不等，互不粘连，皮色不变，按之坚实，推之能动，不热不痛。可伴有胸胁胀痛、口苦、纳食无味、疲乏。舌质淡红，苔薄白，脉象弦滑，为气郁痰结；肿块增大，皮核粘连，相互融合成块，累累如贯珠，推之不动，渐感疼痛，皮色较红，触之有波动感即为内脓已成，或有两颧潮红，低热盗汗，腰膝酸软。舌质红，少苔，脉象沉弦而数，为痰郁化火；肿块破溃，脓水清稀或夹有败絮样物，疮口如空壳，四周皮肤潮湿紫暗，不易收口，或形成窦道，并伴有骨蒸潮热，咳嗽盗汗，头昏眼花，胃纳不佳，形体消瘦。舌质淡红，脉象细弱，为脾肾阴亏。

三、艾灸治疗

❧ 气郁痰结 ❧

（1）**治则**：疏肝养血，健脾化痰。

（2）**主穴**：外关、天池、章门、足临泣、天井。（图 8-29~8-33）

（3）**配穴**：胸胁胀满加灸阳陵泉、内关；腹痞纳少加灸足三里、中脘。

视频 89
气郁痰结

（4）**操作方法**：受术者仰卧位或俯卧位，在距离上述穴位皮肤3~4cm 处施灸，以患者觉得温热至微有灼痛感觉为度。如果觉得太热时可回旋移动，使其温热连续刺激。每穴灸 5~10 分钟，每日 1 次。

（5）**取穴依据**：瘰疬多由痰湿流窜经络、三焦气滞不化所致，故取手少阳经之合穴天井疏三焦之气，天井又是治疗瘰疬的经验穴，可使决渎正常，痰湿内化，与足临泣相配，有促其消瘰之功效；天池配外关能调达全身气血，养血柔肝；脾募章门，乃足厥阴、少阳经之会，功能健脾化湿除痰，疏泄肝胆；诸穴相配，疏肝、养血、健脾、除痰、消瘰之力较强，可使痰消瘰化，肿块自消。

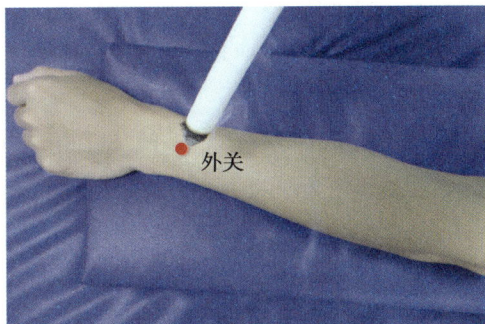

图 8-29

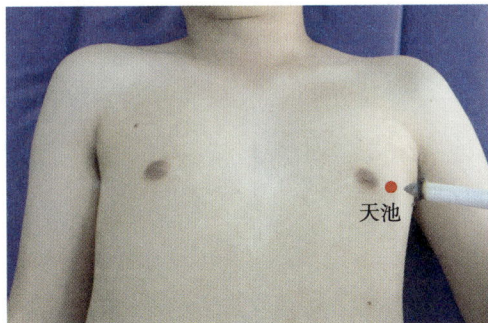

图 8-30

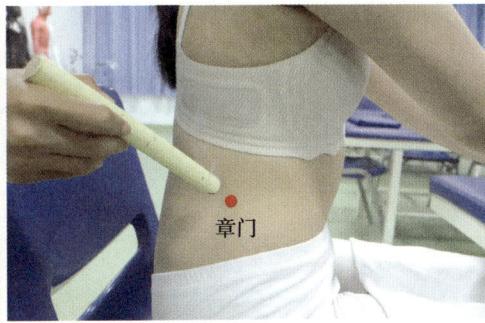

图 8-31

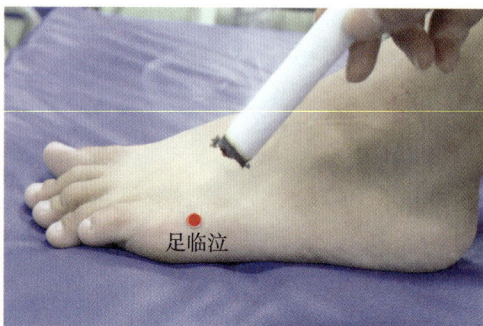

足临泣

图 8-32

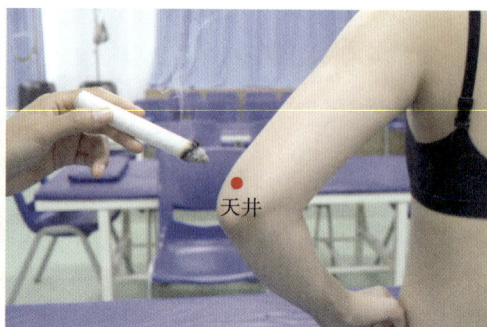

天井

图 8-33

❧ 痰郁化火 ❧

（1）**治则**：健脾化痰，托毒透脓。

（2）**主穴**：期门、三焦俞、脾俞、中脘、大包、百劳、丰隆。
（图 8-34~8-40）

视频 90
痰郁化火

（3）**配穴**：气血虚弱者加灸肝俞、膏肓、三阴交；头晕目眩加
灸行间、风池。

（4）**操作方法**：受术者取仰卧位，在距离上述穴位皮肤 2~3cm 处施灸，使局
部有温热感而无灼痛为宜。一般每穴灸 5~10 分钟，至皮肤红晕为度，每日 1 次。

（5）**取穴依据**：本证多因脾失健运，肝郁过久而致痰结化火，腐肉成脓，
肿块变软有波动感。方中期门可疏肝理气，气行则痰化；三焦俞调理上中下三
焦气机，以加强祛湿化痰作用；脾俞健脾，使痰湿无生成之源；丰隆排脓托毒；
脾主肌肉、四肢，脾之大络网罗全身，故取大包调理周身气血，使郁滞痰核内
之痰浊得以尽除。

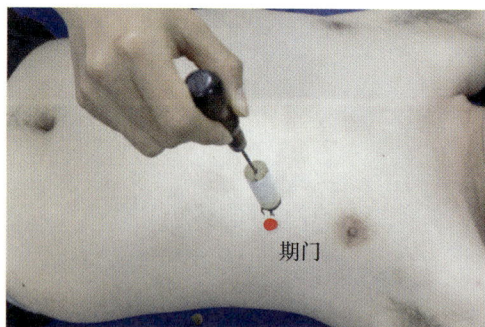

期门

图 8-34

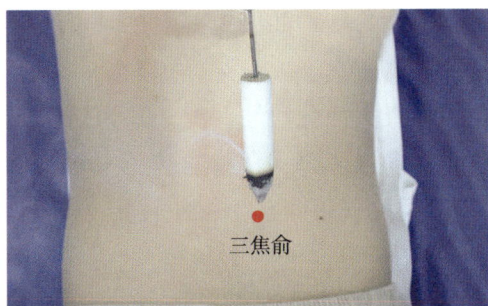

三焦俞

图 8-35

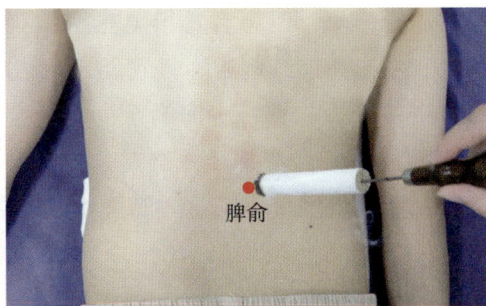

脾俞

图 8-36

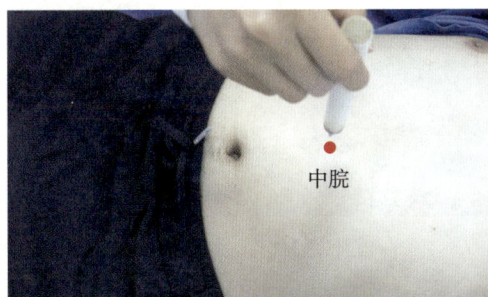

中脘

图 8-37

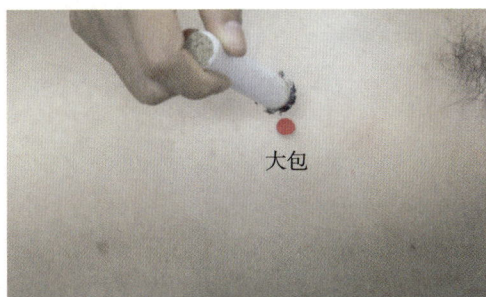

大包

图 8-38

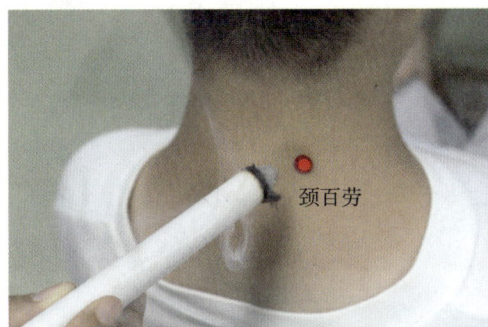

颈百劳

图 8-39

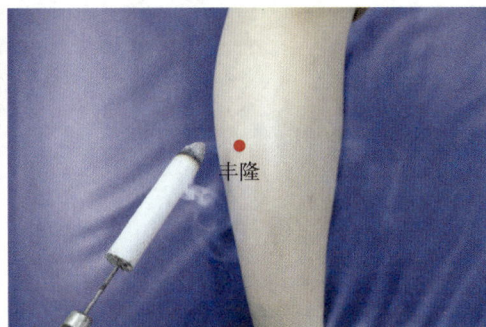

丰隆

图 8-40

❧ 脾肾阴亏 ❧

（1）治则：滋阴降火，扶正固本。

（2）主穴：天井、少海、百劳、肾俞、肺俞、脾俞、阿是穴。
（图 8-41～8-46）

（3）配穴：潮热加灸鱼际；盗汗加灸阴郄；肢冷加灸关元。

（4）操作方法：受术者仰卧位或俯卧位，在距离上述穴位皮肤

视频 91
脾肾阴亏

271

3~4cm处施灸，以患者觉得温热至微有灼痛感觉为度。如果觉得太热时可回旋移动，使温热连续刺激。每穴灸5~10分钟，每日1次。

（5）取穴依据：少海为手少阴经合穴，降心火而化痰浊，配天井为治瘰疬的有效成方。百劳是经外奇穴，主治瘰疬，肾俞滋阴降火，脾俞健运中州，肺俞补肺阴、益肺气，阿是穴腐瘘生肌。诸穴相配能扶正固本、祛腐生新。

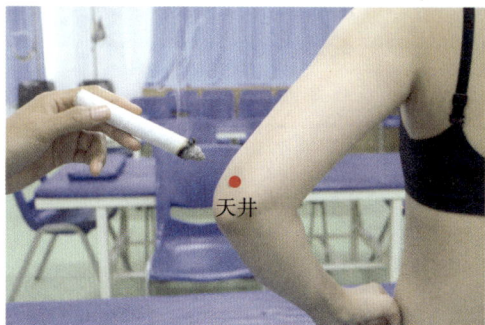

图 8-41

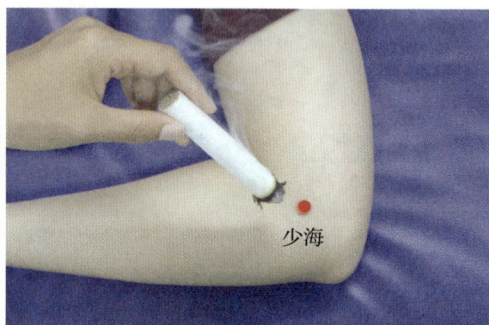

图 8-42

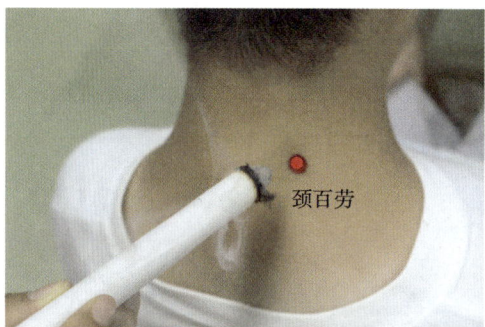

图 8-43

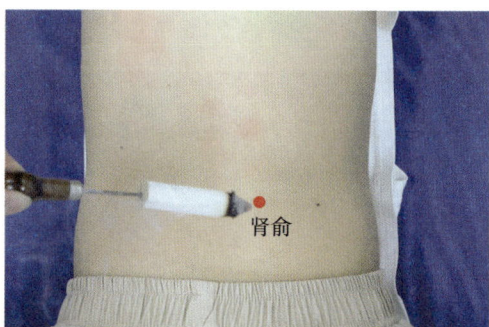

图 8-44

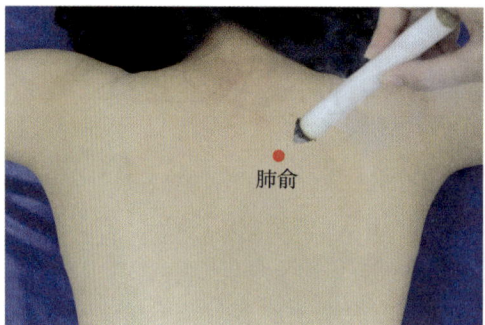

图 8-45

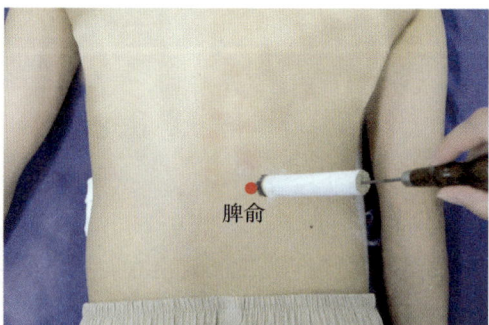

图 8-46

四、其他疗法

（一）中药贴敷

✤ 乌蛇皮敷灸 ✤

（1）**主治**：瘰疬未溃破者。

（2）**处方**：乌蛇皮。

（3）**用法**：取乌蛇皮放于第 2 次淘米水中浸泡软化，然后贴敷在肿核上，用胶布固定即可。待乌蛇皮干后，另换 1 块贴敷，连续 7 日为 1 个疗程。本法适用于瘰疬未溃破者，已溃破者不宜使用。

✤ 蛇床膏（蛇床子膏）✤

（1）**主治**：瘰疬（淋巴结结核）。

（2）**处方**：蛇床子 90g，黄蜡 60g，血余炭 15g（细研），大麻油 120g。

（3）**用法**：微火烊油 120ml，先煎蛇床子十数沸，滤去渣，次下血余炭、黄蜡，熬成膏。旋取摊于帛上，贴患处。

（二）养生疗法

✤ 何首乌茶 ✤

（1）**材料**：何首乌 5g，红茶 3g。

（2）**操作**：用 200ml 水煎煮何首乌至水沸后 5~10 分钟，冲泡红茶饮用。冲饮至味淡。也可直接冲饮。

（3）**功效**：补肝益肾，养血祛风；降血脂，抗菌。适用于肝肾阴亏，发须早白、头晕、遗精、腰膝酸软、慢性肝炎、痈肿、瘰疬、痔疮。

✤ 消瘰药酒 ✤

（1）**材料**：夏枯草 80g，玄参 50g，海藻 10g，贝母 10g，薄荷 10g，天花粉 10g，海蛤粉 10g，白蔹 10g，连翘 10g，熟大黄 10g，生甘草 10g，生地黄 10g，桔梗 10g，当归 10g。

（2）**操作**：上述药物用白酒 2500ml 浸泡 3 周，过滤即得。可以酌加蜂蜜 200g 调味。口服。每次 15~20ml，每日 2 次。

（3）**功效**：化痰，软坚，止痛。

五、验案举隅

张某，女，28岁。初诊于 1989 年 3 月 20 日。原有肺结核经治已愈。颈部有多个串珠状肿块，大者如枣，表面光滑，按之坚实，推之可动，局部皮色正常，伴纳差，消瘦，舌淡，苔白腻，脉象沉弦滑。选穴：期门、三焦俞、中脘、大包、百劳、丰隆、曲池。艾炷灸，每穴 5~7 壮，每日灸 1 次，经治 2 个月后，肿块及诸症逐渐消失而愈。

六、预防养护

平素注意摄取优质蛋白质和含钙丰富的食品。避免辛辣食品，禁烟戒酒。瘰疬是一种慢性消耗性疾病，治疗中应加强休息，合理给予营养，禁用海产品和刺激性食物。

第五节　疝气

一、概述

疝气是以少腹、睾丸、阴囊等部位肿大、疼痛为主症的一种病证，又称"小肠气""偏坠"等。古代医家对本病论述颇多，名类较繁，今仅就常见的寒疝、湿热疝、狐疝介绍于下。

本病病位在少腹及前阴，前阴在任脉循行线上，足厥阴肝经过阴器、抵少腹，故本病与任脉、足厥阴肝经密切相关。基本病机是寒湿、湿热阻络或脉失所养。疝气的发生常与感受寒湿、劳累过度、年老体弱等因素有关。

本病相当于西医学的急、慢性肠炎及胃肠功能紊乱等疾病。西医的附睾炎、睾丸炎、鞘膜积液、腹股沟斜疝等，均可按本病灸治法灸治。

二、辨证

主症：少腹肿胀疼痛，痛引睾丸，或睾丸、阴囊肿胀疼痛。

兼见阴囊冷痛，睾丸坚硬拘急，形寒肢冷，面色苍白。舌淡，苔白，脉弦紧，为寒疝；阴囊肿热，肢体困重，尿黄，便秘。舌红，苔黄腻，脉濡数，为湿热疝；阴囊时大时小，立时睾丸下坠，阴囊肿大，卧则睾丸入腹，阴囊肿胀自消，重症需以手推托方能复原回腹，为狐疝。

三、艾灸治疗

❀ 寒疝 ❀

（1）**治则**：温化寒湿，疏通经脉。

（2）**主穴**：期门、大敦、气海、神阙、阿是穴。（图 8-47~8-50）

（3）**操作方法**：受术者仰卧屈位或俯卧位，在距离上述穴位皮肤 3~4cm 处施灸，以患者觉得温热至微有灼痛感觉为度。如果觉得太热时可回旋移动，使温热连续刺激。每穴灸 10~15 分钟。每日 1 次，5~7 次为 1 个疗程。

视频 92
寒疝

（4）**取穴依据**：肝经募穴期门与肝经井穴大敦，上下呼应，疏肝行气，散结止痛；气海疏通任脉气血，温化寒湿；神阙温阳救逆。

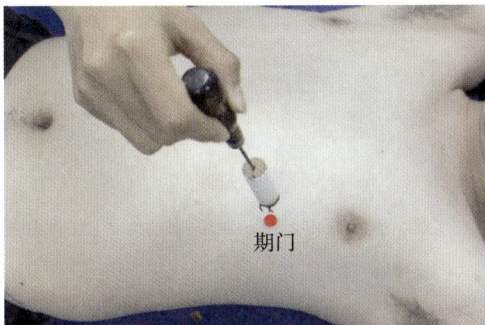

图 8-47

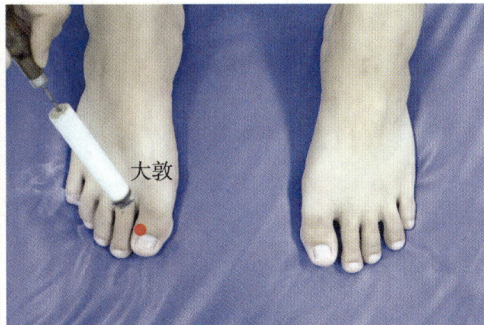

图 8-48

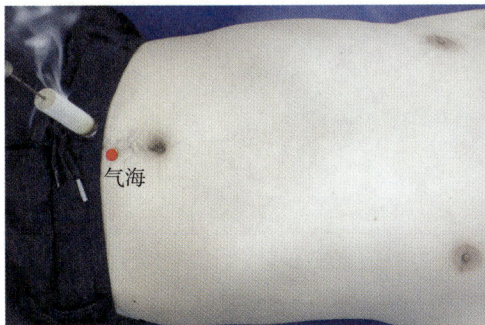

图 8-49

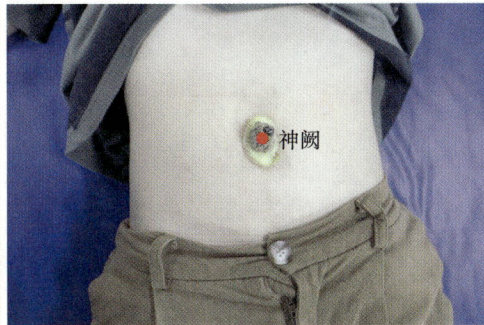

图 8-50

视频 93
湿热疝

❈ 湿热疝 ❈

（1）**治则**：清热利湿，散结通络止痛。

（2）**主穴**：关元 、大敦、太冲、三阴交、中极、阴陵泉。
（图 8–51~8–56 ）

（3）**操作方法**：受术者取仰卧位，在距离上述穴位皮肤 2~3cm
处施灸，使局部有温热感而无灼痛为宜。每穴灸 10~15 分钟。每日 1 次，5~7 次
为 1 个疗程。

（4）**取穴依据**：任脉为病，内结七疝，足厥阴肝经绕阴器、抵少腹，故取
任脉关元、中极，足厥阴经大敦、太冲，配足三阴经的交会穴三阴交，可疏调
任脉、疏肝理气、消肿散结、行气止痛，不论何种疝气皆可用之。取足太阴脾
经阴陵泉，为健脾祛湿第一要穴。

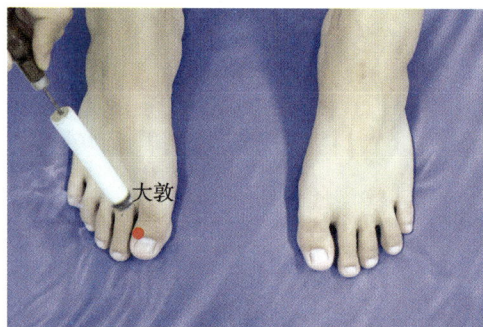

图 8–51

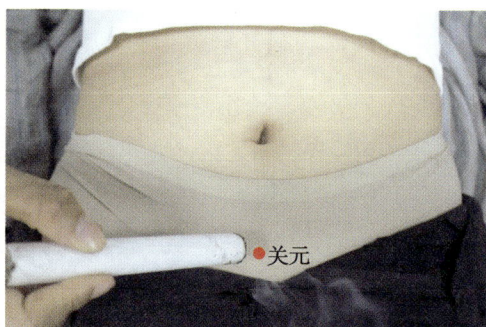

图 8–52

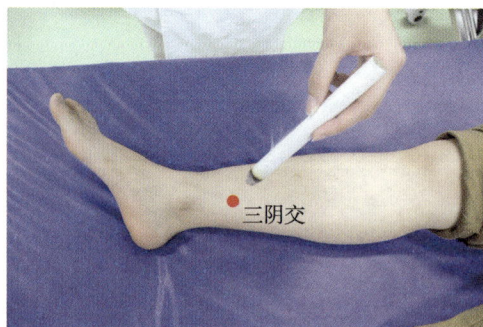

图 8–53

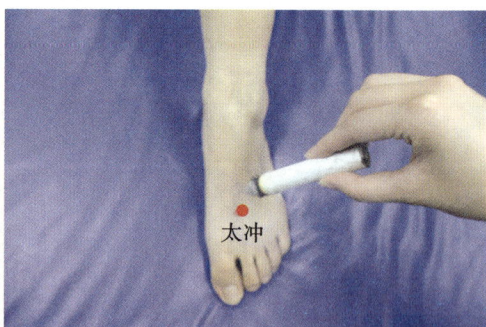

图 8–54

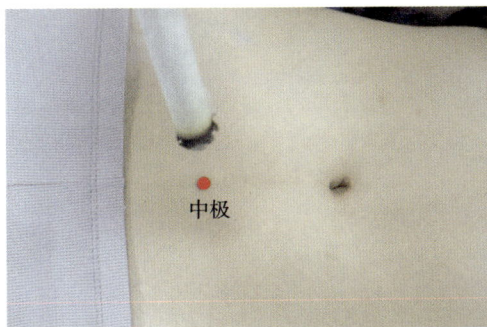

图 8-55

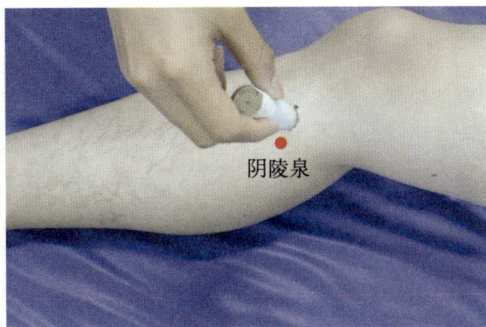

图 8-56

❧ 狐疝 ❧

（1）**治则**：益气举陷止痛。

（2）**主穴**：大敦、期门、三角灸、太冲。（图 8-57~8-60）

（3）**配穴**：气陷加灸关元、归来。

视频 94
狐疝

（4）**操作方法**：受术者仰卧屈位或俯卧位，在距离上述穴位皮肤 3~4cm 处施灸，以患者觉得温热至微有灼痛感觉为度。如果觉得太热时可回旋移动，使温热连续刺激。每穴灸 10~15 分钟。每日 1 次，5~7 次为 1 个疗程。

（5）**取穴依据**：大敦、期门疏肝行气；太冲配归来、大敦可治狐疝。三角灸乃治疝气之成方，常灸之有防止复发之效。

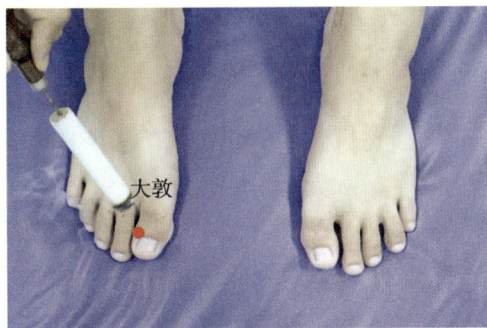

图 8-57

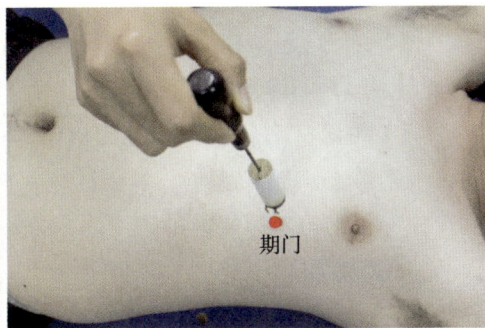

图 8-58

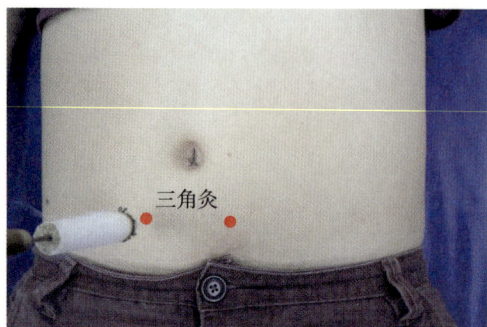

图 8-59

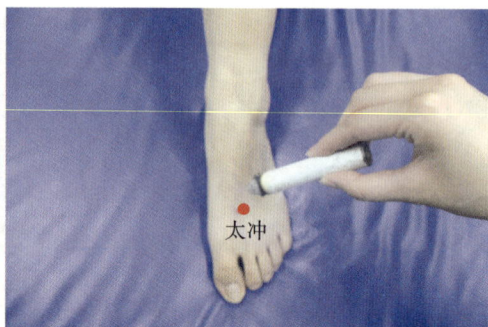

图 8-60

四、其他疗法

（一）中药贴敷

❧ 复方寒疝散 ❧

（1）主治：寒疝。

（2）处方：大蒜 15g，花椒 12g，丁香 3g，附子 6g，肉桂 9g，吴茱萸 6g，小茴香 6g，干姜 6g，韭菜子 6g，木香 3g，川楝子 6g，麝香 2g。

（3）用法：上药共研末，取少许贴肚脐。

❧ 疝痛方 ❧

（1）主治：疝痛。

（2）处方：白附子 1 个，川楝子 30g，广木香 15g，吴茱萸 20g，小茴香 15g，桂枝 15g。

（3）用法：诸药混合粉碎为末，过筛。取药末 15g，用黄酒调匀，放于神阙穴，上盖纱布，胶布固定，1~2 日换 1 次。

（二）养生疗法

❧ 紫金酒 ❧

（1）材料：肉桂、明乳香、没药、广木香、羊踯躅、羌活各 15g，川芎、延胡索、紫荆皮、五加皮、牡丹皮、郁金、乌药各 30g。

（2）操作：上药共研粗末，入纱布袋，扎口，置瓷坛或玻璃瓶中，用白酒 1000ml 浸泡，密封 7 日后开启，药袋压榨取液，与浸酒混合，过滤即得。口服。

每次 10~20ml，每日 2 次。

（3）**功效**：活血定痛，舒筋通络。用于跌打损伤，寒湿疝气，血滞气凝。

五、验案举隅

曾某，男，47 岁，工人。病史：患者因腮腺炎高烧入院。两侧腮腺肿大、疼痛，并发现左侧睾丸肿大，有明显压痛和触痛。检查：体温 41℃，脉搏 104 次 / 分，双侧腮腺肿大，左侧睾丸肿大，触痛明显。血常规：白细胞总数 8.4×10^9/L，中性粒细胞比例 0.88，淋巴细胞比例 0.12。诊断：急性腮腺炎并发睾丸炎。治疗：艾炷灸左阳池。取绿豆大艾炷于左阳池施灸，每次灸 3 壮，并配合静脉滴注 5% 葡萄糖盐水 500ml，5% 葡萄糖液 500ml 及维生素 C 2g，未用抗生素。次日体温为 37℃，睾丸缩小，疼痛减轻，又施灸左阳池 3 壮。仍给予上述液体静脉滴注。第 3 天停止补液，仍灸阳池 3 壮。第 4 天腮腺肿大消退，睾丸肿痛亦随之消退，共灸 7 天，痊愈出院。追访 16 年，未复发。

六、预防养护

艾灸治疗本病有一定的疗效，但对发作频繁，回纳困难者，可考虑手术根治。

治疗期间应避免劳累，调摄营养。避免举、推挤或拉扯重的物品；放弃或尽量少抽烟，吸烟导致的咳嗽可能对发展或恶化疝气有加速作用，放弃抽烟可改善血液，加速恢复过程；少吃易引起便秘及腹内胀气的食物（尤其煮食的鸡蛋、红薯、花生、豆类、啤酒、碳酸气泡饮料等）。

第九章

五官科疾病的艾灸处方

第一节　脓耳

一、概述

脓耳是以耳内流脓为主症的病证，又称"聤耳"。脓耳的发生常与外感风热、情志恚怒、嗜食辛辣厚味等因素有关。本病病位在耳，手足少阳经皆入于耳，故本病属少阳经病变，多属风热上壅或肝胆火郁，夹湿热上攻结聚耳窍所致。基本病机是邪扰耳窍或耳窍失养。

西医学中，脓耳多见于急、慢性化脓性中耳炎、急性乳突炎、胆脂瘤型中耳炎等疾病中。

二、辨证

主症：耳内疼痛，流脓，耳胀闷或耳鸣，听力下降。

脾虚湿滞：耳内流脓，经年不愈，脓液清稀量多，听力下降或有耳鸣，伴四肢倦怠，面色少华，纳差食少，大便溏薄，舌淡，苔白腻，脉濡。肝胆湿热：耳内突发疼痛，常为剧烈跳痛或胀痛，可伴有听力减退，耳鸣，继则流脓，发热恶寒，头痛，小便黄，舌质红，苔黄腻，脉象弦数。

三、艾灸治疗

❧ 脾虚湿滞 ❧

（1）**治则**：健脾利湿。

（2）**主穴**：耳门、听会、翳风、侠溪、外关、三阴交、阴陵泉。（图 9-1~9-7）

视频 95
脾虚湿滞

（3）**配穴**：头晕、头重者，加四神聪。

（4）**操作方法**：艾条温和灸：选用 3~4 个穴位，取艾条悬空灸之，每穴 3~5 分钟，每日 1 次。

（5）**取穴依据**：手、足少阳经均行于耳周，入耳中。近取手足少阳经在耳部周围的耳门、听会、翳风，可疏利少阳，行气通窍；远取手少阳经的外关、足少阳经的侠溪，可和解少阳，清热泻火，疏通少阳经气。诸穴合用，既属远近配穴法，又属上下配穴法。三阴交为肝脾肾三经之交会穴，可疏肝健脾，使肝脾共调，阴陵泉为足太阴脾经之合穴，可健脾利湿、调补肝肾。

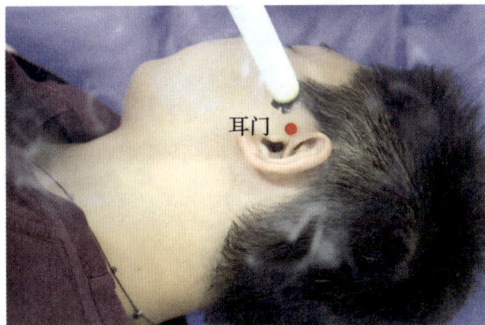

图 9-1

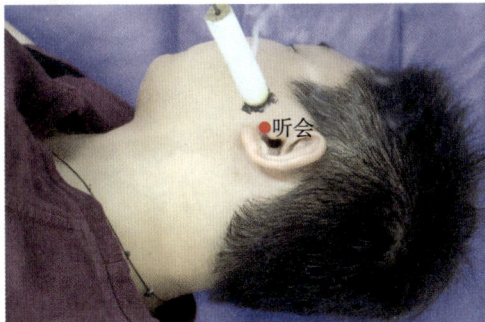

图 9-2

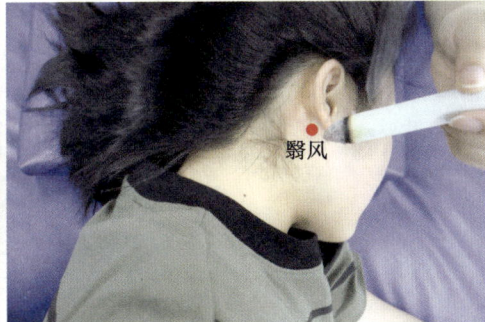

图 9-3

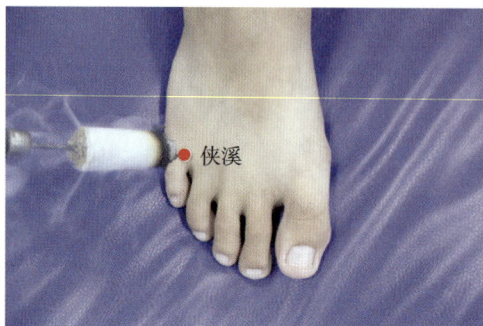

图 9-4

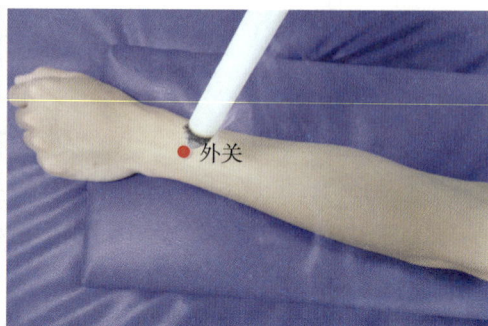

图 9-5

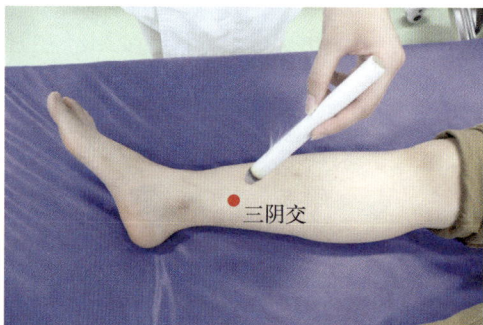

图 9-6

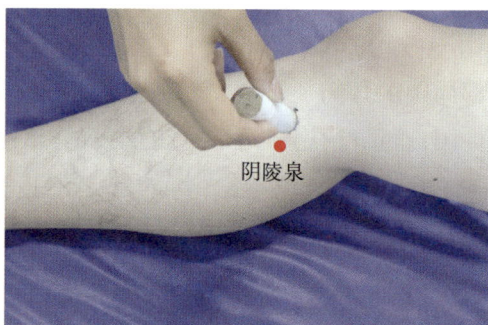

图 9-7

❧ 肝胆湿热 ❧

（1）治则：祛风清热，疏肝利胆。

（2）主穴：风池、翳风、下关、合谷、外关。（图9-8~9-12）

（3）配穴：发热加曲池。

（4）操作方法：艾条温和灸：每穴每次3~5分钟，每日1~2次，或艾炷灸亦可。

（5）取穴依据：风池功能祛风发表，清利头目，通经开窍。《玉龙歌》曰："耳聋气闭痛难言，须刺翳风穴始痊。"翳风为治耳脓之要穴。下关有疏风、清热、开窍之功。《针灸大成》云："主聤耳有脓流出。"合谷、外关二穴，

视频96
肝胆湿热

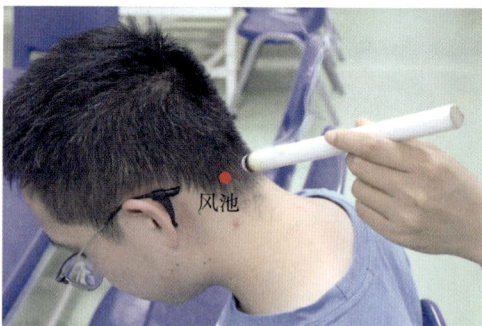

图 9-8

均具疏风清热，开窍醒神，通经活络之功效。

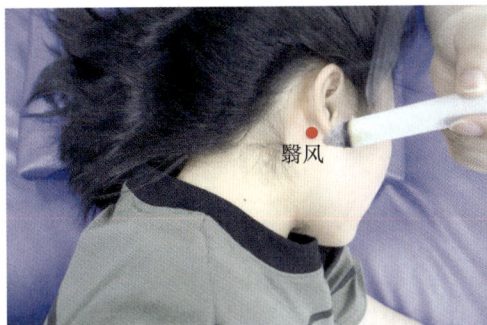

图 9-9

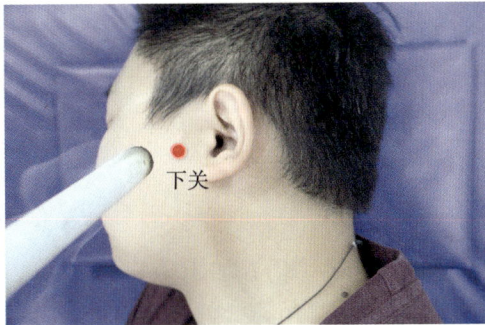

图 9-10

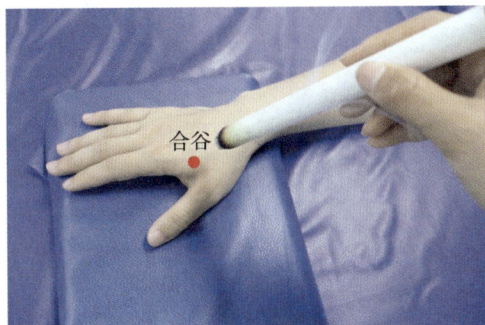

图 9-11

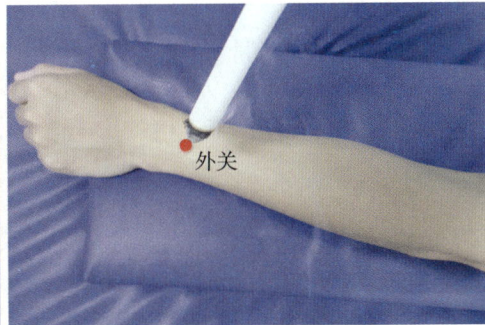

图 9-12

四、其他疗法

（一）中药贴敷

❧ 耳聋散 ❧

（1）**主治**：耳聋，脓水不止者。

（2）**处方**：地骨皮 15g，五倍子 0.3g。

（3）**用法**：上 2 味捣为细末，每用少许，掺入耳中。

❧ 黄连大黄散 ❧

（1）**主治**：耳聋，脓水不止者。

（2）**处方**：黄连 30g，大黄 50g，白矾、石膏、龙骨各 100g，冰片 10g。

（3）用法：将黄连、大黄焙干研极细末，白矾、石膏、龙骨火煅，加入冰片共研成细末，然后将所有药物混合过 100 目筛，高压消毒 30 分钟贮瓶备用，治疗时用棉签蘸 3% 双氧水洗去耳脓液及痂皮，再以 75% 酒精棉球拭净患处，将药末吹敷耳内少许，每日 3~5 次，直至痊愈。

（二）养生疗法

❧ 康宝健脑补肾酒 ❧

（1）材料：刺五加 10g，黄精 10g，党参 10g，黄芪 10g，桑椹 10g，雄蚕蛾 10 只，枸杞子 10g，熟地黄 10g，淫羊藿 10g，山药 10g，山楂 10g，陈皮 10g，蜂蜜 100g。

（2）操作：诸药切细，纱布袋装，扎口，置干净容器中，加入白酒 1000ml 密闭浸泡。14 日后启封，取出药袋，压榨取汁。先将榨得的药液与药酒混合，再加入蜂蜜搅拌均匀，过滤后装瓶，密闭备用。口服，每次 20ml，每日 2 次。

（3）功效：用于脾肾精气虚衰，神疲乏力，头晕目眩，失眠健忘，食欲不振，耳鸣失聪者。

五、验案举隅

王某，女，18 岁。右侧化脓性中耳炎，鼓膜穿孔，迁延 3 个月余。近日右耳屏处也出现肿胀，中心有小脓栓。右合谷穴压痛（+），右手手三里穴压痛（++）。在左右手手三里处用熏灸，灸感隐隐沿手阳明经上传，由肩曲折入耳，耳内发痒，有蚁行感，感应停止即停灸。次日复诊，脓水大减。灸至第 3 次，在耳屏上拔出脓栓 1 个，细长，约 4mm，有如木刺。又续灸 2 次，症状基本消失而停灸，但尚遗有轻度听力障碍。

六、预防养护

艾灸治疗聤耳有较好的疗效。对已化脓穿孔者，艾灸治疗可促进吸收、痊愈。治疗期间忌食辛辣香燥之品，及时清除耳内积脓或积液，保持耳道引流通畅。避免不适当的擤鼻，避免水、泪等进入耳中。急性化脓性中耳炎，应注意病情变化，密切观察，若见剧烈的耳痛、头痛、发热和神志异常，提示有发生变证的可能，要及时处理。

第二节　鼻渊

一、概述

鼻渊是以鼻流腥臭浊涕、鼻塞、嗅觉减退为主症的病证，重者又称"鼻漏"。鼻渊的发生常与外邪侵袭、胆腑郁热、脾胃湿热等因素有关。本病病位在鼻，肺开窍于鼻，足阳明胃经起于鼻，"胆移热于脑，则辛頞鼻渊"（《素问·气厥论》），故本病与肺、脾、胃、胆关系密切。基本病机是邪壅鼻窍。

西医学中，鼻渊多见于急、慢性鼻炎，急、慢性鼻窦炎和鼻旁窦炎等疾病中。

二、辨证

主症：鼻流浊涕，色黄腥秽，鼻塞不闻香臭。

兼见涕下黏稠如脓，鼻塞较重，伴头痛，口苦咽干，心烦易怒，小便赤黄，舌红，苔黄，脉弦数，为胆腑郁热；经久不愈，反复发作者，兼见头昏，眉额胀痛，思绪分散，记忆衰退，舌红，苔腻，脉滑数，为湿热阻窍。

三、艾灸治疗

❧ 胆腑郁热 ❧

（1）治则：清泻胆热，利湿通窍。

（2）主穴：迎香、印堂、通天、列缺、合谷、阳陵泉。（图9-13~9-18）

视频97
胆腑郁热

（3）配穴：头痛剧烈者加百会、大椎；眉棱骨痛加攒竹。

（4）操作方法：艾条温和灸，每穴每次灸至患者觉焮热、皮肤潮红，每日1~2次。

（5）取穴依据：迎香夹于鼻旁，印堂位于鼻上，上迎香位于鼻旁，均是治鼻渊要穴，近取三穴共奏疏散鼻部郁热而通鼻窍之功效；远取列缺、合谷为表里经配穴，可清泻肺热；通天善通鼻窍。诸穴合用，为三部配穴法。

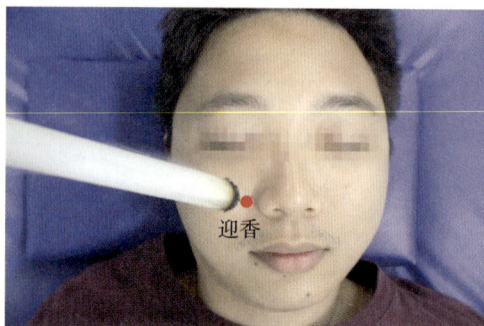

图 9-13

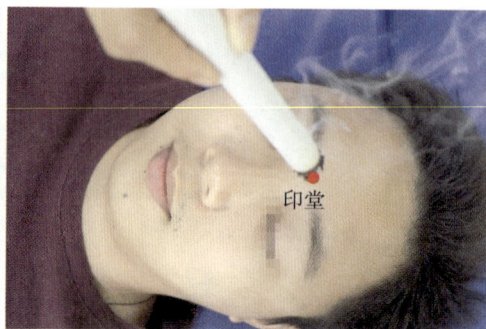

图 9-14

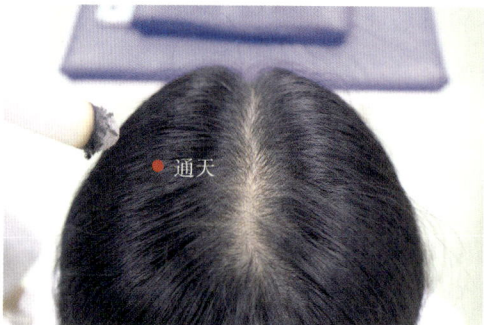

图 9-15

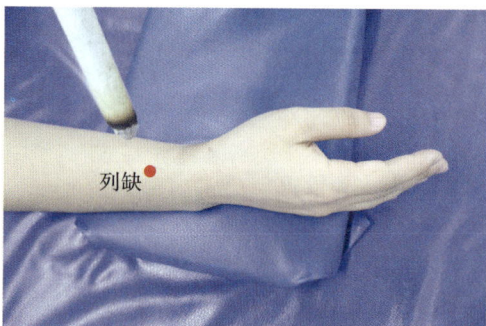

图 9-16

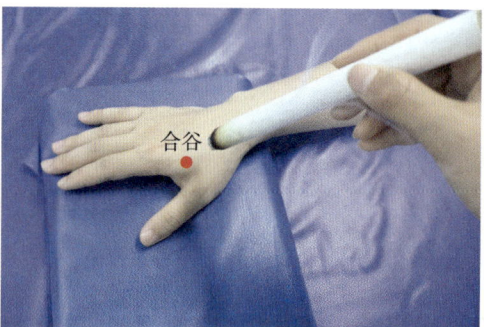

图 9-17

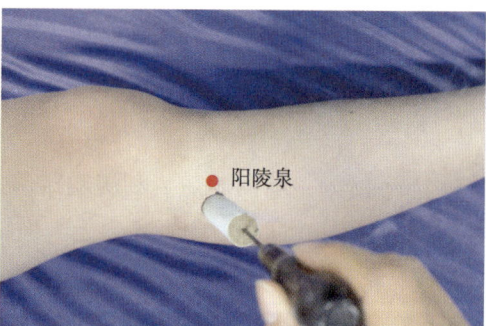

图 9-18

❧ 湿热阻窍 ❧

（1）治则：利湿祛浊，通利鼻窍。

（2）主穴：印堂、迎香、合谷、列缺、通天、曲池、阴陵泉。

（图 9-19~9-25）

视频 98
湿热阻窍

（3）**配穴**：头痛加风池、太阳。

（4）**操作方法**：艾条温和灸，每穴每次灸 15~30 分钟，每日 1~2 次。

（5）**取穴依据**：印堂位于鼻上，迎香夹鼻旁，近取二穴，散鼻部之郁热而通利鼻窍；迎香、合谷同属大肠经，两穴远近结合，以清泻大肠经热邪；合谷与列缺又为表里经配穴，可清泻肺热；通天善通鼻窍；曲池为手阳明大肠经合穴，可清邪热、调气血、祛风湿；阴陵泉为脾经之合穴，有"健脾利湿第一穴"之称。

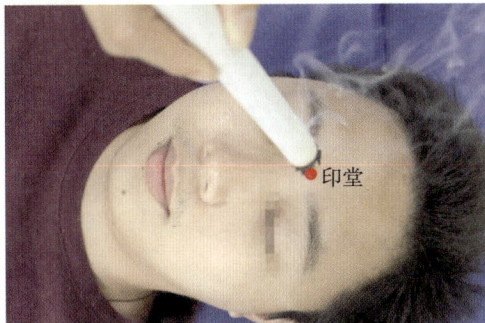

图 9-19

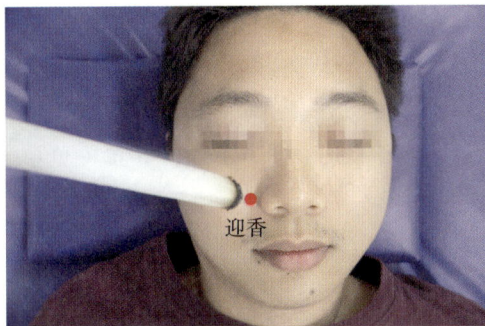

图 9-20

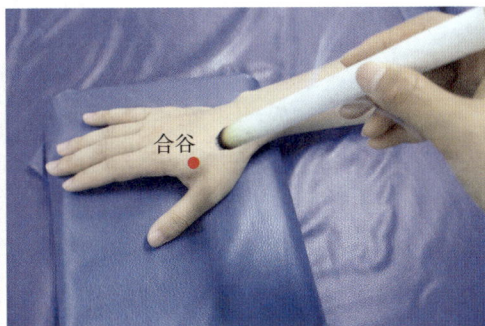

图 9-21

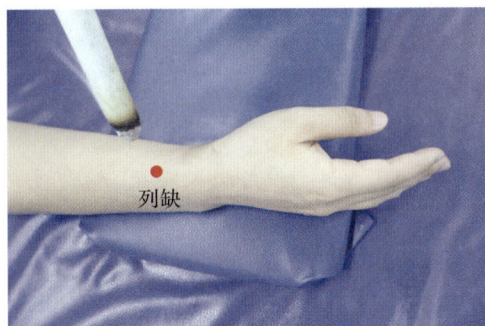

图 9-22

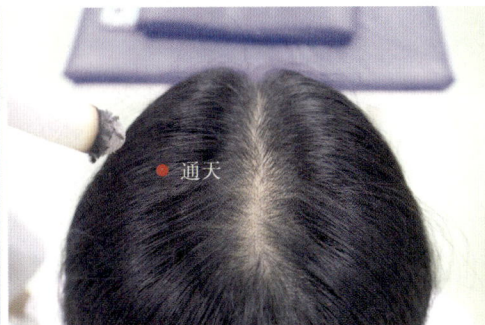

图 9-23

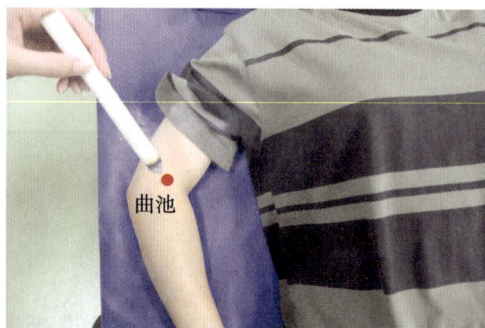

图 9-24

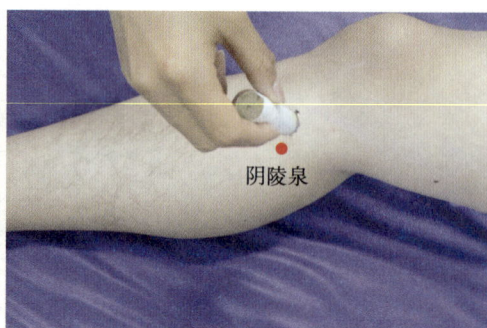

图 9-25

四、其他疗法

（一）中药贴敷

❧ 通草软膏 ❧

（1）**主治**：鼻渊（鼻腔疖）。

（2）**处方**：通草 1g，川芎 1g，白芷 1g，当归 1.5g，细辛 1.5g，莽草（莸草）1.5g，辛夷 1.5g。

（3）**用法**：上 7 味药切碎，用苦酒渍一宿，以不入水猪脂 70g 煎，待白芷色变黄即成，滤去渣，绵沾如枣核大，纳鼻中，每日 3 次。

❧ 风寒枕 ❧

（1）**主治**：鼻炎风寒证。

（2）**处方**：荆芥 500g，防风 300g，辛夷 150g，白芷 300g，檀香 30g。

（3）**用法**：共研粗末，装入布袋作枕头，睡眠时使用。

（二）养生疗法

❧ 金银花薄荷茶 ❧

（1）**材料**：菊花 10g，栀子花 10g，薄荷 6g。

（2）**操作**：上药沸水浸泡，代茶饮。

（3）**功效**：疏风清热，宣肺通窍。

❧ 丝瓜根蕺菜饮 ❧

（1）材料：丝瓜根 30g，鱼腥草 30g。

（2）操作：煎水，加白糖调味，代茶饮。

（3）功效：清泄胆热，利湿通窍。

五、验案举隅

患者，女，时年 37 岁，长期鼻流浊涕，伴头昏头痛 1 年余，加重超 1 周。1 年前由感冒引起鼻塞流涕，未予重视，断续服药治疗后感冒症状基本消除，但鼻部流涕症状未完全消失。此后患者时常觉头昏、头痛，伴倒吸涕，偶有鼻塞，鼻痒。当地医院曾诊断为慢性鼻窦炎，予以输液及药物治疗后患者症状有所改善。6 天前，出现鼻塞、喷嚏，流清涕，伴头痛，昏胀。现鼻塞，流涕，量多，质地黏稠，黄白相间，伴倒吸涕，头昏头痛，偶晨起喷嚏，鼻痒，嗅觉稍有下降。自诉平素情绪不稳定，容易急躁、郁闷，常有痛经，纳差眠可，二便调。舌红苔黄腻，左脉弦细，右脉弦稍滑。查见双侧鼻黏膜、鼻甲色暗，中鼻甲萎缩，中鼻道有中量黏液样黄白色分泌物。患者诊断为鼻渊，辨证为肝胆郁热，予迎香、印堂、通天、列缺、合谷、阳陵泉等穴艾条悬起灸，三个疗程后患者自诉鼻通气正常，流涕、头痛症状明显改善。

六、预防养护

艾灸治疗本病有效，尤其对鼻道的通气功能改善较为迅速。鼻渊患者要经常锻炼，适当户外活动，宜多食新鲜水果和蔬菜，以摄取足够的维生素 C，如柑橘类水果、葡萄、黑莓等；多吃全谷类、豆类、坚果，以摄取 B 族维生素，有助于增强机体抵抗力，抵御外邪入侵。

第十章

皮肤科疾病的艾灸处方

第一节 蛇串疮

一、概述

蛇串疮是以皮肤突发簇集状疱疹，呈带状分布，并伴强烈痛感为主症的病证。因其疱疹常累如串珠，分布于腰、胁部，状如蛇形，名"蛇串疮"，又称为"蛇丹""缠腰火丹"等。

其发生常与情志不畅、过食辛辣厚味、感受火热时毒等因素有关。本病病位在皮部，主要与肝、脾相关。基本病机是火毒湿热蕴蒸于肌肤、经络。此外，亦常见于胸胁、头面等部位，各季节均有发生，但以春秋季节多见。

本病相当于西医学的带状疱疹，是由水痘、带状疱疹病毒所致的急性疱疹性皮肤病。

二、辨证

初起时患部皮肤灼热刺痛、发红，继则出现簇集性粟粒大小丘状疱疹，多呈带状排列，多发生于身体一侧，以腰、胁部最为常见。疱疹消失后部分患者可遗留疼痛，可持续数月或更久。兼见皮损色淡红，疱壁松弛，常有糜烂渗出液，起黄白水疱，脘腹痞闷，苔黄腻，脉滑数，为脾经湿热。

三、艾灸治疗

✤ 脾经湿热 ✤

视频 99
脾经湿热

（1）**治则**：疏肝解郁，清热祛湿。

（2）**主穴**：肝俞、太冲、曲池、大椎、阿是穴、华佗夹脊穴。（图 10-1~10-5）

（3）**配穴**：脾经湿热，加阴陵泉、公孙；疹发胸胁部，加支沟、期门或阳陵泉；在脐上部，加合谷；在脐下部，加足三里；疼痛较甚，加内关、阳辅。

（4）**操作方法**：①艾炷灸：每穴灸 3~5 壮，阿是穴采用围灸法，即在疱疹边缘安放艾炷排灸，每日 1 次。②灯火灸：每穴爆灸 1 壮，亦可直接爆灸疱疹顶端，每日 1 次。③艾条灸：每穴悬灸 5~10 分钟，阿是穴可灸至 20 分钟，每日 1 次。

（5）**取穴依据**：肝俞、太冲疏调肝气，清肝利胆；曲池活血调气，清利湿热；大椎疏风清热解毒；阿是穴调和局部气血，疏经止痛；华佗夹脊穴疏调局部经气，清热止痒。

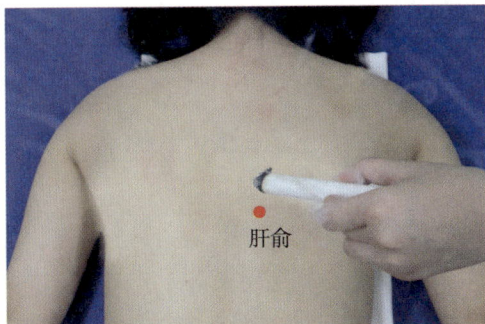

图 10-1

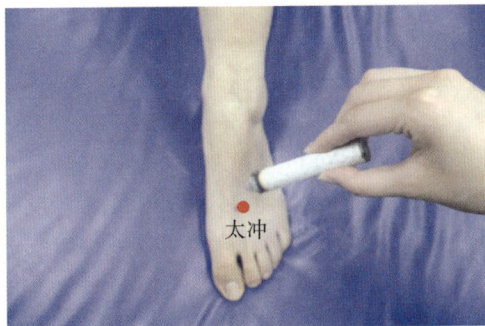

图 10-2

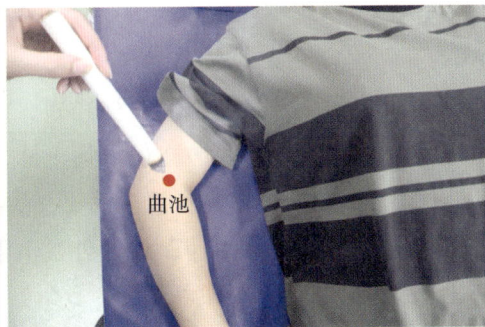

图 10-3

291

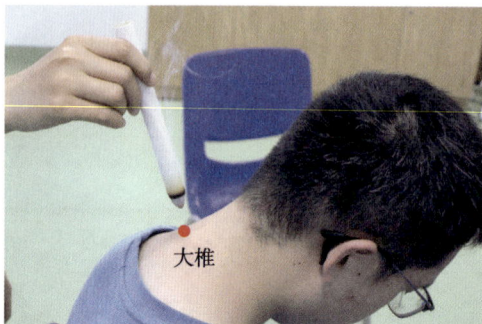

图 10-4

大椎

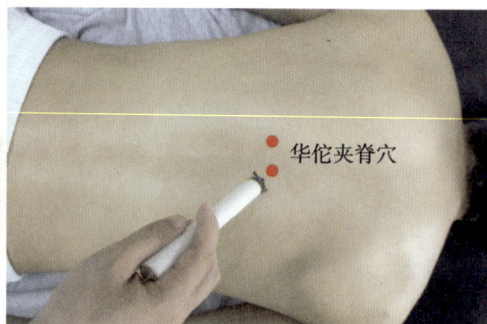

图 10-5

华佗夹脊穴

四、其他疗法

（一）中药贴敷

✿ 带状疱疹验方 ✿

（1）**主治**：湿热型带状疱疹。

（2）**处方**：金银花 30g，青黛 3g，川黄连 4g，冰片 3g，生甘草 6g。若属风火型者，加防风 9g。

（3）**用法**：先将黄连、金银花、甘草用开水 50ml 浸泡 24 小时后，入冰片、青黛均研细，加 75% 酒精 20ml，和匀，贮存备用。用消毒药棉蘸药液涂患处，每日 3 次。

✿ 七厘散 ✿

（1）**主治**：带状疱疹后遗神经痛。

（2）**处方**：取七厘散 2 份，凡士林 8 份，调匀成膏备用。

（3）**用法**：局部皮肤常规消毒后，用七星皮肤针叩刺，以隐隐出血为度，然后将七厘膏均匀涂抹叩刺处，外敷消毒纱布，胶布固定，每 3~5 日治疗 1 次，一般连续治疗 7~14 次即可获愈。

（二）养生疗法

✿ 竹叶茶油 ✿

（1）**材料**：竹叶、茶油各适量。

（2）**操作**：竹叶烧灰，调茶油涂患处。

（3）功效：清热消炎，用于治疗带状疱疹。

❧ 三黄茶 ❧

（1）材料：细茶叶适量，生大黄、川黄柏、川黄连各30g，制乳香、制没药各15g。

（2）操作：后五味为末和匀，用浓茶水调成糊状，敷患处，干后更换。

（3）功效：清热解毒、活血化瘀、燥湿止痛，治带状疱疹。一般1~2日后皮损结痂，疼痛消失，4~6日可痊愈。

五、验案举隅

宁某，男，36岁，工人。1周前突然疲倦乏力，自觉发热不扬，饮食减少等。左侧腰、胸、腹部相继出现椭圆形红色斑疹，继而又于红斑上聚发大小不等的水疱群，呈"条带状"排列，周围呈现红晕，自觉患处灼热，微作疼痛，舌质红，苔腻黄，脉象滑数。此为缠腰火丹，可用灯火灸治疗。

取疱疹顶端灼灸，每个疱疹爆1壮，每天灸1次，连续灸5次，左侧腰、胸、腹部大小疱疹完全消失，1周后结痂脱落而痊愈。

六、预防养护

注意休息，加强营养，治疗期间不宜食肥甘辛辣食品，饮食宜清淡，并忌食海鲜发物，注意保暖，勿受寒凉。保持疱疹区的皮肤卫生。

第二节　湿疹

一、概述

湿疹是以皮肤呈丘疹、疱疹、渗出、肥厚等多形性损害，并反复发作为临床表现的疾病。西医学认为本病是一种变态反应性慢性皮肤病，病因尚不清楚，可能与体质、感染、精神因素、消化系统功能障碍、内分泌与代谢紊乱有关。临床上又分急性、亚急性和慢性。

本病属中医学湿疮范畴，其发生内因主要与体质、情志、脏腑功能失调有关，外因主要与风、湿、热邪及饮食不当有关。湿邪是主要因素，湿性黏腻、重浊，故本病多迁延。本病病位在皮肤。基本病机是湿热相搏，化燥生风，皮肤受损。

作为一种常见的皮肤病，本病男女老幼，任何部位，皆可发生，尤以过敏体质者最为多见。临床主要有急慢性两种。由于患病部位不同而有种种名称，如生于耳部为旋耳疮，生于婴儿面部称奶癣，生于乳房部称乳头风，生于脐部称脐疮，生于四肢肘窝、腘窝为四弯风，生于阴囊部为绣球风、肾囊风等。

二、辨证

主症：皮疹呈多形性损害。急性期多见红斑、丘疹、水疱、渗出、糜烂、结痂等；慢性期多见皮肤呈褐红色、浸润、肥厚、粗糙、皲裂、苔藓样改变等。皮损可呈对称性分布，瘙痒剧烈，遇热或入睡时加剧。

兼见发病急，病程短，局部皮损初起，皮肤焮红潮热，身热口渴，大便秘结，小便短赤，舌质红，舌苔黄腻，脉滑数，为湿热浸淫；发病较缓，皮肤轻度潮红，渗液浸淫、糜烂，身倦神疲，胸闷纳呆，大便或溏，舌质淡红，苔白腻或淡黄腻，脉濡，为脾虚湿蕴。

三、艾灸治疗

❀ 湿热浸淫 ❀

（1）治则：疏风清热，利湿和血。

（2）主穴：曲池、肺俞、大椎、阿是穴、血海、三阴交、足三里、神门、郄门。（图 10-6~10-13）

（3）配穴：急性期宜重灸阴陵泉、三阴交；慢性期宜重灸血海、足三里；偏湿热者加合谷、水分。

（4）操作方法：每穴悬灸 5~10 分钟，阿是穴灸至起红晕为度，每日 1~2 次。

（5）取穴依据：曲池、肺俞、大椎，疏风清热化湿，疗皮肤之疮疡；阿是穴调和气血，祛风利湿止痒；血海、三阴交养血活血；足三里健脾利湿；神门、郄门清营宁神以止痒。急性期宜重灸阴陵泉、三阴交；慢性期宜重灸血海、足三里。

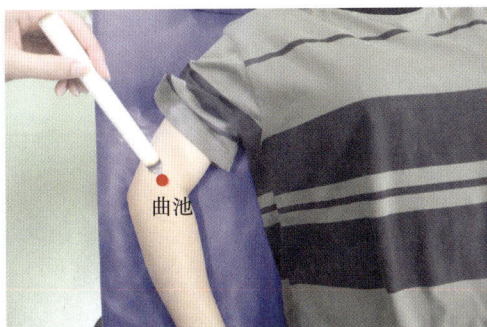

图 10-6

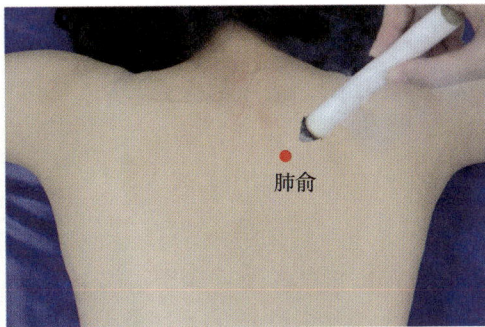

图 10-7

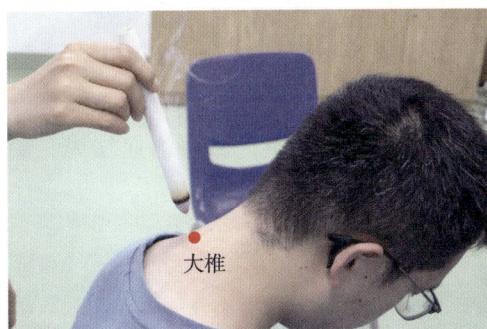

图 10-8

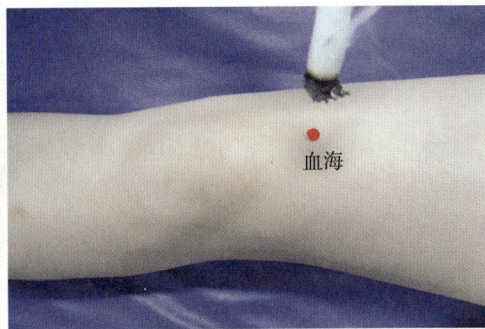

图 10-9

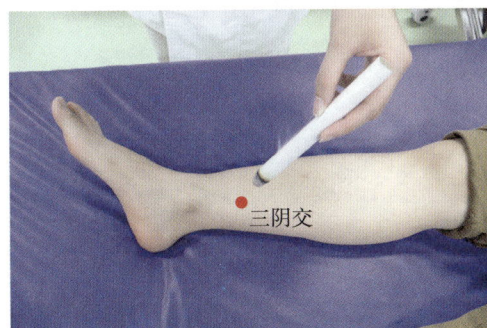

图 10-10

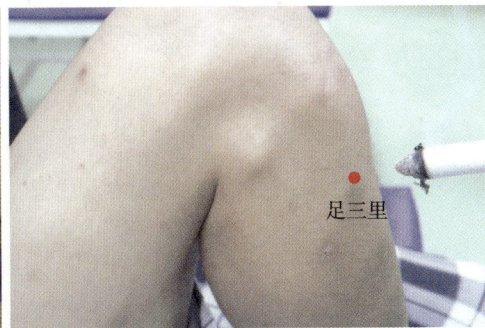

图 10-11

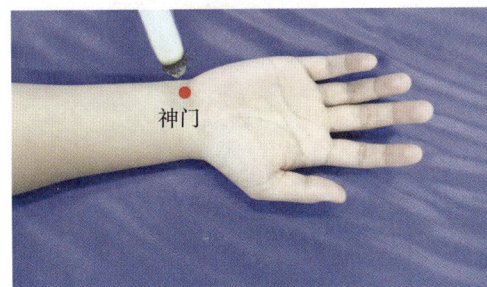

图 10-12

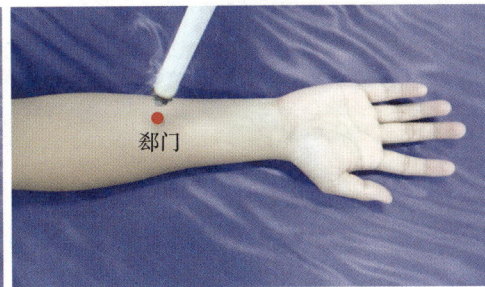

图 10-13

❦ 脾虚湿蕴 ❦

（1）**治则**：清热利湿健脾。

（2）**主穴**：曲池、阴陵泉、血海、阿是穴、风市、足三里、脾俞。（图 10-14~10-19）

视频 101
脾虚湿蕴

（3）**配穴**：阴囊湿疹配箕门、曲泉、蠡沟；肛门湿疹配长强；肘、膝窝湿疹配尺泽、委中。

（4）**操作方法**：①艾炷灸：每穴灸 3~5 壮，阿是穴采用围灸法，即在疱疹边缘安放艾炷排灸，每日 1 次。②灯火灸：每穴爆灸 1 壮，亦可直接爆灸疱疹顶端，每日 1 次。③艾条灸：每穴悬灸 5~10 分钟，阿是穴可灸至 20 分钟，每日 1 次。

（5）**取穴依据**：曲池清泻阳明热邪；阴陵泉清化湿浊；血海活血祛风；患部阿是穴用毫针围刺可疏调局部经络之气，配合风市以祛风止痒。

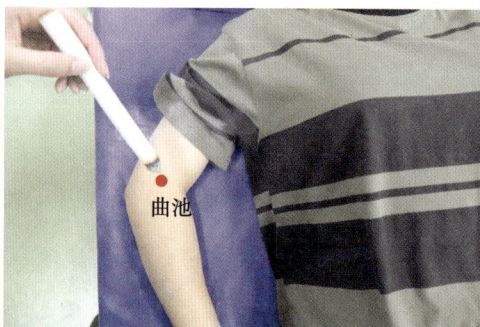

曲池

图 10-14

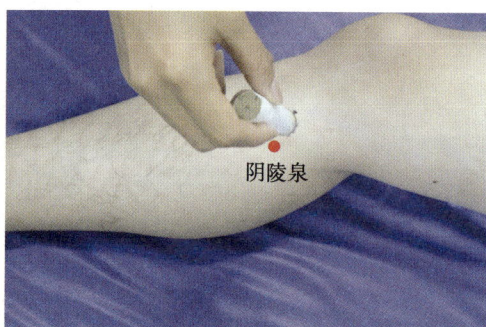

阴陵泉

图 10-15

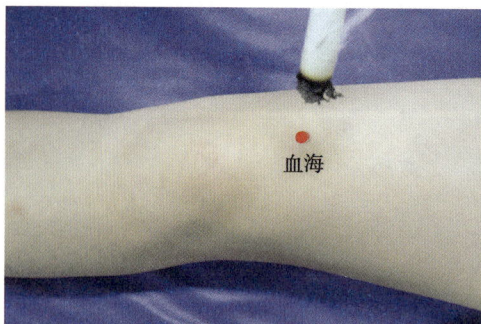

血海

图 10-16

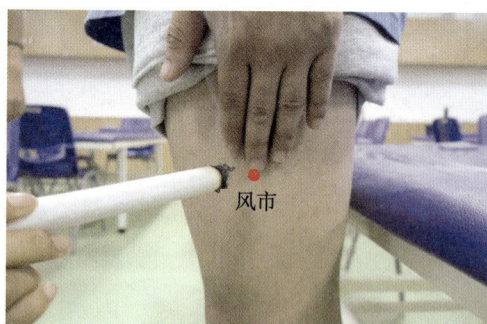

风市

图 10-17

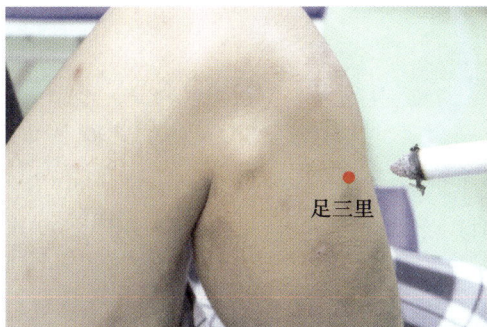

图 10-18

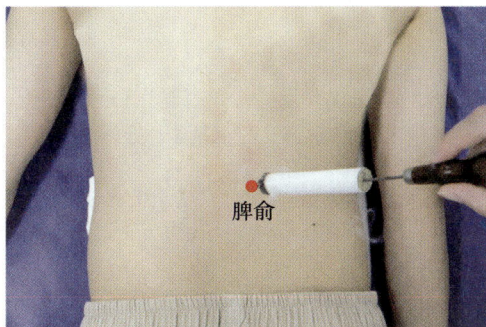

图 10-19

四、其他疗法

（一）中药贴敷

❧ 石珍散 ❧

（1）**主治**：急性湿疹。

（2）**处方**：煅石膏、轻粉各 30g，青黛、黄柏各 9g。

（3）**用法**：将以上药共研细末，取适量撒敷患处，每日 1 次。

❧ 丹黄散 ❧

（1）**主治**：急、慢性湿疹。

（2）**处方**：铅丹 30g，黄柏 30g。

（3）**用法**：将药物混匀研细末，渗出液多者将丹黄散撒敷于疮面，渗出液少者用香油与药末调和敷于疮面。

（二）养生疗法

❧ 车前白芷茶 ❧

（1）**材料**：车前子 3g、白芷 3g、花茶 3g。

（2）**操作**：用 250ml 水煎煮车前子、白芷至水沸后，冲泡花茶饮用。冲饮至味淡。

（3）**功效**：清利湿热，化浊止带。适用于湿疹、疮疡、体虚肿兼有阴部痛痒肿胀、白带稠浊等。

❧ 苓菊芍草茶 ❧

（1）**材料**：土茯苓 30~50g，野菊花 15g，赤芍药 12g，生甘草 6g。

（2）**操作**：上药研成粗末，纳入热水瓶中，冲入沸水大半瓶，盖闷 20 分钟。频频代茶饮用。其渣压取汁涂患处。每日 1 剂。

（3）**功效**：散风祛湿，凉血解毒。适用于风热湿毒引起的痒疹、湿疹、风疹皮炎等。

五、验案举隅

俞某，男，20 岁。患者胰岛素休克治疗至 40 次时自觉阴囊瘙痒，经检查发现局部潮红，有针尖大小之水疱向外围蔓延，虽经局部清洁处理，但延至第 10 天，整个阴囊皮肤有较密集的红色斑疹，其抓破部分除有渗液外，尚有出血现象。由于皮肤奇痒，以致影响睡眠，坐卧不安。

取穴：血海、足三里，配穴为犊鼻（不宜灸）、曲池、三阴交、囊底（禁针）。用毫针行泻法，留针 5~10 分钟，除犊鼻外，余穴均加灸 5~10 分钟，囊底灸 10 分钟，每日 1 次。经第 1 次针灸治疗后，痛痒均见减轻，第 2 次治疗后，其痛痒症状完全消失，治疗 6 次痊愈。

六、预防养护

忌食鱼虾、浓茶、咖啡、辛辣等食物，远离过敏原。避免精神紧张，防止过度劳累。

第三节　神经性皮炎

一、概述

神经性皮炎是以皮肤肥厚变硬、皮沟加深、苔藓样改变和阵发性剧烈瘙痒为特征的皮肤病，是皮肤神经功能失调所致，又称慢性单纯性苔藓。病变范围多局限，少有全身发病，多见于成年人。精神因素被认为是主要的诱因，情绪紧张、焦虑都可促使皮损发生或复发。

神经性皮炎属于中医学"牛皮癣""顽癣""摄领疮"范畴。其发生多与情志不遂、风热侵袭、过食辛辣等因素有关。病位在肌肤腠理络脉，与肺、肝关系密切。基本病机是风热外袭或郁火外窜肌肤，化燥生风，肌肤失养。

二、辨证

初起时颈项后、肘膝关节、腰骶或会阴等部位瘙痒但无皮疹；随后皮肤出现正常皮色或淡红色、粟米至米粒大小、扁平有光泽的皮疹，呈圆形或多角形，密集成群；日久皮损逐渐融合扩大成片，皮肤增厚、粗糙，呈皮革样、苔藓样变，搔抓后有脱屑，阵发性剧痒。症见部分皮损潮红、糜烂、湿润和血痂，舌苔薄黄或黄腻，脉濡数，属风湿热型。

三、艾灸治疗

❧ 风湿热型 ❧

（1）治则：散风清热利湿。

（2）主穴：阿是穴、风池、合谷、曲池、血海、膈俞、三阴交、行间。（图 10-20~10-26）

视频 102
风湿热型

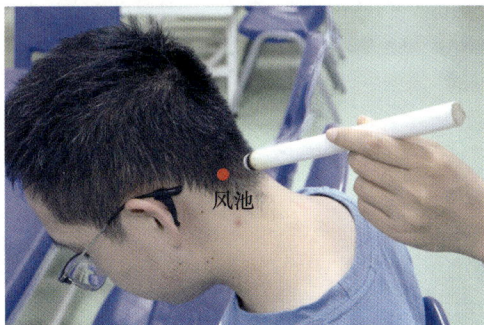

（3）配穴：风湿热证明显，加阴陵泉、太白、太渊；瘙痒难眠者，加照海、神门。

（4）操作方法：艾条灸，每穴悬灸 5~10 分钟，阿是穴可灸至 20~60 分钟，每日 1~2 次，亦可对症选用中药制成灸条，局部熏灸。

（5）取穴依据：阿是穴疏通局部血络，止痒退癣；风池、合谷、曲池疏风清热；血海、膈俞养血活血润燥；三阴交调补三阴兼以祛湿止痒；行间疏肝行气。

风池

图 10-20

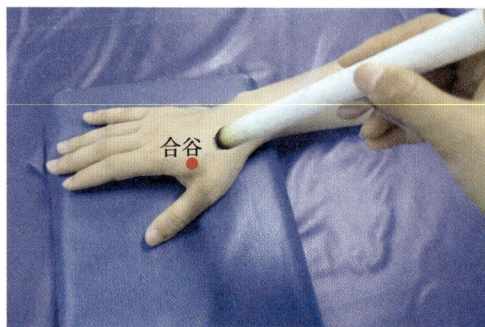

图 10-21

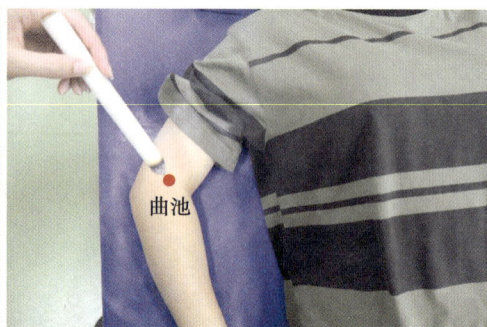

图 10-22

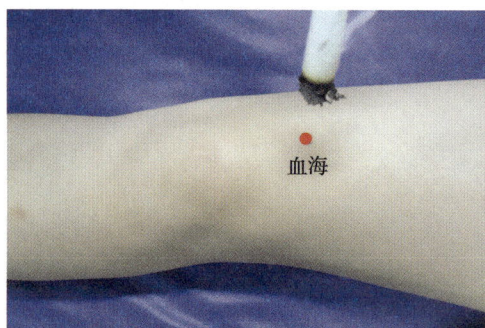

图 10-23

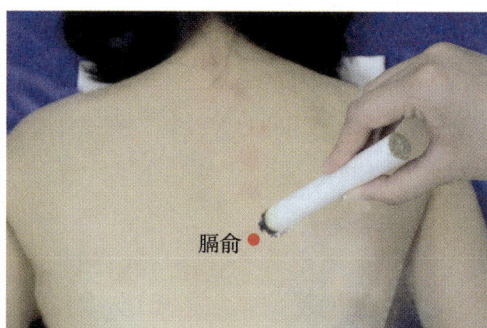

图 10-24

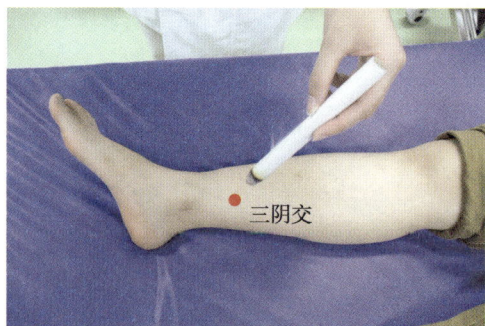

图 10-25

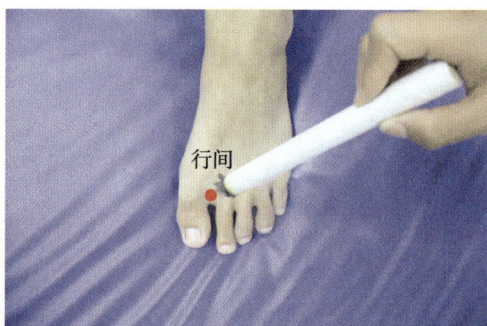

图 10-26

四、其他疗法

（一）中药贴敷

⫷ 蜀白软膏 ⫸

（1）主治：顽癣（神经性皮炎、湿疹等）。

（2）处方：蜀椒 90g，白芷 70g，白术 70g，前胡 70g，吴茱萸 70g，川芎 140g，细辛 90g，当归 60g，桂心 60g，苦酒 280ml。

（3）用法：上 11 味药，以苦酒浸药，经一宿，不入水的猪脂 5000g，于铜器中煎令三沸，三上三下，候白芷色黄，膏成贮以瓶中，涂摩患处。

❀ 蒲公软膏（癣病外用方）❀

（1）主治：顽癣（神经性皮炎、湿疹等）。

（2）处方：蒲公英根（秋季及冬季挖出，取 250g，洗净切成小节）。

（3）用法：兑适量清水一同入锅内煎熬，待水成红色后过滤，将汁熬成膏状，稍冷，装入大瓶内，并入少许酒精封好。用时以温水浸软皮肤上的痂壳，再用消毒刀将痂去掉，将药膏涂上数层，涂上一层干了再涂，不须包布，不许洗净，经过三四日再涂，药力透过皮肤而痂壳脱落，如此反复涂抹。

（二）养生疗法

❀ 芦甘蒜韭茶 ❀

（1）材料：芦荟、甘草、大蒜、韭菜、茶叶、醋适量。

（2）操作：用泡过的茶捣烂敷患处，用小刀削角质层，再用芦荟、甘草调醋搽，用大蒜、韭菜捣烂敷患处。

（3）功效：治神经性皮炎。

五、验案举隅

宋某，女，20 岁。左肘窝及双侧腘窝皮肤增厚，剧痒，2 年前起病，1 年后加重，多方治疗无效。检查：双侧腘窝均有 7cm×8cm 之皮肤增厚，干燥破裂，左肘窝有 2cm×2cm 皮肤隆起融合丘疹。

经用中药制成的灸条在患处熏灸，每日 1 次，每次 30 分钟，4 次后剧痒减轻，8 次后左肘部的增厚皮肤消失，瘙痒消失。22 次后双侧腘窝皮肤亦接近正常，共熏 30 次，痒感完全消失，患处皮肤与健康皮肤无异，精神愉快而出院。

六、预防养护

本病病程缠绵，较难痊愈，且易复发，需坚持治疗。治疗期间忌食辛辣、腥膻、酒类等刺激之物，保持精神安定，穿着棉麻衣物。

参考文献

［1］ 成向东. 零基础学艾灸［M］. 青岛：青岛出版社，2019.

［2］ 梅全喜. 艾叶百科系列：艾叶实用百方［M］. 北京：人民卫生出版社，
2016.

［3］ 梁繁荣，王华. 针灸学［M］. 北京：中国中医药出版社，2021.

［4］ 高树中，冀来喜. 针灸治疗学［M］. 北京：中国中医药出版社，2021.

［5］ 徐峰. 药茶药酒药膳对症疗法［M］. 广州：广东科技出版社，2015.

［6］ 张奇文. 中国灸法［M］. 北京：中国中医药出版社，2016.

［7］ 田从豁，彭冬青. 中国贴敷治疗学［M］. 北京：中国中医药出版社，
2022.

［8］ 路志正. 国医大师的养生茶［M］. 天津：天津人民出版社，天津科学技术
出版社，2017.

［9］ 刘智壶，詹学斌，周兴开. 中国传统医学百病非药物疗法大全［M］. 太原：
山西科学技术出版社，1997.

［10］吴焕淦. 中国灸法学［M］. 上海：上海科学技术出版社，2006.

［11］纪清，王桂茂. 特效艾灸方：小病慢性病一扫光［M］. 北京：化学工业出
版社，2014.

［12］任知波. 脐灸［M］. 杭州：浙江大学出版社，2018.